PSICODRAMA DO TRAUMA

Dados Internacionais de Catalogação na Publicação (CIP)
(Câmara Brasileira do Livro, SP, Brasil)

Psicodrama do trauma : o sofrimento em cena /
Peter Felix Kellermann, M. K. Hudgins, (orgs.) ; [tradução Moysés Aguiar]. —
São Paulo : Ágora, 2010.

Título original: Psychodrama with trauma survivors.
Bibliografia.
ISBN 978-85-7183-067-7

1. Neuroses traumáticas 2. Psicodrama 3. Estresse pós-traumático – Prevenção
4. Transtornos de estresse pós-traumático 5. Trauma psíquico I. Kellermann,
Peter Felix. II. Hudgins, M. Kate.

10-05359   CDD-616.8521

Índice para catálogo sistemático:

1. Transtorno de estresse pós-traumático : Psicodrama
   do trauma : Ciências médicas   616.8521

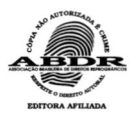

PSICODRAMA DO TRAUMA

O sofrimento em cena

PETER FELIX KELLERMANN

M. K. HUDGINS

(ORGS.)

EDITORA
ÁGORA

Do original em língua inglesa
PSYCHODRAMA WITH TRAUMA SURVIVORS
acting out your pain

Copyright © 2000 by Jessica Kingsley Publishers

Esta tradução, cujos direitos foram reservados pela Summus Editorial,
foi publicada mediante acordo com Jessica Kingsley Publishers Ltd.

Editora executiva: **Soraia Bini Cury**
Editora assistente: **Salete Del Guerra**
Assistente editorial: **Carla Lento Faria**
Tradução: **Moysés Aguiar**
Capa: **Buono Disegno**
Projeto gráfico e diagramação: **Acqua Estúdio Gráfico**
Impressão e acabamento: **Sumago Gráfica Editorial**

Editora Ágora
Departamento editorial
Rua Itapicuru, 613 — 7º andar
05006-000 — São Paulo — SP
Fone: (11) 3872-3322
Fax: (11) 3872-7476
http://www.editoraagora.com.br
e-mail: agora@editoraagora.com.br

Atendimento ao consumidor
Summus Editorial
Fone: (11) 3865-9890

Vendas por atacado
Fone: (11) 3873-8638
Fax: (11) 3873-7085
e-mail: vendas@summus.com.br

Impresso no Brasil

SUMÁRIO

Parte IV
Modelos vivenciais de cura

Parte V
Rompendo os elos: transmissão

PREFÁCIO

No alvorecer da psicoterapia, Sigmund Freud investigou os traumas que se expressavam na história de vida do indivíduo, o que deu origem à psicanálise. O trauma ocorria, normalmente, no contexto familiar e representava um ou mais acontecimentos emocionalmente avassaladores.

Em contraposição a esse modelo, Moreno analisou o trauma em um contexto mais amplo, não apenas intrapessoal, mas também interpessoal. Ele observou que durante a Primeira Guerra Mundial, por exemplo, populações inteiras foram submetidas a traumas oriundos de um grande número de fontes. Naquela altura, seu foco passou a ser o tratamento do trauma em forma pública e em escala mais ampla. O psicodrama começou como um método de terapia de grupo, de educação, um teatro destinado não apenas a mudar a vida dos indivíduos, mas também a sanear os traumas do mundo. O psicodrama integra elementos de ação, interação e terapia vivencial, trabalhando o corpo e a mente.

A frase de abertura do livro *Quem sobreviverá?*[1], de Moreno, diz: "Um procedimento terapêutico verdadeiro não pode ter como objetivo menos do que a humanidade como um todo" (p. 3 do original). A concretização desse sonho utópico talvez seja difícil, mas tornou-se um *leitmotiv* de Moreno e de seus discípulos. Eles pretendiam dar o passo mais ousado e inclusivo que fosse necessário a fim de eliminar o sofrimento.

Por exemplo, nas fases iniciais da Segunda Guerra Mundial, um paciente psicótico, que acreditava ser o verdadeiro Adolf Hitler, apresentou-se na clínica de Moreno, onde estavam hospitalizados também vários refugiados judeus alemães. Durante o tratamen-

---

1. Moreno, J. L. *Who shall survive?* Nova York: Beacon House, 1953. A edição brasileira mais recente foi publicada pelo Daimon em 2008. [N. T.]

to desse paciente, foi possível aos refugiados, de alguma maneira, entrar em contato com seus próprios pequenos Hitlers. Depois desse desabafo, os refugiados enfrentaram seus respectivos traumas. O psicodrama possibilitou-lhes fazer o julgamento dos nazistas, numa espécie de prévia do tribunal de Nuremberg, em que as vítimas reais eram os juízes. Ficou evidente, para todos, o poder dessa forma de terapia, com seus efeitos catárticos e saneadores.

Antes da queda da Cortina de Ferro, trabalhamos na Rússia com sobreviventes da Segunda Guerra, durante a qual o povo russo sofreu traumas inimagináveis; a morte havia se tornado uma companheira constante. Na Finlândia, trabalhamos com a experiência das pessoas diante da opressão tanto russa quanto alemã. Mais recentemente, vários especialistas em psicodrama vêm atendendo os "filhos do Terceiro Reich", aproximando-os de judeus sobreviventes do Holocausto e seus descendentes.

Trabalhei com netos de pessoas que viveram durante o período nazista no local onde havia uma sinagoga, em Fruedenthal, na Alemanha – que agora é um centro cultural dedicado a ensinar às crianças alemãs o que aconteceu em seu país antes que elas nascessem. Ali, em uma sessão inesquecível, esses jovens utilizaram o psicodrama para se encontrar e se confrontar com seus ancestrais. No congresso de psicodrama que se realizou em Jerusalém, em 1996, pudemos assistir a um encontro entre um árabe e um judeu que permitiu um processo terapêutico grupal.

Imagino a felicidade de Moreno em saber que, depois da Guerra das Malvinas, psicodramatistas[2] de ambos os lados do Atlântico – Dalmiro Bustos, na Argentina, e Marcia Karp, na Inglaterra – trabalharam com os soldados que estiveram na guerra e suas respectivas famílias para ajudá-los a superar os infortúnios que tiveram de suportar. Tendo presenciado duas guerras mundiais, Moreno não gostaria que acontecimentos como esses se repetissem, porém, em vista da realidade, o fato de trabalhar com ambos os lados para reduzir o sofrimento certamente teria tido todo seu apoio.

Em *Quem sobreviverá?* (1953, p. ix), Moreno escreveu o seguinte:

Esta obra é um apelo à integração das ciências comportamentais e terapêuticas.

Ela parte da premissa de que é desejável e necessário desenvolver uma teoria sistemática que incorpore os melhores elementos da reflexão, da pesquisa e da terapia, e que faça isso de maneira verdadeiramente universal.

---

2. A rigor, "psicodramista" é a palavra portuguesa correspondente ao inglês *psychodramatist*. Entretanto, como o termo "psicodramatista" tem seu uso consagrado na linguagem corrente entre os profissionais da área, optou-se por adotar essa forma, nesta edição, como um anglicismo que, como muitos outros, vai sendo aos poucos incorporado ao nosso vernáculo. [N. T.]

Em segundo lugar, acreditamos que as abordagens sociométricas e sociátricas do ser humano comum e dos problemas científicos carregam uma das chaves mais importantes para essa integração. Entre as abordagens sociátricas, as que merecem mais atenção são a psicoterapia de grupo, o psicodrama, o sociodrama e o etnodrama.

Este livro é um exemplo do sonho de Moreno: a integração entre as ciências comportamentais e terapêuticas. Ele aborda o trauma num amplo contexto e apresenta um tratamento que cobre um vasto campo de intervenções vivenciais e centralizadas no grupo, assim como modelos ativos que almejam a cura dos traumas globais de hoje. Essa colaboração detalha o trabalho de especialistas internacionais que praticam o psicodrama em diversos países. Esses autores percorreram um longo caminho observando populações e indivíduos traumatizados, e aqui eles mostram as ricas aplicações e a gama de trabalhos possíveis.

Kate Hudgins e Peter Felix Kellermann merecem ser parabenizados por terem reunido nesta obra um contingente de autores de alto nível – incluindo eles próprios – cujo trabalho é verdadeiramente universal. Certamente muitas vítimas de trauma poderão se beneficiar dos conhecimentos e do compromisso apaixonado desses autores.

Parafraseando, uma vez mais, Moreno em *Quem sobreviverá?*, "[Eles] são [psicodramatistas] dedicados à internacionalização da ciência, não apenas em palavras, mas também em ação".

Zerka T. Moreno

INTRODUÇÃO

No mundo de hoje, vemos, em toda parte, rostos marcados pelo horror: são pessoas que enfrentam terremotos, inundações, acidentes, violência, drogadição, abusos físicos e sexuais, guerras, genocídio e tortura política, para mencionar apenas alguns traumas. Tanto os traumas naturais quanto os sociais causam ansiedade e rupturas insuportáveis para indivíduos, famílias, grupos e sociedades, ameaçando muitas vezes a própria sobrevivência da raça humana. As pessoas são feridas, violentadas e abandonadas, e reagem com desespero, pânico e raiva característicos. Mais ainda, os padrões de trauma dessa luta pela sobrevivência são inconscientemente transmitidos de geração a geração.

Para prevenir sequelas de longo prazo advindas de catástrofes sociais e naturais, somos constantemente instados a encontrar métodos eficazes e rápidos para tratar as reações ao estresse pós-traumático. Como diz Zerka Moreno no prefácio deste livro, o psicodrama vem sendo considerado, há mais de meio século, uma das melhores abordagens para tratar vítimas de trauma. E por uma razão bastante simples: o psicodrama atinge o coração das pessoas que se defrontam com as dificuldades cotidianas, as desgraças, as crises e os infortúnios da vida. Mas o psicodrama vai bem além disso.

Como toda boa peça de teatro, o psicodrama traz à luz, por meio da dramatização, realidades ocultas e tenebrosas de vítimas e sobreviventes. Em muitos casos, essas pessoas revelam partes suas que sempre buscaram esconder tanto de si quanto dos demais. Desse modo, a vergonha, o terror, a raiva e as imagens de uma dor inimaginável que sentem são finalmente compartilhados. Velhas feridas são reabertas com cuidado e o processo de cura pode recomeçar.

O psicodrama proporciona um espaço seguro para revivenciar conscientemente o trauma e traz a esperança de novas possibilidades àqueles cujas vidas e famílias sofreram o impacto de uma catástrofe esmagadora. Como arte curativa, o psicodrama é um formato flexível de tratamento vivencial breve, no qual o terapeuta se baseia num conjunto de princípios e procedimentos objetivando moldar o tratamento de acordo com cada indivíduo e sua situação.

O estresse pós-traumático

Neste livro, trauma é qualquer catástrofe que ameace a vida e seja emocionalmente arrasadora a ponto de comprometer os mecanismos adaptativos regulares da pessoa, seja na infância, seja na vida adulta, seja por um episódio localizado ou um abuso contínuo.

Do ponto de vista clínico, a maioria dos autores utiliza alguma versão diagnóstica do transtorno de estresse pós-traumático (TEPT), que abarca sintomas que vão de proteções defensivas, do tipo entorpecimento psíquico e dissociação, até sensações invasivas e imagens fragmentadas oriundas de memórias sensoriomotoras do passado.

A possibilidade, após a Segunda Guerra Mundial, de um diagnóstico preciso do TEPT trouxe esperança para sintomas até então considerados intratáveis, e estudos neurobiológicos recentes a respeito de traumas sexuais e traumas de guerra em muito têm contribuído para a compreensão e o tratamento desse transtorno.

Os últimos dez anos de pesquisa mostram que as experiências traumáticas resultam numa variedade de sintomas. Os sobreviventes de trauma manifestam deficiências em neurotransmissores, falha nas sinapses, memória sensoriomotora não processada, pensamento ilógico, relações objetais distorcidas, dissociação afetiva, defesas primitivas, relacionamentos transferenciais e comportamentos descontrolados de repetição da experiência. E, na medida em que se consegue documentar o impacto do trauma, pode-se desenvolver também um tratamento eficaz.

Tratamento vivencial do trauma

À medida que se buscam tratamentos mais rápidos e eficazes, a psicoterapia vivencial vem sendo cada vez mais recomendada como alternativa para sobreviventes de trauma. O que se revela óbvio, com o diagnóstico preciso do TEPT, é que muitos sintomas são inconscientes, não verbais, experiências ligadas ao lado direito do cérebro, que não podem, na realidade, ser acessadas por meio da terapia verbal. A atuação repetitiva e a revivência inconsciente da experiência traumática não processada ocorrem todo o tempo para as vítimas de trauma. Os métodos vivenciais proporcionam conscientemente caminhos terapêuticos seguros e estruturados para reencenar a experiência pós-traumática, de tal forma que a possibilidade de cura possa balizar o futuro.

O psicodrama clássico

O psicodrama, como afirma Zerka Moreno, é o método seminal de ação da terapia vivencial, uma vez que ancora seus procedimentos nas fases iniciais do trauma. Embora, ao longo da presente obra, o psicodrama clássico seja considerado um método de psicoterapia de grupo, os autores apontam para seu uso também em terapia individual.

Uma sessão terapêutica tem, em geral, aquecimento, atuação, elaboração, fechamento e compartilhamento. São utilizadas várias intervenções-padrão, tais como dublagem, espelhamento, inversão de papéis, solilóquio, concretização e maximização.

Entretanto, é também verdade que o psicodrama tem sido menos utilizado no campo do estresse traumático do que outras abordagens terapêuticas. Isso talvez se deva ao fato de o psicodrama ser um procedimento extremamente complexo, que pode não ser indicado a todo tipo de cliente e de terapeuta. Assim, a dramatização requerida pelo cliente e a atuação exigida do terapeuta podem não ser a melhor escolha para todas as pessoas.

Outro motivo para o uso limitado do psicodrama nos contextos terapêuticos é que ele não tem sido suficientemente investigado e documentado. Embora a psicoterapia vivencial comece a ser vista como tão eficiente quanto as abordagens psicodinâmica e cognitivo-comportamental, os psicodramatistas ainda não dispõem de muitos meios para demonstrar se o que fazem é mais eficaz ou, ao menos, tão eficaz quanto outras abordagens.

A presente ação

Este livro é uma tentativa de corrigir essa situação – um grupo internacional de psicodramatistas descreve sua prática vivencial e apresenta alguns de seus resultados terapêuticos. São clínicos experientes e, em muitos casos, instrutores que buscam integrar teoria e prática para criar caminhos seguros de mudança até para os traumas mais severos.

Os textos oferecem uma documentação de extrema utilidade sobre o emprego do psicodrama em uma grande variedade de traumatizados, como sobreviventes de abusos físicos, sexuais e emocionais, de acidentes de trânsito, de experiências de guerra e de perda de entes queridos.

São apresentados vários modelos bem integrados de tratamento vivencial, que todos os clínicos podem utilizar. Os capítulos finais mostram como o psicodrama é utilizado para minorar o sofrimento de sobreviventes secundários, tais como esposas, descendentes e cuidadores, aos quais um trauma oculto pode ser transmitido.

Temas unificadores

Há diversos temas que unificam os capítulos deste livro. O principal é a crença de que o tratamento vivencial e, especificamente, o psicodrama, é o melhor tratamento para pessoas que experimentaram algum tipo de trauma. Os sintomas provocados por uma experiência traumática podem ser diretamente tratados com métodos de ação. Cenas perturbadoras de traumas passados, transfixadas na memória, podem ser mobilizadas por intermédio de uma reencenação consciente. A realidade interna, quando concretizada, passa a ser vista de forma mais tangível tanto pelo cliente quanto pelo terapeuta, e assim trabalhada. Em decorrência disso, introduzem-se novos finais fortalecedores para substituir a culpa, o desamparo e o terror.

A possibilidade de reparar o processo de desenvolvimento utilizando o tratamento vivencial é outro tema que perpassa os capítulos deste livro. Cada autor documenta cenas de realidade suplementar que podem ser dramatizadas para deter os sintomas obsessivos do passado. Assim, um refugiado de guerra tem uma nova oportunidade de despedir-se de um companheiro morto. Uma mãe encontra coragem para proteger seus filhos do abuso sexual e um agressor sexual adolescente aprende a sentir alguma empatia pela vítima. A reparação pelo desenvolvimento proporciona uma cura integradora de traumas essenciais, e não apenas o manejo de sintomas, como ocorre frequentemente nas terapias verbais.

Além disso, vários autores oferecem modelos estruturados para uma reencenação segura do horror de cenas traumáticas. Como acredita a maioria dos clínicos e pesquisadores, o trauma essencial precisa ser revisitado para que ocorra uma cura completa, para que apareçam as emoções dissociadas e se altere a cognição baseada no trauma. O reviver consciente dessas cenas ajuda a interromper o ciclo de trauma e violência, que em geral acaba constituindo, para o resto da vida, o caminho dos sobreviventes de trauma. O psicodrama cria um lugar para que o cliente "atue" a dor dentro da continência terapêutica – em vez de repetir o trauma na relação consigo mesmo ou com terceiros.

Entretanto, quando se usa o psicodrama com sobreviventes de trauma, há um risco de regressão descontrolada e de retraumatização se os métodos vivenciais não estiverem fundamentados numa teoria sólida e numa prática competente.

Ecléticos na técnica e integradores na teoria, os autores desta obra ancoram sua prática no psicodrama clássico, assim como em formulações psicodinâmicas, teorias de aprendizagem comportamental e/ou na recente teoria do trauma. A maioria deles sustenta a hipótese de uma possível transmissão do trauma através das gerações.

Eles também se baseiam na noção holística de que, ao se tratar pessoas traumatizadas, deve-se buscar a integração possível de corpo, mente, emoção e espírito.

Um dos denominadores comuns mais importantes dos capítulos é que eles recomendam, quando se utiliza o psicodrama com sobreviventes de trauma, uma revivência segura e consciente. O leitor vai ser continuamente relembrado da importância de utilizar os métodos de ação também para promover o controle, a contenção e a estabilidade.

Assim, o psicodrama é usado não apenas como meio de expressão e catarse, mas também como um método potente de retenção e reintegração.

Uma visão geral da estrutura

Este livro está dividido em cinco partes.

Na primeira delas, Peter Felix Kellermann, da Suécia e de Israel, apresenta o impacto do trauma e os aspectos terapêuticos básicos do psicodrama com pessoas traumatizadas. Ilustrado com breves relatos de caso, esses princípios incluem a reencenação, o reprocessamento cognitivo e a descarga da energia excedente, a realidade suplementar, o apoio interpessoal e o uso de rituais de cura.

A segunda parte do livro investiga o uso do psicodrama no tratamento da dor da perda e do luto, enfatizando que a perda é a emoção essencial do trauma.

No Capítulo 2, Adam Blatner, dos Estados Unidos, descreve o uso de métodos psicodramáticos para facilitar o trabalho com o luto e a tristeza. A técnica do "encontro final" e o uso da realidade suplementar e do compartilhamento, por meio de um estudo de caso, são apresentados como forma de facilitar o processo de ajuda à pessoa que enfrenta uma perda significativa.

Assim também Marisol Filgueira Bouza e José Antonio Espina Barrio, ambos da Espanha, apresentam no Capítulo 3 seu trabalho com psicodrama breve e luto. Como a perda de rituais frequentemente retarda o processo de luto, eles propõem uma espécie de psicodrama breve, centrado no problema ou "antropológico", que fornece uma estrutura específica para facilitar o processo de elaboração do luto. Com a finalidade de desbloquear fixações no caminho natural de elaboração do luto, eles trabalham de forma objetiva para prevenir a repressão (e negação), proporcionar apoio emocional e reconstruir novos vínculos interpessoais.

A Parte III descreve diversos tratamentos psicodramáticos com diferentes populações traumatizadas, mostrando como as pessoas passam da condição de vítimas à de sobreviventes. Como o leitor poderá observar, o psicodrama é considerado o tratamento ideal para pessoas de diferentes idades e de países diversos, podendo ser utilizado também como método auxiliar para complementar as terapias verbais tradicionais.

No Capítulo 4, Marcia Karp, da Inglaterra, apresenta um estudo, feito durante dezesseis anos, de tratamentos psicodramáticos que ela conduziu com vítimas de estupro e de tortura. Ela também assinala a importância de restaurar o senso de controle pessoal, de reduzir a vergonha e a culpa e de usar técnicas de incremento de poder. Procurando entender por que o psicodrama ajudou, ela sugere que ele proporciona novas visualizações e novas verbalizações, que substituem estados associados ao trauma.

O Capítulo 5 começa com um relato pessoal do protagonista de uma sessão psicodramática que abordou o abuso sexual. Eva Røine descreve o contexto e os princípios gerais do trabalho que ela e sua equipe desenvolvem com traumatizados na Noruega. Ela apresenta exemplos retirados de experiências num hospital psiquiátrico, descrevendo os casos de três pessoas que sofreram trauma severo. Baseando sua atuação nas teorias da revivência somática e do desamparo aprendido, Eva destaca a importância da esperança como agente terapêutico.

No Capítulo 6, Anne Bannister, da Inglaterra, faz um breve relato das teorias prevalentes a respeito do abuso sexual na infância e descreve uma abordagem muito sensível e cuidadosa no tratamento de crianças de que foram gravemente abusadas. A combinação de ludoterapia criativa, dramaterapia e psicodrama proporciona a essas crianças a oportunidade de reparar parte dos danos por elas sofridos no seu processo de desenvolvimento e de aumentar a confiança em si mesmas e nos outros.

No Capítulo 7, Tian Dayton, dos Estados Unidos, mostra como o psicodrama pode funcionar na complexa rede do trauma e da drogadição. Ela apresenta técnicas definidas – como a "linha do trauma", o "genograma vivo" e os "átomos sociais de recuperação" – para ajudar os clientes a identificar acontecimentos traumáticos ou relacionamentos familiares que tenham ligação com seu uso de drogas. Tian oferece, assim, esperança a pessoas que muitos julgariam sem condições de usar o psicodrama.

No Capítulo 8, Marlyn Robson mostra como o psicodrama e a terapia comportamental cognitiva são integrados num programa comunitário para adolescentes agressores sexuais na Nova Zelândia. Esse programa visa garantir aos adolescentes a possibilidade de reviver seu papel de agentes e de vítimas da violência. Com o auxílio de vários jogos e exercícios de aquecimento, eles canalizam a vergonha, criam empatia com a vítima, veem crescer sua responsabilidade, reestruturam a cognição e tentam reparar sua rede social interna.

No Capítulo 9, Clark Baim, da Inglaterra, ensina a utilizar o psicodrama com homens adultos que cometeram abuso sexual, inclusive estupro de adultos, abuso sexual de criança e estupro seguido de assassinato. São discutidos os efeitos do abuso precoce, da sexualização traumática, das deficiências de aprendizagem e da falta de vínculos. Atribuindo aos papéis de agressor e de vítima a mesma importância, o autor sugere que o ideal é focalizar tanto a agressão cometida quanto o pós-trauma relembrado. O confronto de ambos os papéis, dentro do psicodrama, pode modificar a condição de vítima do agressor, o lócus externo do controle e a desregulação afetiva.

No Capítulo 10, o norte-americano Kerry Paul Altman aborda o tratamento psico-dramático do transtorno de personalidade múltipla. Alguns princípios teóricos e meto-dológicos gerais proporcionam referências para a compreensão de dois casos específicos. Esses exemplos ilustram como utilizar essa abordagem para estimular a comunicação interna e o desenvolvimento de um sistema interno cooperativo. Altman demonstra a expressão segura de emoções fortes em um contexto controlado, com limites claros, para uma experiência terapêutica de ação acertada.

No Capítulo 11, Grete Leutz, da Alemanha, apresenta os estados dissociados de consciência como reação adaptativa a lembranças do Holocausto. Por meio de dois es-tudos de caso, ela mostra como esses estados podem surgir repentina e inesperadamen-te, e como eles podem ser tratados fazendo uma intervenção psicodramática de crise.

Jörg Burmeister, da Suíça, expõe no Capítulo 12 uma abordagem terapêutica inte-grada para trabalhar com sobreviventes de acidentes de trânsito. O psicodrama é utili-zado em grupos homogêneos de sobreviventes, combinado com terapia individual e de família. O capítulo oferece ainda uma revisão de conceitos fundamentais e de estraté-gias específicas, além de uma descrição do contexto e das diferentes etapas do processo de tratamento. A ênfase recai sobre a compreensão das características especiais dessa população no que se refere a luto patológico, danos físicos, controle da dor, perda de funções corporais, culpa, medo de processos judiciais e distúrbios de memória. Ele con-clui que a reabilitação pode vir a constituir um projeto para toda a vida, incluindo com-ponentes existenciais e espirituais.

A Parte IV apresenta dois modelos de tratamento vivencial que integram o psico-drama clássico a outros marcos referenciais para chegar a modelos abrangentes de tra-tamento do trauma. Tendo visto muitos usos do psicodrama com diferentes popula-ções, esses modelos buscam proporcionar um quadro de referência estruturado para ser utilizado com todos os traumas naturais e sociais.

No Capítulo 13, Kate Hudgins, dos Estados Unidos, apresenta seu modelo de "espiral terapêutica" para o tratamento de transtornos de estresse pós-traumático (TEPT). Utilizando gráficos que podem ser facilmente apresentados aos clientes, co-mo "imagem em espiral" e "bolhas do trauma", a autora estabelece uma referência clínica cujo objetivo é orientar o processo terapêutico e prevenir uma regressão des-controlada ou uma retraumatização durante o uso de métodos vivenciais com trau-ma. Há um detalhamento dos vários tipos de dramatização revivencial e dos princípios da revivência consciente para orientar a concretização e a transformação segura dos papéis de vítima e de perpetrador.

No Capítulo 14, John Raven Mosher e Brigid Yukman, também dos Estados Uni-dos, exploram a evolução paralela dos ciclos de vida e dos ciclos das estações do ano.

Esses autores mostram como eles convergem para ciclos universais de cura que podem ser utilizados com sobreviventes de trauma e oferecem um modelo para o tratamento do trauma, integrando o psicodrama clássico à medicina xamânica. Alguns casos ilustram o potencial desses métodos.

Finalmente, a Parte V enfatiza os vários conceitos e princípios terapêuticos da traumatização secundária e da transmissão do trauma através das gerações.

No Capítulo 15, Anne Ancelin Schützenberger, da França, resume suas teorias da "síndrome do aniversário", na qual um sintoma, tal como doença ou separação, se manifesta no descendente quando este chega à idade em que o trauma ocorreu na vida de um ancestral. Com o uso de genossociogramas e de encenações psicodramáticas, a autora mostra vários exemplos de como os *scripts* da vida podem ser vistos à luz da herança familiar.

No Capítulo 16, Michael Burge, da Austrália, descreve como o trauma de guerra afeta toda a família por meio da transmissão primária e secundária. O autor apresenta dois estudos de caso nos quais o psicodrama e a arteterapia, embasados pela teoria de papéis, são empregados para proporcionar alívio de dor traumática, tanto na primeira como na segunda geração de sobreviventes. Ele enfatiza a representação simbólica do processo resolutivo bem como a importância de ajudar o cliente a diferenciar passado e presente e a desenvolver uma perspectiva ampla do que influencia emoções e comportamentos agressivos e autodestrutivos.

No capítulo final, Rory Remer, dos Estados Unidos, aborda as complexidades dos sobreviventes secundários – aqueles que integram a rede de apoio social de uma vítima de trauma e são afetados, de alguma forma, pelo trauma do sobrevivente primário. Para ajudar as vítimas secundárias a entrar em contato com a complexidade do processo de cura, Remer toma como referências conceituais a sociatria e a teoria do caos.

Projeção futura

Este livro mostra claramente que o psicodrama, quando praticado com competência e segurança, é um excelente tratamento para sobreviventes de trauma.

No entanto, o uso do psicodrama com traumatizados ainda engendra muitas perguntas que não têm respostas claras. Por exemplo: poderiam os clientes que vivenciaram traumas semelhantes ser tratados em grupos homogêneos? O psicodrama funciona com pessoas que sofrem de "TEPT crônico" (tais como "fadiga de combate" e "síndrome de sobrevivente do Holocausto")? E no caso de pessoas que reagem moderadamente ao trauma? Qual é a duração ideal da terapia psicodramática com diferentes clientes traumatizados? A psicoterapia breve, com algumas encenações padronizadas do evento traumático, seria útil ou seria necessária uma exposição mais longa ao processo individual ou grupal? Até que ponto o ego do cliente precisa estar fortalecido para que ele possa se beneficiar do psicodrama? Levando em consideração que os traumatizados serão modificados para sempre por suas experiências, que objetivos terapêuticos podem ser razoavelmente estabelecidos?

Todas essas questões destacam a necessidade de pesquisas específicas a respeito de processos e de resultados para subsidiar com recursos mais objetivos os casos relatados neste livro. Enquanto esses resultados não vêm, esta obra configura-se em documento preliminar.

Mas tal documento não deve ser subestimado. Ele fala de histórias de cura de Adrian, Alec, Andrew, Barbara, Caroline, Greta, Fintan, Harrison, Jill, Mary, Sandy, Sue e Warren, e toca, dessa forma, todos os sobreviventes de trauma que explicitam sua dor. Tendo aprendido a "atuar sua dor" com segurança, no contexto terapêutico, esses clientes compartilham sua cura por intermédio do psicodrama. Nossos autores detalham a dádiva de caminhar lado a lado com pessoas que vivenciaram um trauma. Nós convidamos vocês a participar conosco dessa jornada.

Kate Hudgins e Peter Felix Kellermann

PARTE I

O TRATAMENTO DO TRAUMA POR MEIO DA AÇÃO

1 ASPECTOS TERAPÊUTICOS DO PSICODRAMA COM TRAUMATIZADOS

Peter Felix Kellermann

Mesmo que as árvores pareçam estar crescendo exatamente como antes, os rios pareçam seguir o mesmo curso e a vida dos homens pareça ser exatamente como sempre foi, ainda assim nada é o mesmo. (Boyle, 1961)

Depois de um acontecimento traumático, a vida não é mais a mesma. As pessoas que vivenciaram um trauma sentem que mudaram substancialmente. Sua identidade, seus afetos e suas reações fisiológicas, a maneira como veem a vida e suas interações com outras pessoas de alguma maneira sofreram total transformação. Não há mais segurança, previsibilidade e confiança. "Todos os sobreviventes reconhecem que coisas ruins podem agora acontecer com eles, que a invulnerabilidade é uma ilusão" (Janoff--Bulman, 1992, p. 81). Suas estratégias comuns de ajustamento mostraram-se ineficazes e eles não conseguiram dar conta do problema. O resultado foi que o medo, a impotência e a perda de controle, arrasadores, se transformaram em uma experiência de aprendizagem permanente, que eles não conseguem esquecer.

O transtorno de estresse pós-traumático (TEPT) é um termo diagnóstico utilizado para descrever tais estados de corpo e mente. Consiste, caracteristicamente, em ansiedade e depressão decorrentes de um fato traumático. A pessoa revive continuamente o trauma (em vívidas lembranças e pesadelos), diminui seu interesse pelo mundo externo e sofre de vários sintomas mais ou menos físicos, tais como ficar hiperalerta e ter perturbações do sono (American Psychiatric Association, 1994). Ocorre com frequência um esforço contraditório (e paradoxal) tanto para lembrar como para esquecer, tanto para se aproximar como para evitar o acontecimento traumático, de maneira compulsiva e repetitiva. Como um disco avariado, cuja música enrosca e fica sempre no mesmo lugar, imagens invasivas de situações vivenciadas e lembranças dolorosas retornam sempre, mesmo quando existe um esforço consciente de evitá-las e de não pensar nelas.

A pessoa faz esforços desesperados, geralmente inúteis, para recuperar um pouco de harmonia interior e de equilíbrio emocional, para ficar em paz com a vida.

Tanto a fenomenologia como a etiologia do TEPT são conhecidas há mais de um século, e várias abordagens psicoterapêuticas vêm sendo aplicadas no seu tratamento.

Uma das abordagens clássicas, desenvolvida por Jacob Levy e Zerka Moreno, é o psicodrama. Baseado nos princípios tradicionais da catarse e da reencenação, assim como nos elementos dramatúrgicos do ritual e da narrativa, o psicodrama tem sido empregado com sucesso em numerosos clientes traumatizados há mais de cinquenta anos.

Na realidade, o foco do psicodrama clássico é, desde o início, a revivência de eventos vitais estressantes, porque essas reencenações se prestam facilmente à dramatização e à investigação terapêutica. Hoje se conhece melhor a eficácia do psicodrama e de outros métodos vivenciais de psicoterapia no alívio de alguns dos efeitos deletérios do TEPT.

Entretanto, embora o psicodrama seja uma modalidade de tratamento breve, econômica e muito eficaz, ele não tem sido suficientemente investigado na literatura. O objetivo do presente capítulo é, então, demonstrar o uso do psicodrama nos casos de TEPT e discutir alguns dos seus princípios terapêuticos. Após uma breve revisão dos fundamentos teóricos relevantes, serão exemplificados com casos sintéticos os aspectos terapêuticos básicos do psicodrama com traumatizados. Ao final, há uma advertência a respeito da necessidade de segurança que têm os traumatizados e sobre o risco de ocorrer uma retraumatização, caso essa necessidade não seja atendida.

Fundamentação teórica

A fundamentação teórica do tratamento psicodramático do TEPT pode ser descrita de forma bastante simples. Uma pessoa que tenha sido exposta a uma experiência muito estressante sente-se esmagada, em estado de turbulência cognitiva e emocional. Exemplos: alguém se envolve num acidente de carro em que pessoas ficam feridas ou morrem; uma garota fica sabendo que o namorado se suicidou logo depois de ela ter rompido o relacionamento; um homem interna a esposa num hospício e ela morre; um soldado quase morre numa explosão; uma menina é resgatada de um afogamento; um homem é espancado pelo pai durante toda a infância. Todos eles provavelmente vão vivenciar alguns ou todos os sintomas de TEPT anteriormente descritos. Entre os fatos traumáticos da vida estão: guerra, catástrofes naturais e abusos. É interminável a lista de desgraças e misérias que deixam as pessoas horrorizadas, tristes, com o coração partido. Sempre se espera a ocorrência de uma crise emocional quando alguém vivencia a morte de um amigo ou parente próximo, doença grave, sequestro, agressão, roubo, acidente grave, hospitalização, prisão, tortura, aborto espontâneo, divórcio, infidelidade do cônjuge, amor não correspondido, fracasso social agudo, falência ou outras perdas financeiras. Obviamente, a intensidade do estresse vivenciado pelo indivíduo é altamente subjetiva. Algo aparentemente rotineiro, como uma pequena cirurgia, pode ser traumático para uma criança assustada, ao passo que a mesma situação para um adulto que não sinta medo pode ser vivenciada com menos dor.

A reação imediata a uma situação estressante costuma ser descrita como um estado de choque: uma espécie de curto-circuito físico e mental. Nesse estado agudo, as pessoas vivenciam tanto letargia quanto descrença ou histeria e uma diminuição da energia mental. Em geral, levam algum tempo para se dar conta, cognitivamente, da nova realidade e para permitir-se aprofundar em suas consequências. Entretanto, quando a dolorosa verdade é finalmente compreendida e o "ferro penetra na alma" (*haeret lateri lethalis aroundo*), surge uma fase reativa caracterizada por uma sensação física de ansiedade, protesto, medo e raiva, assim como um sentimento de perda e de um vazio profundo. As imagens, emoções e lembranças dolorosas demais são suprimidas da consciência, embora permaneçam ocultas como uma espécie de corpo estranho, com manifestações psicossomáticas (van der Kolk, McFarlane e Weisaeth, 1996). Daí em diante, o caminho vivencial de reajustamento à nova realidade é no mais das vezes imprevisível e pode tomar rumos muito diferentes. Algumas pessoas conseguem elaborar a perda e reajustar-se à nova realidade. Outras ficam paralisadas num estado de desorganização e desespero, pois não conseguem integrar adequadamente as vivências dolorosas e podem desenvolver vários sinais de transtorno mental, inclusive TEPT (Wilson, Smith e Johnson, 1985).

Nesse caso específico, as pessoas que desenvolvem TEPT perderam, de alguma forma, sua capacidade de resiliência. Imagine um violino cujas cordas precisem ser esticadas para que ele possa ser utilizado; porém, se colocarmos pressão demasiada, as cordas podem arrebentar. Isso tende a acontecer com pessoas que resistem demais ao estresse emocional. Moreno descreveu como falta de espontaneidade esse estado de ruptura ou de paralisação no processo de busca de uma resposta adequada a algo repentino, inesperado e potencialmente ameaçador à vida.

O senso de espontaneidade, como função cerebral, mostra um desenvolvimento mais rudimentar que qualquer outra função fundamental, importante, do sistema nervoso central... Tomadas pela surpresa, as pessoas reagem assustadas e atordoadas. Produzem falsas reações, quando não nenhuma. Parece que não há nada que deixe os seres humanos mais mal preparados e o cérebro humano mais mal equipado do que a surpresa. O cérebro normal reage de forma confusa, mas os testes psicológicos de surpresa mostram que as pessoas fatigadas, irritadiças ou rígidas são ainda mais inadequadas – elas não têm resposta pronta nem qualquer reação inteligente organizada para oferecer aos ventos súbitos que parecem vir do nada. (1923/1972, p. 47)

Assim, as pessoas que não estão devidamente "aquecidas" para a mudança, do ponto de vista social, psicológico e somático, provavelmente estão, da mesma forma, despreparadas para se defrontar com um acontecimento estressante. A espontaneidade, como processo de autorregulação, faz o meio de campo entre os mundos interno e externo, e é responsável pelo equilíbrio emocional da pessoa. Essa descrição da espontaneidade como um mecanismo interior de ajuste às pressões externas é importante não apenas para compreender os processos envolvidos no trauma psicológico, mas também porque explica os processos ligados à recuperação e aos objetivos básicos do psicodrama com o TEPT. Assim, a recuperação da espontaneidade pode ser considerada o *leitmotif* (o objetivo essencial) do psicodrama com pessoas que sofrem de TEPT.

Com base nesse fundamento teórico, o psicodrama busca proporcionar, ao protagonista que se fixa no processo de resolução do trauma, uma oportunidade de relembrar, repetir e elaborar os fatos dolorosos do passado. Esse processo de reencenação é considerado terapêutico na medida em que pode ajudar o protagonista a reintegrar emocionalmente e processar cognitivamente (reconhecer) sua perda avassaladora, facilitando o aumento da espontaneidade e, consequentemente, aliviando o impacto psicológico do trauma.

Aspectos terapêuticos do psicodrama com TEPT

Quais são os princípios básicos do trabalho psicodramático com traumatizados? Os aspectos terapêuticos do psicodrama com TEPT são muito semelhantes aos do psicodrama em geral, como descrito por Kellermann (1992):

1. As experiências reprimidas do fato traumático são reencenadas em um meio seguro.
2. Em segundo lugar, há um reprocessamento cognitivo do fato, para proporcionar uma nova compreensão do que aconteceu e elaborar os conflitos inconscientes que possam estar a ele conectados.
3. Possibilita-se uma catarse emocional para drenar os resíduos emocionais do trauma.
4. A introdução de um elemento imaginário de "realidade suplementar" amplia a visão de mundo do protagonista.
5. Focalizam-se a maneira como o trauma afeta as relações interpessoais e os recursos para prevenir o isolamento.

6. Os rituais terapêuticos são realizados para transformar o fato em uma experiência de vida significativa.

7. Finalmente, se o trauma foi uma experiência grupal coletiva, há um ato coletivo de sociodrama da crise para facilitar o reajustamento ao novo estado de equilíbrio social.

Esses aspectos, conforme demonstrado na Tabela 1.1, representam os elementos universais da vivência traumática, assim como os fatores terapêuticos do psicodrama em geral. Entretanto, é importante assinalar que eles devem ser vistos mais como ingredientes terapêuticos globais do que como etapas de um processo terapêutico completo. Raramente ocorrem na ordem descrita, nem são mobilizados necessariamente juntos durante a mesma sessão. Vejamos, com vinhetas de sessões reais, como se expressam os fatores terapêuticos.

Tabela 1.1 – Aspectos terapêuticos do psicodrama com traumatizados

1. Reencenação	Atuação
2. Reprocessamento cognitivo	*Insight* pela ação
3. Descarga de energia excedente	Catarse emocional
4. Realidade suplementar	Como se
5. Apoio interpessoal	Tele
6. Ritual terapêutico	Magia

1. Reencenação

A garota perdeu a mãe num acidente trágico. Ela disse: "Você me deixou e nunca mais voltou. Eu fiquei triste e perdida". A mulher que desempenhou o papel da mãe disse a ela que sentia muito por tê-la deixado, que tinha muita saudade dela. Cada detalhe de sua despedida foi reencenado. A protagonista quis refazer a cena várias vezes, contando o que sentira, o que tinha feito naquele dia e como ficou assustada quando lhe disseram que a mãe morrera. A saga foi repetida tantas vezes que o grupo achou que a encenação nunca terminaria. A protagonista parecia estar guardando algum segredo que nós não conseguíamos entender. No entanto, as repetidas reencenações pareciam dar segurança a ela. Só depois de ter compartilhado conosco seus sentimentos de culpa e, mais tarde, confrontado a mãe e tê-la repreendido por abandoná-la, a garota conseguiu avançar e embarcar num longo processo de luto.

As reencenações repetitivas de acontecimentos traumáticos são ao mesmo tempo sinais de traumatização e parte essencial do tratamento, na maioria das abordagens do trauma. Enquanto a compulsão à repetição pode ser entendida como uma tentativa comum – e geralmente malsucedida – de controlar o estresse intolerável, o processo intencional de relembrar, repetir e elaborar proporciona a maioria das abordagens no tratamento do trauma, inclusive o psicodrama. A reencenação e a revivência implicam revisitar várias vezes o fato traumático, verbalizar lembranças e sensações em detalhe e mostrar, por meio da ação, aquilo que é impossível mostrar com palavras. Explicitar as experiências traumáticas é, em si, uma liberação da tendência anterior de reprimir o impacto emocional do acontecimento. Isso funciona de acordo com o princípio homeopático da cura por intermédio de um medicamento que produza os mesmos sintomas da doença, de tal forma que "o veneno e o contraveneno se neutralizam mutuamente". Assim como o agente terapêutico do antitóxico, o psicodrama proporciona "mais do mesmo" material traumático, visando produzir uma reação involuntária que saneia o sistema.

Atuar fatos do passado é um recurso para retornar ao ponto em que se originaram posições fixadas e buscar meios de abrir novos caminhos de desenvolvimento. Mais do que mera dessensibilização, essa revivência proporciona uma referência que permite à pessoa *estar* onde ela *está*. Isso denota permanecer no meio do furacão da experiência traumática, embora isso seja o mesmo que estar a esmo, sem direção. A afirmação de Moreno (1923/1972), de que uma verdadeira segunda vez é cura para a primeira, em alguns casos significa também uma terceira, quarta ou vigésima reprodução, que busca completar, em ação, um acontecimento inacabado. No intervalo entre as sessões, os protagonistas continuam a reciclar tal acontecimento em sua imaginação, em seus sonhos e em várias formas simbólicas, até que encontrem alguma resolução interior. Entretanto, como se evidencia no exemplo pregresso, a reencenação, em si, talvez não consiga proporcionar essa resolução, precisando, muitas vezes, ser acompanhada de outros elementos, como trabalhar conflitos inconscientes e algum reprocessamento cognitivo do acontecimento.

2. Reprocessamento cognitivo

Um homem se queixava de lembranças recorrentes de uma cena horrorosa, um ataque terrorista a bomba, a visão de corpos mutilados, o cheiro de carne queimada e os gemidos e gritos por socorro dos feridos. Ele conseguiu escapar sem nenhum dano físico, mas sofreu um choque emocional intenso. Tentou, por algum tempo, manter-se calmo e parar de pensar no episódio, mas as imagens e as sensações continuaram a invadi-lo e enchê-lo de ansiedade. Num aquecimento antes do psicodrama, ele escolheu uma tartaruga como objeto de identificação, porque "É como eu me sinto. Eu me movimento em câmera lenta. Quero encolher-me no meu casco. Tudo parece ser irreal, como se eu estivesse num sonho ou num filme". Aparentemente, ele agia como se estivesse ainda no meio do inferno e precisasse se proteger do horror ao seu redor. Ele gemeu e lamentou: "Isso é demais para mim". Para ganhar alguma distância da cena, o diretor sugeriu que ele se visse de fora, como num espelho. Na verdade, era isso que ele tinha feito no momento da crise real. A técnica do espelho, entretanto, provocou nele um efeito paradoxal, possibilitando-lhe, estranhamente, ver o que tinha realmente acontecido. Essa perspectiva mais distanciada lhe permitiu, pela primeira vez, reconhecer detalhes horrorosos sem ser engolfado por eles e começar a processar cognitivamente a informação percebida. Com esse processo de afastamento e envolvimento, ele foi capaz de substituir as imagens assustadoras, que produziam lembranças incontroláveis, por representações concretas e tangíveis – portanto menos ameaçadoras – do acontecimento no palco psicodramático.

A maioria das teorias do trauma encara o TEPT como reação à incapacidade do traumatizado de processar as novas informações e de armazená-las na memória. O objetivo da terapia é, portanto, ajudá-lo a integrar a informação conflitante e construir novos significados tanto para as antigas quanto para as novas informações (Horowitz, 1976; McCann e Pearlman, 1990). Esse reprocessamento cognitivo dos acontecimentos traumáticos, que algumas vezes leva a um *insight* por meio da ação", capacita o traumatizado a dar sentido a um mundo que de um momento para outro perdeu a estrutura e o significado. Por causa da tendência a dissociar que eles apresentam ("Eu sabia o que tinha acontecido, mas não sentia nada em relação a isso"), há em geral uma grande necessidade de integrar a percepção à consciência por meio da verbalização. Assim, há um esforço ativo para ajudá-los a transformar uma recordação sensorial pura em uma experiência mais integrada com uma narrativa, uma "história pessoal" do que aconteceu. No traumatizado, entretanto, esse aumento de autoconsciência é frequentemente acompanhado de uma enorme descarga de energia excedente.

3. Descarga de energia excedente

O homem tinha ouvido muito, quando criança, o pai alcoolista brigando com a mãe durante a noite. Ele pedia a eles que se calassem, mas apanhava e era repreendido de forma humilhante e mandado de volta para a cama. Ainda sentindo o hálito do pai, o garoto era deixado sozinho na cama e aos poucos começava a soluçar forte. O choro se tornava cada vez mais pesado, e ele chorava como se as lágrimas não tivessem mais fim. O diretor pediu a ele que "fosse em frente" e deixasse seu corpo fazer o que precisasse. Ao final, as lágrimas pararam, mas seu corpo começou a estrebuchar, com soluços e gemidos típicos de um final de crise de choro. "Eu vou vomitar", balbuciou. Alguém trouxe um saco plástico para que ele pudesse libertar o estômago do nojo que conservara por tanto tempo dentro dele. O homem permaneceu em pé por algum tempo e, assim, expressou seus sentimentos pelos pais também com palavras. Como fechamento, um pai diferente o apoiou até que ele ficasse suficientemente calmo para retornar ao grupo.

A catarse emocional é a experiência de alívio que ocorre quando um estado duradouro de mobilização interior é liberado por intermédio da expressão afetiva. Para traumatizados com muitas emoções contidas, que foram se acumulando feito vapor numa panela de pressão, essa oportunidade de "desabafar" é em geral saneadora. De acordo com Levine (1997), os sintomas do trauma resultam de uma reação biológica incompleta, altamente ativada diante de uma ameaça, congelada no tempo. Com a possibilidade de descongelar essa reação, que então se completa, o trauma pode ser curado. Assim se descarrega a energia residual do acontecimento. Entretanto, como assinalou Kellermann (1992, p. 83), o alívio não tem uma finalidade em si, mas deve comportar uma análise da resistência, uma elaboração e uma integração: "A catarse não é nem induzida nem inibida, mas autorizada a emergir no seu tempo e forma próprios".

Os traumatizados são em geral mais frágeis e vulneráveis que os demais e adotam defesas mais ou menos primitivas para se proteger dos sentimentos avassaladores de dor. É essencial, portanto, que eles sejam, em primeiro lugar, apoiados em seu estado pessoal de equilíbrio emocional, e no decorrer do aquecimento se alcance uma mistura viável de estímulo e relaxamento. O problema maior é encontrar, em pessoas que carregam tantas emoções represadas, uma combinação adequada de apoio e confronto, de afastamento e envolvimento, entre o voar e o lutar. Apenas quando se consegue desenvolver um controle interno suficiente a catarse emocional pode ser estimulada, devendo ser seguida, então, de algum tipo de experiência de aprendizagem emocional corretiva, frequentemente encenada no imaginário.

4. Realidade suplementar

A culpa tomou conta dele desde o tempo em que lutou como soldado na guerra. Ele reencenou a noite de combate na qual seu batalhão foi repentinamente atacado e ele viu, de um esconderijo, seu amigo ferido sendo capturado e mais tarde baleado. Ele

PETER FELIX KELLERMANN • M. K. HUDGINS

não pôde ver muito, mas lembrava quase ter desmaiado de puro medo. Queria gritar, mas tinha de prender a respiração. Sentiu que havia abandonado o amigo e, por isso, se transformara em um assassino: "Eu o matei, eu matei meu amigo!", exclamava ele, acrescentando que gostaria de ter tido coragem de fazer consigo mesmo o que fizera ao amigo. O grupo respondeu com um desconfortável silêncio a essa confissão de desejos suicidas.

Depois da reencenação do que tinha realmente acontecido no passado, o diretor sugeriu que o protagonista dramatizasse o que nunca aconteceu mas ele gostaria que tivesse acontecido. Ele desejara resgatar o amigo, e com muito prazer aproveitou aquela oportunidade. Numa cena muito dinâmica, puxou o ator auxiliar que desempenhava o papel do amigo ferido e o colocou num lugar seguro. Quando sustentava o amigo, algo pareceu se descontrolar dentro dele e ele começou a chorar pelo amigo como se fosse a primeira vez. As lágrimas literalmente jorravam de seus olhos, embebendo sua camisa, e por um instante ele ficou totalmente cego. O ator auxiliar ficou também muito mobilizado e disse ao protagonista: "Não foi por sua culpa que eu morri. Você era meu amigo. Eu sei que você fez o que era certo. Se você tentasse me resgatar, teríamos morrido ambos. Você tem de sobreviver por nós dois. Pare de se punir por minha morte!" O protagonista ouviu com atenção, como se essas palavras tivessem um poder quase místico de aliviá-lo de sua tremenda culpa.

As cenas de realidade suplementar, como essa, podem ser introduzidas no psicodrama com traumatizados para desfazer o que foi feito e para fazer o que precisa ser desfeito. O psicodrama, então, simbolicamente transforma os cenários trágicos da vida, seja para mudar um fato traumático, seja para permitir uma reação emocional diferente. É óbvio que qualquer uso da imaginação, como esse, não tem como objetivo estimular a distorção da realidade. O "como se" é utilizado para enfrentar uma realidade externa impossível, reforçando o mundo subjetivo interno do traumatizado.

Essa validação existencial, ou afirmação da verdade pessoal, leva em conta a tendência dos traumatizados a dissociar com o objetivo de manter sua saúde. As pessoas que não sabem se o que elas vivenciaram realmente aconteceu têm chance de mostrar suas percepções subjetivas dos fatos sem ser questionadas pelo diretor e pelo grupo. Assim, acontece um processo gradativo e altamente paradoxal de (des)sensibilização perceptual, em que os "detalhes e fragmentos" da realidade externa são digeridos. Essa ênfase na verdade pessoal, subjetiva ou poética, em detrimento da verdade objetiva ou histórica, talvez seja uma das principais contribuições de Moreno ao tratamento do trauma. É evidente, entretanto, que essa validação existencial da realidade interna de uma pessoa depende de um meio amparador e de um apoio interpessoal.

5. Apoio interpessoal

Uma mulher obesa e muito infeliz, que tinha sido abusada e abandonada por diversos pais adotivos, se apresentou ao grupo. Disse que se sentia feia, sem atrativos, e que se odiava. Durante anos, ela tinha construído várias camadas de couraça para encobrir ao máximo seu ser interior. Depois de ter reencenado algumas cenas características e absurdamente violentas da infância, ela estava indefesa como uma criança perdida no meio de um universo caótico. Naquele momento, ela se tornou, repentinamente, amável e atraente. O grupo testemunhou essa surpreendente transformação. Aí, por alguma estranha coincidência arquitetônica e meteorológica, o sol surgiu por detrás das nuvens, através de uma janela no teto, iluminando a mulher agora cegada. Era um sol de fim de tarde, com suas cores vermelho-escuras, aquecendo diretamente o coração. Ele com certeza aqueceu o coração do grupo. Foi como um conto de fadas, com o amor se irradiando por todo o lugar. Megavolts de força egoica derretiam sua couraça muscular e construíam sua autoimagem. O grupo também foi tomado pelo momento, cheio de admiração por sua "rainha da beleza". O diretor pediu a ela que se abrisse plenamente a todas as energias positivas do sol, permitindo-se ser inundada pelo amor deste.

Tomando a dica do sol e reforçando seu efeito com sugestões hipnóticas de construção do ego, um dublê sussurrou: "Eu sou uma pessoa adorável! Uma bela mulher!" Ela brilhava de pura alegria. Esses rituais de atenção direta foram celebrados por milhões de crianças no dia do aniversário e em muitas outras ocasiões, mas ela nunca os tinha vivenciado. Ali, ela absorveu aquela alegria e adquiriu força, esperança e autoestima.

Esse exemplo, de certa forma raro, ilustra a necessidade de alguns traumatizados de "brilhar" na vida e de receber apoio e admiração. Os adultos que sobreviveram aos abusos na infância são especialmente carentes de algum tipo de experiência de aprendizagem interpessoal corretiva, que possa se contrapor ao seu sentimento danificado de confiança, de segurança e de pertença à raça humana. Como assinalaram Allen e Bloom (1994), o grupo pode ajudar na reintegração social de pessoas traumatizadas, proporcionando um novo sentimento de segurança, autoestima e intimidade. Mais do que isso, o grupo ajuda os traumatizados a romper seu isolamento (Figley, 1993) e a descobrir que suas reações emocionais são compartilhadas com muitos que vivenciaram fatos traumáticos semelhantes. Em consequência disso, alguns deles saem da condição de vítimas indefesas para se tornar sobreviventes ajustados. Tais transformações podem ser celebradas em rituais terapêuticos coletivos.

6. Ritual terapêutico

Seis meses depois de uma chacina ocorrida em uma instituição, dezesseis funcionários que sobreviveram convidaram um psicodramatista para ajudá-los a lidar com os resíduos emocionais do acontecimento. Naturalmente, muitos foram traumatizados e estavam em luto profundo. Para conter essas fortes emoções, mas ao mesmo tempo proporcionar uma saída viável a elas, o diretor se orientou pelos princípios de contenção e segurança proporcionados pelo uso de rituais terapêuticos. Depois de algumas apresentações iniciais e de um pouco de exploração sociométrica do grupo, pediu aos participantes que escolhessem uma planta que melhor os representasse. Vários tipos de flores e árvores foram apresentados, incluindo uma amendoeira com raízes profundas mas sem flores, um arbusto de lilás e uma laranjeira de casca grossa, mas "elas me espremem para produzir mais suco", exclamou a jovem. Um sentimento pesado de tristeza reprimida encobria o grupo.

O diretor apresentou ao grupo, então, a "bengala falante". Trata-se de um antigo ritual nativo americano no qual um objeto (em geral um galho, mas na sessão foi utilizada uma xícara vazia) circula pelo grupo, permitindo a cada um que o segura dizer o que quiser. Os demais membros do grupo permanecem calados, mas podem dizer "Uau!", quando concordam com o que está sendo dito. Dessa forma, os participantes foram falando sobre seus sentimentos de tristeza, medo e impotência, surgidos logo depois do assassinato de seus colegas. Alguém perguntou: "O grupo conseguiria suportar todos os sentimentos de desespero?" Quando a xícara passou pelo grupo duas vezes, agora aquecida por ter transitado por tantas mãos, foi colocada no meio da sala como um símbolo tangível do tema grupal. A jovem que antes havia escolhido a laranjeira exclamou, de repente: "Eu quero jogar a xícara pela janela para me livrar da dor!" Alguém retrucou que a dor continuaria e que precisávamos enfrentá-la juntos, em vez de evitá-la. O diretor pediu ao grupo que formasse uma roda de apoio e coesão, com o objetivo também de quebrar o tabu do contato físico, que predomina às vezes em colegas que trabalham juntos. Houve um intervalo e, logo depois, uma sessão de psicodrama individual com a jovem mencionada.

Na sessão individual, ela revelou que pensava em deixar o emprego, sentindo que não tinha mais forças para prosseguir, por causa dos constantes pesadelos que a impediam de dormir. Numa primeira cena, ela se recusou a receber de seu chefe novas tarefas. Recusou-se também a aceitar ajuda de qualquer outra pessoa que não fosse Paula, mas Paula tinha sido brutalmente assassinada e "ninguém poderia tomar seu lugar".

Colocou-se no palco uma cadeira vazia para representar a ausência de Paula, e a moça expressou seus sentimentos de dor e saudade por ela. Depois, o diretor pediu que algum membro do grupo assumisse, voluntariamente, o papel de Paula. Uma colega de grupo, mais velha, topou e sentou-se na cadeira. Ao vê-la, a protagonista a abraçou e chorou muito, fazendo-lhe várias perguntas: "Você está com frio? Como você se sente? Você também tem saudade de mim? Você sabe o que aconteceu? Você sente solidão?" O diretor pediu à protagonista que trocasse de papel com a amiga morta; depois de alguma apreensão inicial, ela concordou. No papel de Paula, revelou ao grupo que Paula estava grávida quando foi assassinada e que ela não podia admitir que o bebê estivesse morto. "Nada tem sentido!", exclamou irada. A protagonista voltou ao seu papel, e a atriz auxiliar que exercia o papel de Paula disse: "Viva sua vida. A minha acabou. Eu amo você e quero que se lembre de mim. Fique bem! Adeus!" A mulher que representava Paula deixou o palco e voltou ao grupo. Depois de uma cena final em que ela falava com seu chefe, os membros do grupo abraçaram-na e lhe agradeceram por ter expressado muita coisa que eles também sentiam. Como fechamento grupal, a xícara, agora simbolicamente preenchida com lembranças, lágrimas, raiva e flores, foi colocada novamente no meio do grupo, como uma espécie de memorial, homenageando as pessoas que tinham morrido.

Esse tipo de "sociodrama da crise" (Kellermann, 1998) ilustra alguns dos princípios de cura dos rituais terapêuticos. Obviamente, tais cerimônias tradicionais são usadas desde tempos imemoriais por comunidades que foram feridas por atos de "vontade divina", como é descrito por antropólogos e outros (Johnson *et al.*, 1995). No psicodrama, os rituais ajudam as pessoas a fazer transições na vida e a ajustar-se a novas circunstâncias, dentro de um quadro de referência estruturado. No período que se segue a vivências traumáticas, os rituais são especialmente importantes para transmitir segurança às vítimas e ajudá-las a expressar seus sentimentos de forma simbólica.

Assim, os grupos que vivenciaram ataques terroristas, foram tomados como reféns, sobreviveram a terremotos, acidentes de trem, naufrágios, incêndios e outros desastres podem aproveitar-se desse ato coletivo de luto e de elaboração de suas desgraças comuns.

Tanto o sociodrama quanto o psicodrama com traumatizados, baseados nos princípios universais da "mãe natureza", prestam-se muito bem à utilização desses rituais, por meio do uso da mitologia, de símbolos e de narrativas.

Discussão

As fases de reencenação, reprocessamento cognitivo, descarga de energia excedente, realidade suplementar, apoio interpessoal e ritual terapêutico, no psicodrama, constituem seguramente uma referência holística para o tratamento de traumatizados.

Do ponto de vista teórico, o psicodrama enfatiza o sistema multidimensional orgânico-emocional, intra e interpessoal e social que faz parte de toda vivência traumática.

Do ponto de vista prático, baseia-se no ecletismo técnico, constituindo uma abordagem contundente para a reencenação e a revivência de fatos traumáticos da vida (Kellermann, 1995).

Essa força, entretanto, pode ser vista como uma faca de dois gumes, que pode tanto curar quanto ferir. Em mãos de profissionais não habilitados, há sempre o risco de retraumatização ou de revitimização. Em função de suas vivências anteriores de perda de controle (sobre si mesmos, sobre seu corpo e sobre o ambiente) e sendo manipulados ao fazer coisas que não querem, é fundamental que os traumatizados sejam tratados com delicadeza. Essa abordagem deve reconhecer suas necessidades básicas: segurança, sustentação e fechamento. Por exemplo, o diretor tem de fazer todo o possível para preparar a sessão, explicando o que vai acontecer em cada etapa do processo. Também é fundamental obter o consentimento do protagonista em participar de cada etapa do trabalho.

Além disso, o protagonista deve ter todo o controle sobre o grau de emoção que expressa em cada cena. Obviamente, é crucial a regra de ouro da terapia centrada no cliente, manifestada no esforço do diretor no sentido de "seguir" o protagonista, em vez de manipulá-lo.

Essa atribuição de poder ao protagonista é, em si, parte essencial da terapia do trauma, como foi muito bem enfatizado por Herman (1992, p. 186-7):

> Além da hipnose, muitas outras técnicas podem ser utilizadas para produzir um estado modificado de consciência no qual as lembranças traumáticas possam ser mais facilmente acessíveis. Elas vão desde métodos sociais, como a terapia intensiva de grupo ou o psicodrama, até métodos biológicos, como o uso de amobarbital. Em mãos habilidosas, quaisquer desses métodos podem ser eficazes. Qualquer que seja a técnica, as mesmas regras básicas se aplicam: o lócus do controle permanece com o paciente, e o tempo, o ritmo e o modelo das sessões devem ser cuidadosamente planejados de forma que a técnica de descoberta seja integrada à arquitetura da psicoterapia.

Além disso, como vimos nos exemplos acima – e como veremos ao longo deste livro –, todas as técnicas do psicodrama devem ser adaptadas às necessidades especiais dos traumatizados e aos respectivos "graus de desvalia", o sentimento de que seu destino está moldado por forças externas que eles não controlam. Por exemplo, a técnica da dublagem é utilizada para "conter" as emoções (Hudgins e Drucker, 1998), mais do que para uma ab-reação incontida. A técnica do espelhamento é utilizada para alcançar certo distanciamento de si mesmo e do fato estressante, quando as coisas se tornam muito doloridas. Na verdade, o envolvimento e a distância parecem ser as duas principais forças que giram em torno do fiel da balança em cada sessão psicodramática específica. A fim de manter esse controle, o protagonista deve ser orientado de forma sensível, mediante "doses toleráveis de consciência, impedindo os extremos de negação, por um lado, e de repetição invasiva, por outro" (Scurfield, 1985, p. 245).

Em síntese, deve existir um esforço contínuo para manter as duas forças em estado de tensão e relaxamento, adequadamente equilibradas no interior do protagonista e nos membros do grupo, durante a reencenação traumática.

Enquanto o método do jogo de papéis pode, em si, estimular o surgimento posterior de novas emoções e a perda de controle, as técnicas básicas do psicodrama, quando utilizadas de forma adequada, ajudam a melhorar o controle. Assim, no meio de uma descarga emocional, os clientes traumatizados conseguem recuperar o sentimento de segurança, reconectam-se consigo e com os demais, além de processar cognitivamente suas vivências tumultuosas. Em terminologia teatral, o princípio do envolvimento, promovido por Stanislavky, é combinado com o princípio do distanciamento defendido por Brecht.

Outra adaptação da técnica diz respeito ao uso da inversão de papéis com traumatizados. Como assinalado por Ochberg (1998), as vítimas de violência são muito sensíveis à culpabilização por coisas ruins que acontecem com elas. A sugestão é, pois, que os protagonistas que foram feridos por outras pessoas não invertam papéis com estas. Eles precisam, primeiro, entrar em contato com seus sentimentos, que em geral são confusos. O mais importante é que sua agressão reprimida seja identificada e canalizada para uma fonte exterior. Qualquer pedido de inversão de papéis prematura, a essa altura, corre o risco de ser interpretado pelo protagonista como uma mensagem sutil para que compreenda os motivos do outro e, quem sabe, aceitá-los. Em consequência, os protagonistas podem voltar a agressão contra si mesmos e, mais tarde, aumentar seu sentimento de culpa. As inversões de papel representacionais (e algumas vezes recíprocas) só devem ser sugeridas nos casos em que as próprias vítimas, não raro depois de um longo processo de resolução do trauma, expressam a necessidade de assumir o papel do outro.

O psicodrama deve esforçar-se para proporcionar um ambiente no qual as vítimas de trauma não sejam mais vistas como objetos que são empurrados e puxados, moldados por forças externas. Elas devem, antes, ser estimuladas a se ver como ativas e responsáveis pela construção da própria vida e como coterapeutas em sua trajetória pessoal de resolução do trauma.

Referências bibliográficas

ALLEN, S. N.; BLOOM, S. L. "Group and family treatment of post-traumatic stress disorder". *Psychiatric Clinics of North America*, v. 17, n. 2, 1994, p. 425-37.

AMERICAN PSYCHIATRIC ASSOCIATION. *Diagnostic and statistical manual of mental disorders. DSM-IV.* Washington: APA, 1994.

BOYLE, K. *Breaking the silence. Why a mother tells her son about the Nazi era.* Nova York: Institute of Human Relations Press, 1961.

FIGLEY, C. R. "Introduction". In: WILSON, J. P.; RAPHAEL, B. (orgs.). *International handbook of traumatic stress syndromes.* Nova York: Plenum Press, 1993.

HERMAN, J. *Trauma and recovery.* Nova York: Basic Books, 1992.

HOROWITZ, M. J. *Stress response syndromes.* Nova York: Jason Aronson, 1976.

HUDGINS, M. K.; DRUCKER, K. "The containing double as part of the therapeutic spiral model for treating trauma survivors". *The International Journal of Action Methods*, v. 51, n. 2, 1998, p. 63-74.

JANOFF-BULMAN, R. *Shattered assumptions: towards a new psychology of trauma.* Nova York: The Free Press, 1992.

JOHNSON, D. R. et al. "The therapeutic use of ritual and ceremony in the treatment of post-traumatic stress disorder". *Journal of Traumatic Stress*, v. 8, n. 2, 1995, p. 283-91.

KELLERMANN, P. F. *Focus on psychodrama.* Londres: Jessica Kingsley, 1992.

_____ "Towards an integrative approach to group psychotherapy: an attempt to integrate psychodrama and psychoanalytic group psychotherapy". *The International Forum of Group Psychotherapy*, v. 3, n. 4, 1995, p. 6-10.

_____ . "Sociodrama". *Group Analysis*, n. 31, 1998, p. 179-95.

LEVINE, P. A. *Waking the tiger: healing trauma – The innate capacity to transform overwhelming experiences.* Berkeley: North Atlantic Books, 1997.

MORENO, J. L. (1923/1972). "The theater for spontaneity" (traduzido e revisado com o título de "The philosophy of the moment"). *Sociometry*, v. 4, n. 2, 1941. [Republicado em *Psychodrama 1* (1972)].

McCANN, I. L.; PEARLMAN, L. A. *Psychological trauma and the adult survivor.* Nova York: Brunner/Mazel, 1990.

OCHBERG, F. M. *Post-traumatic therapy and victims of violence.* Nova York: Brunner/Mazel, 1988.

SCURFIELD, R. M. "Post-trauma stress assessment and treatment: overview and formulations". In: FIGLEY, C. R. (org.). *Trauma and its wake.* v. 1. Nova York: Brunner/Mazel, 1985.

VAN DER KOLK, B. A.; McFARLANE, A. C.; WEISAETH, L. *Traumatic stress: the effects of overwhelming experience on mind, body and society.* Nova York: Guilford Press, 1996.

WILSON, J. P.; SMITH, K.; JOHNSON, S. K. "A comparative analysis of PTSD among various survivor groups". In: FIGLEY, C. R. (org.). *Trauma and its wake.* v. 1. Nova York: Brunner/Mazel, 1985.

PARTE II

PERDA: A EMOÇÃO ESSENCIAL DO TRAUMA

2 MÉTODOS PSICODRAMÁTICOS DE FACILITAÇÃO DO LUTO

ADAM BLATNER

O trauma é um fenômeno dos mais complexos. Implica perda do eixo, impotência, surgimento de imagens extremamente negativas, aparição de sentimentos simetricamente negativos de raiva e intolerância para consigo mesmo e de culpa e vergonha por esse processo – e por outros. Entre estes, perdas profundas – da inocência, de uma matriz positiva para a memória, de relacionamentos confiáveis, de conexões arquetípicas e partes valorizadas do ego, tais como a crença no próprio poder.

O tratamento do trauma é, por isso mesmo, multifacetado, requerendo um conjunto de intervenções variadas. O luto é o processo de cura do deslocamento psicossocial causado pela perda de relacionamentos sociais e intrapsíquicos. Este capítulo trata da abordagem prática e teórica do luto, enfatizando a utilidade de uma técnica psicodramática que eu chamei de "encontro final".

A elaboração da tristeza, ou o luto, é o processo de enfrentamento de uma perda significativa. No que se refere à teoria dos papéis, demanda a substituição de um papel internalizado, ou de outros relacionamentos de papéis sociais, em decorrência de relacionamentos perdidos. Além disso, o luto envolve vários outros componentes, como a identificação de áreas irracionais ou residuais de culpa ou a luta contra tendências ao isolamento social ou à negação patológica.

O luto é necessário não apenas no caso de perdas por morte. As pessoas perdem animais de estimação, espaços (uma casa, contato com vizinhos e velhos amigos), o amor conjugal, o contato com os filhos por causa de divórcio, e assim por diante. Aqueles que tiveram um ataque cardíaco ou perderam um rim também ficam enlutados, porque os papéis funcionais fazem parte da rede social intrapsíquica. Mais do que isso, o luto não se dá apenas por outra pessoa (ou situação), mas também pela *função* desempenhada na relação com o outro que foi perdido, seu papel, que pode ter sido parte de sua identidade mais do que um mero sentimento de proximidade. É o caso de pessoas que vivem um luto profundo quando perdem alguém de quem cuidaram durante muitos anos.

O luto é uma espécie de cura psicológica e como a cura de feridas físicas, não pode ser imposto pela vontade. No entanto, esse processo natural pode ser facilitado por vários métodos psicoterápicos, da mesma forma que existem técnicas de assepsia de ferimentos. O psicodrama acrescenta aos modos verbais e cognitivos de terapia uma profundidade do sentimento, pois integra elementos de intuição, imaginação e emoção, além da sensação de "produzir" a origem cinestésica da experiência corporal.

O "encontro final" é uma técnica desenvolvida por mim para promover a emergência de elementos internalizados de papel (Blatner, 1985). Essa abordagem é uma variante da técnica da cadeira vazia e semelhante a outra técnica, dela derivada: a "técnica das duas cadeiras", popularizada por Fritz Perls na terapia gestáltica. Consiste em criar uma cena na qual a pessoa enlutada conversa com quem partiu, representada pela cadeira auxiliar (vazia). Dado que, na realidade, o outro morreu, foi embora ou se tornou inatingível por outras razões, essa cena utiliza o princípio que Moreno chamou de "realidade suplementar" (Blatner, 2000).

Trata-se de uma técnica relativamente simples, que pode ser utilizada por não psicodramatistas – médicos, conselheiros jurídicos, funcionários de hospitais etc. Embora eu use os termos "diretor" e "protagonista", é importante considerar que o processo não está sendo utilizado como parte de um psicodrama clássico. Uma das vantagens dessa rica abordagem é que os métodos que a integram podem ser aplicados fora de contextos terapêuticos grupais. O encontro final é conduzido como um processo individual do cliente/pessoa enlutada ou dentro da família ou de um grupo de apoio.

Realidade suplementar

Como está relacionado ao potencial artístico do teatro, o psicodrama usa o poder da imaginação para construir experiências psicológicas "reais", em vários níveis. Por exemplo, nos filmes, uma interação pode ser acompanhada de uma "dublagem"; no teatro convencional, por um "aparte" dirigido ao público. Esses recursos dramáticos reconhecem o nível dual da mente, retratando não apenas o que acontece, mas também o que não acontece e poderia ser "dito" mental, mas não fisicamente (Blatner, 1996).

A ideia de construir algo psicologicamente válido mas realisticamente impossível é, então, parte natural da experiência humana. Os psicoterapeutas não deveriam se sentir tão comprometidos com a promoção do ideal de "ser realista", fazendo um "corte pela negação", a ponto de incorrerem no erro de desconsiderar a profundidade da experiência psicológica. O psicodrama gera um contexto no qual, em vez de ter de escolher, ambos os níveis da experiência podem ser contidos. Existe uma avaliação realística do "que acontece" e também da "realidade suplementar" do que não acontece e talvez nunca venha a acontecer – mas, em certo sentido, se desenrola no âmbito da imaginação.

Aplicada ao luto, a cena é uma espécie de sessão espírita em que o psicodramatista ousa propor que, "para finalidades terapêuticas, vamos imaginar que você (sujeito enlutado) pudesse ter essa conversa depois de tudo. Imaginemos que ela (a pessoa perdida) pudesse voltar e se encontrar com você". É surpreendente como a maioria dos clientes aceita essa suspensão da descrença, assim como quando assistem a um bom filme.

Focalizando experiências específicas

A cura pressupõe determinado grau de aceitação da perda, porque a substituição do relacionamento real por representações psicológicas, que é o que acontece na internalização, demanda um engajamento consciente na perda. O processo de cura não pode acontecer enquanto a mente estiver evitando a realidade.

Infelizmente, a mente opera em dois canais: uma parte busca aceitar a realidade e outra regride à ilusão infantil, sustentando a crença de que a perda não aconteceu, ou evitando sutilmente admitir o impacto dessa realidade. Vários mecanismos de defesa podem ser utilizados nesse processo.

Não é aconselhável forçar ou confrontar a pessoa enlutada, exigindo uma aceitação plena da perda. Isso apenas comprometeria a transição natural necessária. Em vez disso, devem-se sugerir algumas vivências mais leves que permitam um equilíbrio de engajamento e sustentem a ilusão de restauração.

Uma das defesas mais comuns, às vezes não levada em conta, é falar de generalidades. Isso reforça as defesas denominadas intelectualização, fuga da realidade, isolamento afetivo e negação. Falar em termos tais como "Eu amava muito meu avô" é uma concessão que parece comunicar, mas não proporciona ao enlutado uma experiência direta com o que foi mais adorável no avô – ou qualquer pessoa que tenha sido perdida.

Para enfrentar essa tendência ao discurso vago, o psicodrama possibilita imaginar uma cena, pedindo que se especifique um tempo, um local, objetos no cenário, além de palavras ou gestos concretos. São esses elementos que provocam um envolvimento mais vívido com a pessoa perdida e com a experiência do relacionamento. Reforçando essa experiência, sugere-se que o sujeito pode "ter" a outra pessoa mentalmente ao mesmo tempo que começa a aceitar que esta não está concretamente presente.

Ao pinçar elementos específicos das lembranças, saindo do discurso vago e das ideias abstratas, o diretor intensifica significativamente a cura sem sobrecarregar o enlutado.

Neutralidade ativa

O processo natural de luto envolve uma flutuação no estado do ego, um processo de ir acostumando a mente aos poucos à perda, indo e voltando entre dois papéis. Uma parte procura enfrentar, identifica-se com a maturidade e o realismo, aceitando a realidade da perda – é uma situação semelhante à que Eric Berne denominou "estado 'adulto' do ego" (Berne, 1964). No entanto, perdas significativas trazem à tona o que Berne chamou de estado "criança", processo também conhecido como regressão. Uma parte do eu começa a operar na mesma linha do pensamento infantil, que considera que, se uma pessoa deseja algo com força suficiente, fala sobre isso e protesta, esse exercício pode dar certo, magicamente. No caso da perda, o mecanismo mental é "desconsiderar". Esse papel diz, na verdade, "Eu não quero nem saber, só sei que eu quero o vovô vivo de volta!"

Um exemplo interessante dessa tendência regressiva é a maneira como as pessoas enlutadas se enroscam em "por quês?", que mascaram a crença subjacente de que, "se eu puder entender o porquê, posso consertar, desfazer o que foi feito". Durante o luto, se os conselheiros conseguem dublar, cuidadosamente, essas crenças, isso começa a neutralizar seu poder de sedução: "De vez em quando, eu quero voltar no tempo e fazer o que é certo".

Esse "de vez em quando" é importante porque se o conselheiro, ao tentar ser empático, reflete somente o papel mais regressivo, como se este constituísse a totalidade da experiência do protagonista, o papel de busca adaptativa pode se sentir humilhado, como se o conselheiro não fosse capaz de reconhecer que existe também uma tentativa de ser "gente grande".

Por outro lado, se o conselheiro se alia ao papel de adulto, a criança interior vai sentir: "Você não entende, é muito doloroso aceitar isso!" A solução é interpor ideias realísticas do tipo "de vez em quando" ou "uma parte sua". Esses dois elementos abrem a mente da pessoa enlutada para não ter de tomar uma decisão, permitindo-se a inclusão de ambos os papéis, com suas necessidades naturais transitando para a frente e para trás.

Estamos falando também de uma norma cultural na qual as pessoas têm de ser uma coisa só. Na realidade, porém, como aponta a teoria de papéis, as pessoas podem sentir as coisas de diferentes maneiras, não sendo preciso vivenciar essa ambivalência como um conflito interior intolerável. Afirmando de maneira sutil a crença na capacidade de cura, em longo prazo o conselheiro pode destacar que é adequado se autorizar, sem se envergonhar disso, uma experiência vívida de regressão.

Do ponto de vista psicodramático, essa abordagem é uma variação da técnica do ego múltiplo, explicitando que a personalidade pode abrigar papéis que são, por vezes, até mesmo opostos. Do ponto de vista psicanalítico, essa técnica amplia o significado mais profundo da chamada neutralidade terapêutica.

Assim, é importante que o conselheiro não aparente estar tomando partido; que não se alie com a parte que quer uma restituição da perda nem com a que procura ajustar-se à realidade. A pessoa enlutada tem consciência parcial da qualidade regressiva da sua parte que busca a restituição e ficaria envergonhada se fosse vista dessa maneira por quem a conforta. Por outro lado, existe um mal-estar diante da aparente frieza da mensagem sutil "Seja realista. Morreu mesmo. Você tem de lidar com isso". Considerando que ambas as vozes estão ativas no luto, o conselheiro deve tomar conhecimento delas empaticamente, reconhecendo que as duas fazem sentido e acompanhando o movimento pendular natural, até que a pessoa enlutada chegue a um ponto de equilíbrio. Isso demanda uma validação implícita e uma internalização de ambos os aspectos: "Enquanto minha parte criança interior não quer saber da realidade e o quer de volta, a parte madura quer reconhecer e tocar a vida".

O encontro final

As considerações feitas anteriormente podem ser utilizadas por meio do aconselhamento ou do apoio ao luto, mas em determinado momento – em geral depois da primeira fase de choque e negação – pode ser interessante ajudar a pessoa enlutada a "concluir" o diálogo implícito, que está em curso e é parte de qualquer relacionamento (Abell, 1978; Buckman, 1989; Kaminski, 1981; Volkan, 1975; Weiner, 1975). Na verdade, parte do estresse do luto está relacionada com essa "situação não resolvida", que envolve três temas, sintetizados em três questões: "O que tivemos em comum?", "O que você significou para mim?" e "O que eu signifiquei para você?"

Para alguns clientes, conversar com uma cadeira ou levantar-se e mudar de lugar pode ser muito difícil, teatral demais. Outros podem considerar esse recurso útil, o que torna o processo mais vívido. Para o primeiro grupo, o alívio talvez venha simplesmente deixando fluir imagens relacionadas com essas questões-chave. Repetindo, é crucial ser bastante específico nas respostas, impedindo que a tendência ao discurso vago, que serve para evitar a dureza da perda, termine por minar o processo do luto.

Não existe um modo racional de acomodar essa tensão. No entanto, por meio da força da realidade suplementar, é possível manter (no nível da verdade emocional e psicológica) o que foi concretamente perdido (no nível da existência material). A presença do outro é internalizada e retida por intermédio de uma música, de um poema, de uma cena, de reminiscências ou rituais, ou simplesmente pela evocação de determinadas imagens, qualidades ou lembranças.

E se o outro tem muitas qualidades negativas? Na realidade psicológica, as pessoas constroem uma relação com o outro idealizado, bem como com o outro concreto, imperfeito e até mesmo mau. Assim, por exemplo, a pessoa enlutada pode dizer: "Você nunca dedicou tempo suficiente para brincar comigo e para me ver realmente, mas eu imagino que você agora pode me ver e me conhecer de verdade!"

Um estudo de caso

A protagonista, uma mulher de pouco mais de 40 anos (com o nome fictício de Sue), está enlutada pelo suicídio, ocorrido há duas décadas, de um primo, que era para ela como um irmão (vamos chamá-lo de Larry). Foram abordados vários aspectos relacionados com o lugar que a pessoa perdida ocupava na família e as implicações disso para a experiência da enlutada a respeito de sua família ampliada. Mas permanecia um sentimento de algo não terminado. Para tentar um grau maior de internalização, montamos um "encontro final", imaginando o primo numa cadeira vazia.

Primeiro, o diretor, ao lado da cadeira, fez a seguinte pergunta: "O que nós compartilhamos?" A enlutada foi estimulada a relembrar alguns fatos específicos. "Nós éramos muito amigos", começou ela. "Fizemos muita besteira juntos." O diretor então interveio: "Me dá um exemplo". A cliente fez um pequeno esclarecimento: "Ah, sim, a gente estava sempre aprontando, essas coisas". Diretor: "Eu ainda não consigo ter uma ideia disso. Onde vocês estavam, o que estavam fazendo?" O objetivo era levar a lembrança a tal ponto que ela possa ser imaginada de forma suficientemente vívida para ser dramatizada.

Em seguida, o diretor perguntou ao "outro" do que "ele" se lembrava. A enlutada deixou seu papel, fez-se uma troca, e ela sentou-se na cadeira da frente, "tornando-se" o primo Larry. Diretor para Larry: "O que você se lembra de ter feito com sua prima Sue?" E, uma vez mais, um detalhe específico foi evocado, imaginado do ponto de vista do primo. A geração de perspectivas alternativas permite ampliar a rede mental associativa e "ancora" mais profundamente as lembranças no psiquismo.

Depois de algumas inversões de papel como essa, o terapeuta, como diretor de psicodrama, passou à segunda questão. "O que você significou para mim?" Sue repetiu a pergunta, passando a descrever algumas qualidades evocadas pelas lembranças daquele relacionamento. "Sempre que eu me vejo levando as coisas muito a sério, lembro de você e começo a pensar em besteiras, gozações, buscando alguma alternativa maluca."

De modo geral, a característica da resposta mais construtiva é: "Quando vivo tal situação ou faço tal coisa, eu me lembro da maneira como você... e isso também me faz lembrar..." Novamente, a ideia é encontrar uma resposta comportamental que simbolize a melhor qualidade do outro.

Nos casos em que existe um elemento negativo na relação, essa lembrança, essa lição de vida, é simplesmente revertida. "Eu lembro que você tinha medo do afeto; e por isso, eu vou ser mais carinhoso com meu filho, de modo que ele não tema essa parte maravilhosa da vida."

A última questão pode ser uma das mais eficazes no saneamento do luto. Nossa cultura tende a exagerar em sua condenação do "egoísmo", a tal ponto que muitos temem assumir, conscientemente, serem profundamente significativos para outras pessoas que fazem parte de sua rede social mais próxima. No entanto, é comum que se tragam questões implícitas do tipo "O que eu significo para você?" e "Você percebe que eu estou aqui?" Se fôssemos parar e pensar nisso, ficaria clara a alta probabilidade de sermos tão importantes para os outros quanto eles são para nós. (Essa é uma implicação indireta do conceito de "tele" de Moreno; cf. Blatner, 2000, p. 191-4.) Mas existem tendências a reter complexos mais infantis que dificultam o reconhecimento da complexidade dos outros e, também, da possibilidade de que eles sejam afetados por nós.

No tratamento do luto, questões não explicitadas como essa precisam ser respondidas porque, quando se sente que o relacionamento era mútuo, fica mais fácil internalizar as melhores qualidades da pessoa que partiu. Assim, a pergunta final tinha de ser feita com Sue no papel de Larry: "Sue, eu gostaria de lhe dizer, também, o que você significou para mim". Num nível profundo, as pessoas têm fantasias a respeito do que os outros pensam, e isso inclui componentes mais realísticos e desejos mais satisfeitos. Em outras palavras, se você e eu estamos em relação, eu imagino tanto o que eu gostaria que você pensasse de mim, quanto, se questionado, o que eu acho que você pensa a meu respeito. As pessoas podem ser estimuladas a correr o risco de imaginar o que elas devem ter significado para as outras, e na maioria dos casos isso é positivo.

Por outro lado, o que aconteceria se alguém soubesse que foi um fardo e uma fonte de sofrimento para a pessoa que perdeu? O diretor pode estimular o enlutado a imaginar o que o outro poderia ter desejado e esperado dele, apontando para a imagem positiva que os outros querem ter de nós. Não existe nenhuma garantia de que todos os encontros tenham um final feliz, mas há uma boa margem de manobra para algumas negociações criativas.

Alguns refinamentos técnicos posteriores

Se a pessoa enlutada consegue entrar numa encenação mais teatral (mais do que simplesmente imaginar a cena), existe um potencial extra quando o enlutado, como protagonista, se dirige diretamente ao "outro", que está na cadeira vazia. Os clientes tendem a sair do papel e se dirigir ao diretor, como o terapeuta a quem eles contam uma história, falando "a respeito do" outro, em vez de falar "para" o outro. O terapeuta, na condição de diretor, deve relembrar o protagonista, algumas vezes até insistentemente, para que "diga diretamente a ele". Ou pode dublar, reformulando o que foi dito – configurando uma afirmação do tipo eu-tu dirigida ao outro imaginário, na cadeira à sua frente.

O encontro é encerrado quando ocorre uma ligeira queda da tensão, quando foi atendido o principal ímpeto da fome de atos. As principais coisas que precisariam ser ditas parecem ter sido explicitadas, ainda que no âmbito da realidade suplementar. Teria sido melhor se algumas dessas coisas tivessem sido ditas enquanto a pessoa ainda estava viva ou presente. No entanto, tendo em vista os objetivos terapêuticos, a dramatização de um encontro que não teve a chance de ocorrer na realidade oferece uma possibilidade de cura surpreendente.

O diretor pergunta: "Ele pode ir agora?" ou "Se ele tivesse de ir agora, como você terminaria a cena?" O sujeito enlutado em geral diz algo como: "Gostaria de dar um abraço", ao que o diretor responde: "Tudo bem, vá em frente!"

O protagonista fica em pé e se imagina abraçando o outro. A tensão se dissolve. O protagonista propõe um final para a cena e o diretor explicita-o.

Compartilhamento

Se o processo ocorre num contexto familiar ou grupal, torna-se ainda mais eficaz. A imaginação específica expressada pelo enlutado tende a evocar outras lembranças, algumas relacionadas com aquele que se foi (quando isso envolve a família) ou com outras pessoas. Mais que isso, quando as três questões são respondidas e o encontro chega ao final, as outras pessoas querem compartilhar suas respectivas perdas.

O diretor, ou terapeuta, deve desestimular a tendência a analisar psicologicamente o protagonista e redirecionar as respostas para que cada um as relacione com a própria vida.

É interessante observar que, à medida que os outros compartilham suas imagens, o processo evoca, por sua vez, novas lembranças e *insights* para o protagonista que fez o encontro final. Sem que o luto seja abordado abertamente nesse momento, ele continua a se expandir psicologicamente e a se enraizar mais profundamente.

Assim, a cura é possível para todos os envolvidos quando esse processo acontece num grupo de família ampliado ou na rede social daqueles que estavam mais ligados à pessoa que se foi. O "encontro final" pode ser parte do ritual fúnebre, por exemplo, no caso de pessoas que morreram em decorrência de aids, suicídio ou outras situações em que houve ajudantes que trabalharam com os aspectos psicossociais da perda.

Pode-se estimular um processamento posterior por meio de um relatório, ou de cartas escritas para o enlutado, assim como de uma carta que a pessoa que se foi escreve para o enlutado (Rynearson, 1987).

Aplicações

O procedimento descrito pode ser modificado para se adaptar a perda de partes do corpo, de uma posição ou *status* especial, de um sonho etc. Se o que foi perdido é um objeto inanimado ou uma abstração complexa, ainda assim ele pode ser personificado, tratado como se pudesse falar, como se fosse um espírito vivo. Assim, um bebê que não nasceu ou não foi sequer concebido pode se encontrar com um genitor que sofre a falta de um filho ou um aborto. Uma mulher pode ter um encontro com a carreira profissional da qual ela desistiu para dedicar-se à família. As pessoas podem inclusive reformular o sentido de perda vinculado ao conceito de um Deus que não deu sustentação à sua coragem e, fazendo isso, ampliar e renovar, quem sabe, esse conceito.

Além disso, a técnica do "encontro final" pode ser adaptada para as seguintes situações:

- ajudar um amigo ou cliente a enfrentar a perda de alguém importante, perda essa ocorrida no passado ou no futuro;
- preparar a pessoa para a sua morte ou para deixar uma rede social;
- rever sua experiência pessoal, ou da família, com o luto, ainda que meses ou anos depois da perda;
- lidar com a perda de um animal de estimação, de uma parte do corpo, de um trabalho importante, de um sistema de crenças significativo, da casa em determinado país ou cidade ou de outros relacionamentos relevantes.

Reconhecidamente, uma exploração psicodramática plena desse processo requer um terapeuta treinado. Entretanto, as considerações básicas podem estar na mente de qualquer pessoa que precise lidar com a perda. Os temas mencionados dão uma ideia do que deve ser dito diretamente para que se possa encerrar um relacionamento.

Em síntese, as técnicas psicodramáticas podem ser utilizadas no contexto de uma terapia em curso ou em grupos de treinamento profissional, de autoajuda ou de crescimento pessoal. Situações não resolvidas, ligadas a todo tipo de perda, constituem um tema importante na vida das pessoas. Saber que existe um método para trabalhar esses sentimentos é, em si, uma possibilidade de ter um rumo e se sentir seguro.

Referências bibliográficas

ABELL, R.G. "Saying goodbye to parents". In: GRAYSON, H. H.; LOEW, C. (orgs.). *Changing approaches to the psychotherapies.* Nova York: Spectrum, 1978.

BERNE, E. *Transactional analysis in psychotherapy.* Nova York: Grove Press, 1961.

BLATNER, A. "The principles of grief work". In: *Creating your living: applications of psychodramatic methods in everyday life,* 8. San Marcos: TX, 1985.

_____. *Acting-in: practical applications of psychodramatic methods.* 3. ed. Nova York: Springer, 1996.

BLATNER, A.; BLATNER, E. *Foundations of psychodrama: history, theory, and practice.* 4. ed. Nova York: Springer, 2000. [Em português: *Uma visão global do psicodrama: fundamentos históricos, teóricos e práticos.* São Paulo: Ágora, 1996.]

BUCKMAN, R. *"I don't know what to say..." How to help and support someone who is dying.* Boston: Little, Brown & Co, 1989.

COHEN, D. R. "Psychodrama: coming to terms with death". *Psychology Today,* v. 12, n. 2, 1978, p. 104.

KAMINSKI, R. C. "Saying good-by – An example of using a 'good-by' technique and concomitant psychodrama in the resolving of family grief". *Journal of Group Psychotherapy, Psychodrama, and Sociometry,* v. 34, 1981, p. 100-11.

PARKES, C. M. "Bereavement". *British Journal of Psychiatry,* v. 146, 1985, p. 11-7.

RYNEARSON, E. K. "Psychotherapy of pathologic grief". *Psychiatric Clinics of North America,* v. 10, n. 3, 1987, p. 487-99.

VOLKAN, V. D. "More on 're-grief' therapy". *Journal of Thanatology,* v. 3, n. 2, 1975, p. 77-91.

WEINER, H. B. "Living experiences with death: a journeyman's view through psychodrama". *Omega,* v. 6, n. 3, 1975, p. 251-74.

3 PSICODRAMA BREVE E LUTO

MARISOL FILGUEIRA BOUZA E JOSÉ ANTONIO ESPINA BARRIO

A cultura ocidental está imersa na ideia da imortalidade. Os doentes são enviados aos hospitais, onde seus órgãos doentes são tratados, e só voltam para casa quando estão "magicamente" recuperados. É cada vez menos comum que a morte ocorra em casa. Os hospitais e necrotérios substituem esse rito de passagem de forma fria e asséptica. Muitas vezes, a pessoa que está prestes a morrer não sabe que o fim está próximo, e os parentes não têm autorização para expressar seus sentimentos de perda e solidão.

Os ritos de passagem assinalam as mudanças que ocorrem no *continuum* da vida e constituem uma etapa importante no desenvolvimento da personalidade (Espina Barrio, 1992; Feinstein e Mayo, 1993). Para Eliade, os ritos de passagem comportam dois passos: no primeiro, há o reconhecimento da "morte" do estágio anterior; no segundo, a pessoa enlutada "renasce" para o novo estágio. Leach concorda com os estágios definidos por Gennep (separação, crescimento autônomo e incorporação), afirmando que cada um deles necessita de uma série de rituais que, conjuntamente, constituem o rito de passagem.

Entretanto, a pessoa que morre não é mais velada em casa, não existe "velório". Suas virtudes e defeitos não são proclamados, e a expressão de sentimentos que favorece o processo de luto não é mais encorajada, salvo em comunidades isoladas. Não surpreende que essa repressão de sentimentos opere na profundidade do organismo, aparecendo depois na forma de úlcera psicossomática, estresse ou depressão.

O psicodrama antropológico procura recuperar os ritos antigos que emprestam maior significado à vida e também incrementam nossas habilidades e recursos. Não se trata de um ensaio fora do tempo e de lugar, mas de uma recriação. A Associação Espanhola de Psicodrama (AEP) vem trabalhando bastante com esse tipo de psicodrama (Filgueira, Varea e Gonzalez, 1996; Lamas e Filgueira, 1992 e 1993).

O psicodrama antropológico procura desbloquear o processo normal do luto. Depois de um comentário verbal a respeito dos sentimentos, o protagonista é estimulado a escolher a cena com a qual deseja começar. Em geral, ela abriga a pessoa que morreu. Se ele escolher esse encontro, nosso primeiro objetivo será fazê-lo reconhecer a separação entre ele e a pessoa amada. O psicodrama torna possível um encontro com a pessoa morta, com o objetivo de dizer a ela que sentimos sua falta e abordar temas em aberto. O sujeito pode inverter papéis com o morto, incorporar seus sentimentos e compreender, a partir daí, a separação.

A técnica do espelho permite que cada um tome distância para observar sua situação existencial, como se estivesse numa varanda.

A inversão de papéis com parentes (o morto e a família) facilita a recuperação do meio social do cliente e lhe oferece a oportunidade de experimentar diferentes maneiras de resolver o luto. A etapa de incorporação dos parentes exige o reconhecimento da irreversibilidade da perda, a expressão dos sentimentos de solidão e, finalmente, a oportunidade de se despedir da pessoa que morreu. Mesmo que se possa utilizar a palavra "adeus", é melhor para o protagonista dizer à pessoa querida que qualidades dela ele vai guardar consigo. Dessa forma, o protagonista mantém viva sua memória e se enriquece com novas habilidades. Ao incorporar as qualidades de quem se foi, ele aceita a morte e promove um processo de desenvolvimento pessoal.

O processo psicodramático é sempre o mesmo, mas a atitude do terapeuta difere, dependendo do contexto. Nas oficinas de psicodrama para o luto, mais do que o resultado dramático, o objetivo primordial é ajudar o protagonista, sem causar-lhe dano. Como não há continuidade, é necessário levar em conta todos os participantes, de tal forma que eles não se sintam deixados de lado. No caso da psicoterapia de grupo, com sessões sucessivas, o propósito é ajudar o protagonista a chegar ao ponto que ele deseja alcançar, mas nunca além dele. Se o programa psicodramático não se completa, haverá novas sessões. Deixamos uma margem para que o luto se processe naturalmente e assim se estabeleçam novos objetivos. Temos trabalhado também em diferentes contextos, tais como o individual e o familiar (Espina Barrio, 1993; Filgueira Bouza, 1995 e 1996).

O psicodrama breve com foco no luto

O processo psicodramático aplicado à psicoterapia breve centrada no problema implica os seguintes passos:

1. Detecta-se uma situação de bloqueio emocional na evolução clínica ou na vida do paciente.

2. Decide-se que é necessária uma intervenção psicodramática.

3. O psicodramatista e a equipe terapêutica trabalham na mesma direção. Não é obrigatório que a equipe tenha sido treinada em psicodrama, embora seja útil.

4. A primeira sessão exploratória é marcada, seja com o paciente sozinho, seja com seus parentes. É possível estabelecer objetivos específicos a partir do que já se sabe a respeito do paciente. Essas são as fases de aquecimento da sessão de tratamento.

5. A cena pode ser sugerida pelo paciente ou trabalhada pela equipe terapêutica. Neste último caso, ocorre quando o paciente não colabora ou quando há interesse específico em trabalhar dada situação. O psicodramatista dirige a cena. Os membros da equipe terapêutica e/ou os parentes do paciente, quando presentes, tomam parte como ego-auxiliares, se necessário. Os ego-auxiliares devem sempre seguir as orientações do psicodramatista e ajudá-lo. Uma vez encerrada a cena, o paciente e/ou os parentes comentam o trabalho feito, seus efeitos e prognósticos para o fechamento e compartilhamento. Depois da discussão, a equipe pode prescrever tarefas para futuras sessões e para o acompanhamento do paciente e da família.

6. Em seguida, a equipe, sozinha, passa em revista o diagnóstico, discute a intervenção, avalia os resultados e estabelece hipóteses a respeito de uma possível evolução. O conteúdo da sessão é compilado e registrado.

7. Na sessão seguinte, depois da intervenção, os resultados e as hipóteses são verificados. Se a evolução foi boa (ou seja, se foram alcançados e mantidos os efeitos esperados), não se fazem mais sessões de tratamento, mas o paciente deve retornar à sua terapia para o tradicional acompanhamento. Se a evolução não foi bem-sucedida, considera-se realizar novas sessões psicodramáticas ou utilizar novas estratégias de intervenção, com diferentes orientações.

Em princípio, qualquer caso pode ser admitido para tratamento, mas somente se leva adiante quando existe uma garantia mínima de progresso para o paciente.

O luto e a melancolia apresentam sintomas similares: um clima de profunda dor, falta de interesse pelo mundo exterior, perda da capacidade de amar e inibição de todas as funções. O melancólico sofre uma perda de autoestima, com um largo espectro de autoculpabilização. Já o luto normal é um estado de sofrimento profundo devido à perda de um ente querido, que o tempo vai aliviando gradativamente. O luto patológico é uma reação a uma perda conhecida mas não aceita. A melancolia é uma resposta a uma perda inconsciente, desconhecida para o indivíduo. Todo processo de luto é lento: a realidade em geral acaba vencendo, mas demanda muito tempo e energia.

O processo de luto tem diversas fases:

1. Choque e entorpecimento: caracterizada por reação de confusão, sentimento de vazio e explosões emocionais, ou de muita calma, ao receber a notícia. Dura entre algumas horas e uma semana.
2. Negação e isolamento: a pessoa não consegue acreditar no que aconteceu ("Não é possível, não é verdade!"). Ela se isola do ambiente.
3. Raiva: explosões de agressividade e acusações contra as pessoas próximas. Começa duas ou três semanas depois da perda. O enlutado identifica razões em quase tudo para se queixar e se irritar, mostrando uma tentativa de recuperar o objeto perdido ("Por que isso foi acontecer comigo?", "Por que ele/ela me abandonou?") e, às vezes, de autoacusação ("Por que eu não fiz mais alguma coisa por ele/ela?").
4. Pacto ou negociação: o desaparecimento começa a ser levado em conta, mas o indivíduo busca uma forma de minimizar ou compensar a situação por meio de uma barganha, promessa ou adiamento ("Só alguns meses mais", "Leve-me com ele/ela", "Se ele/ela voltar, eu prometo que...").
5. Depressão, desorganização e desesperança: é a fase do sofrimento mais intenso. À medida que se dá conta da irreversibilidade da situação, o indivíduo começa um choro desconsolado; surgem lembranças persistentes e um sentimento de proximidade em relação à pessoa morta, que pode em alguns casos evoluir para alucinações. Esse período pode ir de um mês após a perda até vários meses depois.
6. Aceitação: consciência do óbvio, com maior serenidade.
7. Esmaecimento da catexia, separação e resolução: diz-se adeus à pessoa perdida, rompendo os vínculos com ela. O sujeito pode ainda ter alguma esperança de recuperar aquela pessoa, mas constata que é impossível.
8. Recuperação: volta progressiva à funcionalidade.
9. Reconexão com o meio e estabelecimento de novos vínculos com as pessoas.

Todas essas etapas podem ser sintetizadas em três:

1. Não! Não é verdade, isso não aconteceu.
2. Sim, mas não. Aconteceu, mas eu não consigo aceitar ou lidar com isso.
3. Sim, aconteceu, e eu preciso aceitar e lidar com isso.

A elaboração normal da perda implica a necessidade de passar por todas as fases, o que dura em média um ano. Para que o processo ocorra sem maiores problemas, a fase da raiva e da exteriorização é absolutamente necessária, da mesma forma que a reconexão com a realidade.

Entre os sintomas do luto estão: ficar estacionado em alguma dessas fases, em geral na de negação da perda e/ou uma exacerbação dos sintomas esperados de dor; e/ou o aparecimento de formas alteradas de comportamento, que podem inclusive ser perigosas para a saúde do paciente (descuido, tentativa de suicídio, e assim por diante). A falta de consciência e de perspectiva de um adeus deixa um grande número de temas em suspenso: tudo que o sujeito gostaria de ter feito mas não fez com a pessoa que morreu.

Os principais sintomas do luto patológico são a negação da perda e a repressão de sentimentos. O tratamento tem quatro objetivos principais:

1. Prevenir a repressão: forçar o paciente a relembrar e reviver os acontecimentos.
2. Apoio emocional: compensar o desamparo.
3. Assistência social: ajudar o paciente a enfrentar os fatos da vida e a desenvolver habilidades para resolver problemas.
4. Reconstrução: auxiliá-lo a estabelecer novos vínculos.

O psicodrama coloca em cena aquele que morreu e todas as figuras-chave da pessoa afetada. Esses papéis são desempenhados por ego-auxiliares. A presença de objetos significativos relacionados com a pessoa morta (roupas e objetos pessoais, fotografias, cartas e assim por diante) facilita a expressão dos sentimentos. A despedida e a abordagem de temas relevantes ajudam a trabalhar o relacionamento com a pessoa morta e facilitam a reconexão com o meio.

O processo terapêutico também passa por várias etapas. Olhando para o passado, ocorre primeiro um *insight* e um reconhecimento da morte (iminente ou acontecida). Depois, vem uma resolução mental de problemas importantes. No presente, há um ritual de despedida em que se expressam sentimentos contidos. Olhando para o futuro, há finalmente uma busca de apoio no meio externo, que poderia potencial e parcialmente substituir a pessoa perdida. Assim, há um retorno ao mundo "real" e uma nova vinculação com pessoas que continuam vivas.

Neste texto, apresentamos apenas os dados mais relevantes dos casos de luto. Todos os casos tratados com psicodrama produziram resultados satisfatórios, mesmo os mais graves. O risco de suicídio ou a presença de sintomatologia pseudopsicótica costumam ser diagnosticados, equivocadamente, como depressão ou psicose (Filgueira Bouza, 1989, 1990 e 1995).

Estudos de caso

Mulher de 57 anos

Ela foi hospitalizada em estado de estupor e catatonia. Na sequência, apareceu uma "calma paradoxal" devido ao "choque" causado pela morte da mãe. A paciente fez, numa cena imaginária, um confronto com a mãe. Esta a chamou para se despedir, dois minutos antes de morrer (a técnica do tempo-limite, destinada a provocar uma nova situação numa circunstância extrema). Isso permitiu que a paciente expressasse o rancor que sentia por ter sido abandonada. A expressão, em si, implicou o reconhecimento da perda. Uma vez desaparecida a negação da morte, o processo normal de luto pôde acontecer, seguido por uma recuperação.

Homem de 60 anos

Hospitalizado depois de uma grave tentativa de suicídio, sofrendo de estresse e ansiedade, ele desenvolveu um quadro maníaco com dores de cabeça, sensação de formigamento e de desmaio. Seu diagnóstico foi de depressão grave. Tinha feito várias tentativas de suicídio após a recente morte do filho, num acidente. Quando entrou no hospital, estava desenganado, com perda intensa de funcionalidade. Apresentava alucinações visuais liliputianas (via os amigos de seu filho como criaturas minúsculas que apareciam no jardim quando ele cortava a grama, e precisava colocá-los de lado, evitando assim de feri-los). Tinha alucinações hipnagógicas (via o padre que tinha enterrado seu filho, que vinha pegá-lo) e auditivas (vozes de outros filhos seus, que haviam imigrado para um país distante, dizendo que voltariam). Os médicos então diagnosticaram uma psicose alucinatória aguda. Uma inversão de papéis entre o paciente e o filho morto proporcionou um desbloqueio. No papel do filho, durante a inversão, pediu a ele (paciente) que parasse de tentar recuperá-lo (filho) e seguisse sua vida, direcionando seu afeto para os outros filhos e para o restante da família. Como esse pedido tinha vindo de seu "filho favorito", a quem ele (paciente) nada poderia recusar, ele encontrou a energia necessária para fazer esse esforço e começar a reconexão.

Mulher de 18 anos

Foi tratada ambulatorialmente, tendo apresentado explosões emocionais auto-agressivas, tonturas, desmaios e perda de funcionalidade depois da morte da irmã num acidente. Este ocorrera durante uma viagem que a própria paciente, e não a irmã, deveria ter feito. Ela tentou se matar para se encontrar com a irmã e estava em estado de "choque e negação". Nós a forçamos a aceitar a morte, organizando visitas ao cemitério, a gravação da lápide, velas em memória da falecida. Propusemos uma inversão de papel imaginária com seus pais, com os outros irmãos e amigos, para que ela sentisse os efeitos de sua possível ausência (caso ela se matasse). Assim, ela encontrou uma razão para continuar vivendo. Reconectou-se e recuperou a funcionalidade.

Homem de 59 anos

Foi tratado ambulatorialmente por luto. Sua mulher havia desaparecido e ele suspeitava de que ela tivesse cometido suicídio, atirando-se ao rio, porque ela tinha uma longa história de depressão e tentara se matar anteriormente. Ele estava vivendo o luto antes de saber da morte, uma vez que o corpo da esposa não havia sido encontrado. Trabalhamos seus sentimentos de culpa (ele pensava que deveria tê-la controlado melhor). Ele dramatizou também alguns temas importantes (o que ele não tinha dito à esposa ou não tinha feito com ela). Finalmente, ele conseguiu despedir-se de um neto desejado, ainda não nascido, e se reconectou com a filha, numa projeção futura. Houve uma intensa explosão emocional, com uma consequente recuperação plena da saúde e da funcionalidade. Ele não teve recaída, como se esperava, quando o corpo de sua mulher foi encontrado no rio, um mês depois.

Conclusões

- O psicodrama é um instrumento útil para a recuperação de ritos perdidos.
- Ajuda a desbloquear situações de luto mal resolvido.
- Complementa outras terapias, tais como a psicofarmacologia e a psicoterapia individual.
- Pode ser implementado em momentos de crise, por exemplo, durante a hospitalização psiquiátrica.
- Pode ser aplicado dentro da família ou em contextos grupais, com o mesmo resultado.

A partir de nossa experiência, desenvolvemos uma estratégia simples para ajudar as equipes de primeiros socorros a desbloquear situações de luto mal resolvido. Trata-se de um programa preventivo, mais do que uma intervenção terapêutica propriamente dita. Se não funcionar, deve-se utilizar o psicodrama.

Estratégias para trabalhar com o luto

1. Comentários a respeito de sentimentos de saudade da pessoa amada podem ajudar o paciente a tomar consciência da morte e a expressar emoções contidas.

2. Informar à pessoa morta o que aconteceu depois que ela se foi aumenta a consciência da perda e sua aceitação, ajudando o parente a conectar-se com seu meio social.

3. Reunir pertences da pessoa morta, ou fazer algumas coisas que ela teria feito, pode ajudar ainda mais a internalizar a perda (Espina Barrio, 1995).

Referências bibliográficas

Espina Barrio, A. B. *Manual de antropología cultural*. Salamanca: Amari, 1992.

_____. "El cuerpo muerto – Psicoterapia del duelo: individual, de pareja, familiar y grupal". *Informaciones Psiquiátricas*, v. 132, 2. trimestre, 1993, p. 275-85.

_____. "Psicodrama del duelo". *Journal of AEN*, v. 64, 1997, p. 275-85.

Feinstein, D.; Mayo, P. E. *Sobre el vivir y el morir – Un programa de afirmación de la vida para enfrentarse a la muerte*. Madri: Edaf, 1993.

Filgueira Bouza, M. S. "Psicodrama: intervenciones focalizadas". *Siso Saúde*, v. 14, 1989, p. 7-29.

_____. "Psicodrama: intervenciones focalizadas II". *Siso Saúde*, v. 15, 1990, p. 36-54.

_____. "Psicodrama: focal del duelo patológico". *Informaciones Psiquiátricas*, v. 140, 1995, p. 237-51.

_____. (1996) *El psicodrama focal en la práctica clínica* (não publicado).

Filgueira M. S., Varea, L.; Gonzalez, A. I. *La noche de San Juan: una perspectiva psicodramatica*. La Coruna: Diputacion Provincial, 1996.

Lamas, S.; Filgueira, M. S. "Pranto: psicodrama popular contra el duelo patológico". *Vínculos*, v. 4, 1992, p. 81-127.

_____. "El carnaval de Laza: psicodrama y antropología". *Folklore*, v. 206, 1998, p. 39-62.

PARTE III

TRAUMATIZADOS: DE VÍTIMAS A SOBREVIVENTES

4 PSICODRAMA DO ESTUPRO E DA TORTURA: DEZESSEIS ANOS DE ACOMPANHAMENTO DE UM CASO

Marcia Karp

Certa noite, a residência de um casal que vivia na África foi violentamente invadida. A filha deles, de 17 anos, os estava visitando. O pai levou um tiro na perna, a mãe e a filha foram estupradas e torturadas. As duas conseguiram escapar, corajosamente, saindo correndo noite adentro, enquanto os oito agressores tentavam consertar o carro. Na ocasião, elas pensavam que o homem, marido e pai, estava morto. Milagrosamente, eles se reuniram todos na casa de um vizinho, onde se refugiaram. A família voltou a morar no mesmo lugar em que residia antes de se mudar para a África. A mãe, à época com 48 anos de idade, foi tratada com psicodrama dois anos após o incidente.

Dezesseis anos se passaram desde então. Desde o tratamento, mantivemo-nos em contato. Pensando neste texto, eu entrevistei a protagonista a respeito do que aconteceu e das diferenças que teriam ocorrido depois do psicodrama. Entrevistamos a paciente, Jill, seu marido, com o qual ela vive, e a filha. Pretendo discutir o caso partindo de quatro pontos de vista: uma visão geral do que aconteceu; uma entrevista com a protagonista e o marido, dezesseis anos depois do psicodrama; as intervenções psicodramáticas, do ponto de vista da terapeuta e da protagonista; considerações teóricas e técnicas aplicadas. O texto termina com um resumo feito pela protagonista.

O que aconteceu?

Foi nos anos 1980. Oito negros africanos estouraram a fechadura do portão de segurança, mataram os cachorros e entraram na casa que pertencia a um casal de brancos, onde também recebiam a visita de sua filha de 17 anos. O casal tinha acabado de chegar de uma viagem ao exterior. Enquanto viajavam, o governo recém-eleito expulsou do país todos os estrangeiros que viviam ilegalmente naquela região da África. Por causa dessa decisão governamental, os vigilantes da casa foram considerados ilegais e sumiram, deixando a área sem nenhuma proteção. A intenção dos oito, que entraram depois da meia-noite, era roubar. Alguns deles portavam armas, outros tinham macetas, outros usavam garrafas quebradas. A legislação local, na época, previa que o roubo poderia ser punido com a morte. "Se roubar, morre", diziam cartazes da polícia. Os assaltantes, com muita frequência, matavam para garantir que nenhuma testemunha sobreviveria. Quando apanhados, os ladrões eram amarrados e mortos a tiros; seus corpos, jogados na água. Os oito estavam prestes a praticar violência num país violento.

Vejamos o que disse Jim, o marido, que tinha trabalhado na África por três anos.

Jim: Quando eles finalmente atravessaram a porta e subiram as escadas, nós ainda estávamos juntos. Não havia como nos defendermos de oito pessoas com revólveres, facas e tudo que se possa imaginar. Tentamos jogar colchões escada abaixo para evitar que eles subissem. Perguntamos a eles se iriam embora caso lhes déssemos dinheiro. Eu lhes dei o dinheiro da mercearia da semana, mas eles pegaram as notas e subiram nos colchões. Eu tinha um arco e flecha, que usei, ferindo no queixo um dos rapazes. Isso os deixou furiosos, e aí começaram a atirar. Eu fui atingido na perna. Eles nos empurraram escada abaixo e as duas mulheres foram arrancadas de mim. Fui trancado na cozinha, com dois deles, e nesse momento nossas histórias se dividem. Fiquei um bom tempo sem saber o que estava acontecendo; a gente perde a noção de tempo. Mas eu estava lutando com um cara que tinha um canivete curvo e outro que tinha pistolas. Eu já tinha sido baleado e estava lutando contra esses dois rapazes. Procurei ficar perto deles, imaginando que, estando eu muito próximo, eles não atirariam, com medo de se ferir.

Ainda assim eles dispararam contra mim e golpearam minha cabeça com o revólver. Perdi a consciência. Quando acordei, penso que eles acharam que eu estava morto e me deixaram no chão. Eles pensaram que o tiro tinha me matado, mas não, embora minha perna estivesse sangrando. Saí pela porta que dá para o quintal, sem ver nem escutar nada. Silêncio total. Fui buscar ajuda.

Nesse meio-tempo, Jill foi levada para outro quarto e estuprada. Eles penduraram garrafas quebradas no pescoço dela, para que ela não pudesse se movimentar, e depois do estupro golpearam-lhe as costas com um cabo de bateria de carro. Ela chegou a ouvir o movimento do revólver na direção de onde estava o marido. Eles levaram consigo a garota de 17 anos. Antes de ser arrastada, ela disse: "Pode deixar, mamãe, eu me viro". A menina foi estuprada em outro quarto. Tudo levou três horas.

Jill: Eu só sobrevivi porque eles não conseguiram dar partida no carro. Eu e a Ruth estávamos no chão do veículo. Um deles, que portava um revólver, disse: "Eu vou matar vocês", enquanto outro cochichou: "Não se mexam, eu vou sair, quando voltar eu mato vocês". Eles tinham feito o estrago e desejavam ocultar as provas. Nós éramos a prova. Só conseguimos escapar quando eles entraram no carro que tinham roubado e tentavam dar a partida.

Eu agarrei a mão de Ruth e corri. Ela usava lentes de contato; sem elas, não enxergava direito, por isso eu segurei sua mão. Nós nos dirigimos à casa dos vizinhos. Vi que suas luzes fluorescentes estavam acesas e fiquei com medo de que tivéssemos sido vistas, o que nos fez passar por baixo da cerca, pela valeta de drenagem e rastejar, apoiando-nos nas mãos e nos joelhos, por baixo de outra cerca, que dava para a casa vizinha. Alguns homens vinham correndo com macetas. Eu pensei que eles nos tivessem encontrado, mas eles fingiam ser os guardas da casa, duas portas acima. Quando olhei na direção da porta de trás, através da churrasqueira, vi uma pessoa na porta. Eu não pude acreditar. Era Jim. Ele pensou que estávamos mortas e nós, que ele estava morto.

Demoramos dois dias para ir ao médico. Ele nos examinou superficialmente, pois imaginou que voltaríamos para o nosso país. Eu tinha prometido a Ruth umas férias na Costa do Marfim, meu lugar favorito, e nós fomos para lá. Quando estávamos lá, os braços e as pernas de Jim começaram a inchar, e eu pensei no que aconteceria se o inchaço passasse para a garganta. Telefonei então para a recepção do hotel, em busca de assistência médica. Fomos atendidos por uma enfermeira negra, alta, de quase dois metros de altura. Ela entrou no quarto com uma agulha de trinta centímetros com anti-histamínico. "Deve ser alergia a bala", disse ela, enquanto lhe aplicava a injeção. Chegou um colega de Jim. Nós ficamos em pé na varanda. Isso foi dois ou três dias depois do estupro, e observamos alguém caminhando por ali. Ele tinha uma perna quebrada e andava com muletas. O colega comentou: "Veja, Jim, você até que teve sorte, aquele ali quebrou a perna..." Eu tive vontade de jogá-lo pela grade da sacada. Pensei comigo: "O que ele quer dizer? Que o outro quebrou a perna e nós estávamos inteiros?" Muita gente não considera o estupro algo tão prejudicial quanto uma lesão física.

Nós só procuramos assistência psiquiátrica por sugestão de nosso médico de família, e isso porque estávamos muito deprimidos e desanimados. Ele nos disse: "Acho que deveríamos encaminhar vocês para um psiquiatra". Esse "Acho que deveríamos encaminhar vocês" foi apenas um modo de dizer. Nós tínhamos sido convidados para um jantar de negócios e com certeza todo mundo ia perguntar: "Oi, tudo bem? Vocês voltaram da África?" Eu não daria conta disso; teria de desconversar, porque as pessoas não gostam desse assunto. Não dá para falar sobre estupro num jantar festivo.

Como a paciente chegou ao psicodrama

Mais ou menos dois anos depois do fato, após muitas consultas médicas e de tratamentos psiquiátricos e psicofarmacológicos convencionais, o psiquiatra de Jill recomendou o psicodrama.

Jill: Minha depressão era tão profunda que eu não conseguia sequer sair de casa. Eu tomava dezenove comprimidos por dia. Eles pensavam em me aplicar eletrochoque. Eu fui ao hospital, fiz uma caminhada e disse: "Quero voltar para casa. Eu não gosto daqui. Eu não gosto do clima daqui e quero ir embora". O médico disse: "Eu não sei mais o que fazer, Jill. Só existe uma coisa em que consigo pensar: psicodrama. Não sei explicar muito bem, mas você precisa tentar. À noite eu vou ligar para a terapeuta e ver o que podemos fazer". Eu me lembro, Marcia, que você então me ligou aquela noite e me disse que poderíamos ter uma consulta individual preliminar ao trabalho grupal.

O problema apresentado

Jill: Eu deixei de ser uma mulher controladora para ser um submisso nada. Eu estava destruída, como o cadeado do portão que eles arrancaram. O cadeado não funcionou mais e nada funcionou. Eu tinha perdido uma parte de minha vida. Eu estava deprimida e minha condição física estava piorando. Era uma combinação das duas coisas e eu sentia raiva da empresa em que Jim trabalhava. Eles não fizeram nada para ajudar nem entraram em contato conosco para saber como estávamos. Eu precisava de alguém que cuidasse de mim. A empresa dele nunca tomou conhecimento do que aconteceu. Eram eles que eu odiava. Não era o estupro; era o que tinha acontecido com minha mente. Minha cabeça só pensava bobagens. Eu não queria ver ninguém nem ir a lugar nenhum.

Ruth: A mamãe tinha medo de tudo. Ela não fazia compras, não falava ao telefone, não conversava com ninguém, não ia à casa de ninguém; ela estava confinada. Fiquei muito preocupada. Ela só queria ficar no cantinho dela.

O aquecimento psicodramático

Jill: Nós pegamos o carro e fomos a Devon, onde passamos a noite num hotel. Marcia havia dito que eu teria de permanecer duas ou três noites, mas Jim não podia ficar comigo, e eu estava muito perturbada. Marcia foi me encontrar na estação de trem, e dali fomos a Holwell. Eu estava agitada e não consegui dormir. Na manhã seguinte, fomos ao teatro. Era uma sala velha, com almofadas no chão, muitas cadeiras e um pequeno tablado, parecido com um púlpito. Estranhei o lugar. Havia cerca de dez pessoas ali. Estou tentando relembrar quais eram os problemas. Havia uma mulher que não tinha se despedido do pai que havia morrido, um homem com problemas conjugais, algumas freiras, um detento, um psiquiatra da Argentina e minha colega de quarto, uma psicóloga da África do Sul.

Marcia começou conversando com o grupo. Havia um interjogo entre ela e os outros e então eles representavam algumas situações. Pensei: "Vou ficar sentada aqui e observar, eu posso sempre ir embora". Então algo aconteceu. Marcia, que está sempre ligada em tudo ao seu redor, me olhou e pediu que eu ficasse em pé. Eu não queria. Marcia pediu que todos ficassem de costas, de modo que não pudessem me enxergar. Eu estava com medo de ser vista. Eu pensava que era porque, quando eu fui estuprada, todos os homens me observavam.

Não sei como começou, mas nós passamos a sentir o que tinha acontecido; algumas pessoas latiam como os cães, outras faziam barulho como um gerador, era como se eu tivesse retornado à noite do estupro. Luzes davam realismo à cena, porque quando os assaltantes armados entraram havia luzes fluorescentes acesas em nossa casa, que estava iluminada como uma Disneyworld. Eu voltei para lá e tudo estava acontecendo de novo.

Marcia: Como foi para você esse retorno?

Jill: Eu estava agitada e chorando, muito assustada. A situação toda foi muito traumática.

A perspectiva da terapeuta

Desde a primeira entrevista, notei que Jill estava anestesiada e assustada. Minha responsabilidade como guia era não retraumatizá-la. Lembro-me de ter pensado, depois de encontrar Jill e Jim: "O que poderia ser útil, diante da força do que aconteceu com eles?"

Green (1994) afirma que, em geral, somente um quarto das pessoas expostas a um trauma desenvolveria TEPT, e metade delas melhoraria com o tempo, mesmo sem tratamento. Segundo o autor, entretanto, o estupro provoca os índices mais altos de TEPT, e os traumas mais difíceis de superar são os provocados por outros seres humanos. Na verdade, Resnick *et al.* (1993) constataram que, quando o estupro causa dano físico e ameaça a vida, quase 80% das vítimas desenvolvem TEPT.

Desde o começo eu me senti extremamente protetora em relação a Jill. Ela parecia uma florzinha frágil, cujas pétalas não podiam ser dobradas, que carecia de um fertilizante para crescer. O grupo seria suficiente para ela? Seria possível para ela afastar-se de Jim, de quem ela tinha uma dependência vital? Como seria permanecer várias noites e dias num ambiente estranho, fora daquele que ela sentia como familiar e seguro?

Na verdade, minha experiência, confirmada por colegas, é que as vítimas de tortura que decidiram nunca revelar o que lhes aconteceu só melhoram quando se rompe o poder do segredo. Elas precisam permitir-se quebrar sua promessa, compartilhando a totalidade da experiência com outras pessoas, num contexto seguro. No caso de Jill, ela tinha a coragem de tentar encontrar lugares seguros, mas os membros da sociedade a desapontaram severa e repetidamente. Eles acrescentaram à ferida um insulto, e para ela aquilo era mais um abuso. As pessoas ficavam tão chocadas que não queriam ouvir a esse respeito ou não conseguiam lidar com o assunto, o que ocasionava mais isolamento e depressão.

Minha primeira ideia era trabalhar os inúmeros vídeos que passavam por sua cabeça, versando sobre o que ela desejava ter conseguido fazer para impedir que a filha fosse estuprada, seu marido fosse baleado e os cães fossem mortos. Eu imaginava que a necessidade de Jill seria explicitar os pensamentos e emoções reprimidos em relação aos agressores. Ela se mostrava desinteressada, como se isso não tivesse ligação com ela. Para ela, ao narrar os fatos, era mais fácil fazê-lo de maneira sequencial. O acontecimento como um todo parecia não ter sido decifrado completamente, uma vez que ela, por segurança, se distanciava dele. As cenas de caráter hipotético (se tivesse sido assim...) eram uma preocupação maior e constante, por isso nós lidamos com elas uma de cada vez.

A realidade suplementar do "se tivesse sido assim", na mente de Jill, tomava conta dela dia e noite. Essa obsessão de Jill com o que não tinha conseguido impedir, por causa de sua fraqueza, e a consequente autoacusação justificam um dos conceitos básicos do psicodrama de que se alcança a catarse mais profunda quando se completam essas ações ou relacionamentos que a vida nunca permitiu. Quando se leva o protagonista a penetrar essa realidade, cumprem-se potencialmente os três passos do psicodrama: fazer, desfazer e refazer. Quando Jill narrou o refazer, os membros do grupo, que a tinham ouvido de costas, puderam contemplá-la. Foi um momento importante no desenvolvimento da confiança de Jill. O grupo então dramatizou cada uma das cenas, tomando-as seriamente como uma opção de sobrevivência.

A encenação psicodramática – Os "se tivesse sido assim"

Cena I – Escondendo Ruth

Jill gostaria de ter escondido sua filha, Ruth, embaixo da cama. Ela escolheu dois auxiliares para fazerem os papéis dela e de Ruth, que foi afinal escondida sob a cama. Jill escolheu essa cama específica porque ela tinha ripas espaçadas. Quando Ruth foi colocada sob um conjunto de cadeiras que representavam a cama, eu perguntei a ela: "Quanto tempo ela tem de ficar embaixo da cama?" Jill respondeu: "Três horas", e se deu conta, em voz alta: "Talvez ela não tivesse ar suficiente para sobreviver".

Cena II – Protegendo o marido

Jill escolheu uma pessoa para desempenhar o papel do marido e sete homens e uma mulher para serem os assaltantes. Quando eles agarraram Jim, ela instruiu o auxiliar que fazia o papel dela a se pendurar nele. Percebeu, então, que era impossível evitar que os assaltantes o levassem. Ela não tinha como enfrentar oito homens armados.

Cena III – Protegendo os cachorros

Jill escolheu duas pessoas do grupo para serem os cães da família e os mesmos membros do grupo que fizeram os assaltantes para representá-los novamente. O ego-auxiliar que fazia o papel de Jill saiu para trazer os cães para dentro de casa, assim que ela entrou. Minutos depois, os assaltantes entraram, encontraram os cães latindo e os mataram.

Síntese dos "se tivesse sido"

O grupo conseguiu administrar bem a investigação, por meio da ação, das opções de controle dela, de forma respeitosa e com o reconhecimento silencioso que as pessoas alcançam quando conseguem ver com clareza a fragilidade do outro.

É interessante notar que, na cena I, uma representação parcial da cama real foi o bastante para que a protagonista se livrasse de sua culpa. Na cena II, a reencenação de seu esforço para superar sua impotência provou que ele era em vão. Na cena III, ela se deu conta de que os cães seriam mortos apenas alguns minutos mais tarde, independentemente do que ela tivesse feito.

Implícito mas não verbalizado, ficou claro que se Jill tivesse resistido, em qualquer situação, ela teria sido morta imediatamente.

A encenação de fatos reais

Cena IV

Estando aliviada dos seus "se tivesse", a protagonista sentiu-se motivada para mostrar-nos, sequencialmente, o que aconteceu na realidade. Os mesmos ego-auxiliares foram utilizados.

A cena IV foi iniciada com o entardecer, como aconteceu, momento a momento. O grande avanço não foi somente Jill ter sido capaz de encarar a realidade de seu trauma, mas também ter ganhado condições de se transformar em atriz de seu psicodrama. Ela nunca assumiu seu papel; no entanto, mostrou-nos onde, na sala, sua filha ficou presa quando ela foi levada para ser estuprada. Perguntei-lhe se queria assumir o papel da filha; ela concordou e partiu para a ação, liberando a auxiliar do papel de Ruth. Então, perguntei a ela: "Ruth, o que você quer dizer quando fala 'Mamãe, eu dou conta disso?'" Ela me fitou e respondeu: "Quero dizer que quero que minha mãe permaneça viva. Posso cuidar de mim mesma e desejo que ela se cuide". Jill, nessa inversão de papéis, percebeu que tinha conseguido concretizar o desejo da filha. Ela permaneceu viva. Não apenas isso, mas também escolheu o momento certo de escapar com a adolescente. Foi bem-sucedida e manteve ambas vivas.

A encenação da despedida e o fechamento por meio da realidade suplementar

Jill e Jim vieram me procurar um mês depois, para um grupo de acompanhamento. Àquela altura, Jim também tinha desenvolvido confiança no processo.

Devido à sua partida precipitada, não tinha sido possível fazer um fechamento adequado com seus empregados queridos, e os que permaneceram, assim como os guardas, tiveram de ir embora. Essa despedida era parte de um processo de fechamento, que estava incompleto. O casal estava preocupado com o bem-estar dos integrantes da equipe e queria que eles soubessem de sua gratidão por tudo que eles lhe proporcionaram durante sua estada na África. Eles foram literalmente arrancados uns dos outros e o casal queria reparar isso.

A cena começou com Jill e Jim mencionando todos os papéis dos integrantes da equipe, expressando quanto eles sentiam, como equipe, o fato de esse trauma ter ocorrido. A cena aconteceu com eles em pé, do lado de fora da casa, na África.

O casal selecionou, então, membros do grupo para fazerem os papéis apresentados. Jill e Jim assumiram os próprios papéis e tomaram os ego-auxiliares como os membros de sua equipe.

Foi a primeira vez que Jill fez o papel dela mesma, numa cena que retornou ao contexto africano. Impressionantemente, ela não acusou ninguém, mas expressou seu desconforto com a angústia que tudo aquilo poderia ter causado. É essencial notar que esse tinha sido seu "átomo social", na medida em que ela estava ativamente envolvida com a comunidade negra, auxiliando nos cuidados mãe-filho.

Observações da terapeuta e revisão do processo terapêutico

Marcia: Para sintetizar nossa interação terapêutica, primeiro houve uma ligação telefônica e, em seguida, uma sessão individual com você e Jim, preparando para nosso trabalho grupal. Então, fizemos uma imersão de fim de semana na qual você teve um psicodrama de três horas. Um mês mais tarde, você e Jim, durante outra internação de fim de semana, fizeram o fecho psicodramático dos acontecimentos na África. Podemos começar revendo sua primeira sessão e sua reação física a ela?

Jill: Depois da primeira sessão de três horas, lembro-me de ter retornado ao meu quarto. A psiquiatra argentina entrou e disse: "Jill, não se preocupe com a agitação, ela vai ser boa para você, continue agitando".

Marcia: Você não podia ter ninguém atrás de você. Nós tivemos de reajustar o palco para que absolutamente ninguém tocasse você inadvertidamente, e ninguém entrasse por trás. Isso era muito ameaçador. No início da sessão, você ficou paralisada pelo medo, soltando-se aos poucos. E depois se soltou de verdade.

A agitação deve ser entendida como o exato oposto do estado apático no qual você se encontrava desde que tudo aconteceu. Você armazenava no corpo medo, culpa e horror, sentimentos que seria tanto impossível quanto perigoso deixar aparecer no trauma original. Quando você voltou à cena do trauma, psicodramaticamente, agora protegida por um ambiente seguro, conseguiu vivenciar plenamente essa soltura. A catarse é uma purgação de emoções bloqueadas e congeladas. Isso aconteceu naturalmente, sem nenhuma intenção de minha parte. Eu reconheci o fenômeno e não interferi no processo. Aconteceu no decorrer desse psicodrama de três horas, durou mais ou menos uma hora e depois parou. O tremor, o alívio físico e emocional levaram à segunda parte da catarse, que foi um sono pacífico e prolongado. A agitação e o tremor exerciam um papel psicossomático que você não se tinha permitido. Feito de forma adequada, levou-a ao estado de relaxamento.

Jill: Sim, mesmo quando eu entrei no quarto o tremor aconteceu novamente, só de pensar em reviver o trauma. Quando eu estava no psicodrama, não consegui ver nada disso. Pensei: "Por que eu estou me metendo nisso? Seria muito mais fácil ficar sentadinha quieta, sem sair de casa". Na ocasião, eu não entendi o que estava acontecendo. Quando voltei para casa, Jim me buscou na estação de trem; eu parecia um zumbi. Eu disse que estava muito cansada para falar de qualquer coisa e fui direto para a cama. Jim não ficou sabendo nada do psicodrama, ainda que estivesse ansioso por saber o que tinha acontecido. O mais interessante foi que eu dormi por trinta horas. Jim ficou preocupado, ele não acreditava que eu pudesse dormir tanto. Finalmente, ele me acordou e disse: "Você tem ideia de quanto tempo faz que está dormindo? Desde que você voltou, no domingo, e já é terça de manhã". Eu não podia crer.

Marcia: Você se lembra, Jim, de quando ela voltou?

Jim: Ela parecia um zumbi, como se estivesse num estado de transe parcial. Não reagia aos estímulos normais, visuais, nem a nenhum outro. Nós voltamos para casa e, enquanto uma pessoa voltaria de uma experiência normal com vontade de falar a respeito dela, ela não queria dizer nada. Tudo que ela queria era se enfiar debaixo das cobertas. Ela não dormia bem desde o acontecido na África. Costumava acordar às 2h45, toda manhã; era o horário do ataque. O que ela vivenciou em Holwell foi uma drenagem emocional. Ela estava totalmente exausta. Foram trinta horas de sono profundo.

Por que o psicodrama ajudou?

O psicodrama proporcionou novas visualizações e novas verbalizações para substituir os estados associados ao trauma. Segundo van der Kolk, McFarlane e Weisath (1996, p. 492),

> O transtorno de estresse pós-traumático (TEPT) ocorre em função da incapacidade da pessoa de processar adequadamente a experiência traumática. O tratamento dos elementos patológicos associados às estruturas do medo, em pessoas com quadro de ansiedade, poderia modificar esses elementos, sendo duas condições necessárias para reduzir o medo: ativação da lembrança do medo e provisão de novas informações, incluindo elementos incompatíveis com os elementos patológicos existentes na estrutura, de modo que se possa constituir uma nova memória.

As recomendações para o tratamento, no livro em questão, baseiam-se em pesquisa empírica e em resultados neurofisiológicos recentes de tomografia computadorizada. "O psicodrama ativa a memória do medo sem retraumatizar o paciente. Este se fortalece por meio da conquista de novos estados mentais durante as cenas traumáticas e pode encorajar novas visualizações e verbalizações para substituir os estados associados ao trauma" (Hug, 1998, comunicação pessoal).

Marcia: Nós, humanos, tendemos a ver mais nossas falhas do que nossas conquistas. O que houve para que você deixasse de ser uma mulher que permanecia em casa, petrificada sem poder sair e encontrar outras pessoas, e se transformasse em uma mulher capaz de sair sozinha no escuro, dirigir em qualquer lugar, encontrar pessoas, viver uma vida relativamente normal?

Jill: Penso que revivenciar o trauma e conseguir controlá-lo foi a chave, porque antes eu não controlava nada, eles o faziam. Uma das coisas que me incomodaram muito foi minha filha. Quando eles encostaram o revólver na minha cabeça e ela me disse: "Mamãe, eu dou conta disso", aquilo me perturbou terrivelmente. Eles a afastaram de mim e eu não pude fazer nada para ajudá-la. No psicodrama, nós dramatizamos isso, e eu pude ver o outro lado. Eu não abandonei minha filha. Ela queria que ambas sobrevivêssemos. Eu sobrevivi. Ao reencenar, encontrei uma forma diferente de encarar a cena. Eu pude olhar do ponto de vista de Ruth, e isso me tornou mais forte. Ainda sinto um pouco de culpa, mas até aquele momento eu sentia que a tinha abandonado, e era muito difícil conviver com aquilo.

Marcia: O que mais você viu ou sentiu de maneira diferente quando estava no papel de sua filha e repetiu: "Mamãe, eu dou conta disso"?

Jill: Ruth não queria uma mãe morta e estava me garantindo que podia se virar. Se eu morresse, ela ficaria destruída e eu não tinha pensado isso.

Marcia: Então, como mãe, você pensou: "Eu vou ficar destruída se alguma coisa acontecer com ela". Mas o que não percebeu foi que ela ficaria arruinada se alguma coisa acontecesse com você?

Jill: Isso mesmo. Naquele momento, eu pensei que Jim também estava morto. Quando nós dramatizamos, Jim não estava morto. Antes do psicodrama, a única ocasião em que eu saí de casa foi com ele, para ter certeza de que ele voltaria.

Marcia: O que você está dizendo é que quando nós reencenamos você se deu conta de que Jim foi baleado na perna e, na realidade, ainda estava vivo, não morto, como você tinha imaginado?

Jill: Sim, ele foi baleado na perna. Eles lutaram com ele na cozinha com uma faca e um revólver. A arma disparou enquanto um deles me estuprava. Jim perdeu os sentidos e, suponho, caiu no chão. Um dos homens disse: "Ele está morto. Mataram seu marido. Você é a próxima". Eu tinha certeza de que seria a próxima e eu. Eu tive de reviver a situação e me dar conta de que ele não estava morto, de que Ruth não estava morta e de que nós estávamos todos vivos.

É interessante. Um amigo de muito tempo, que era repórter, costumava me ligar da África e perguntar: "Jill, por que você não sai?" E eu respondia: "Não posso, não quero ir a lugar nenhum". Ele me ligou uma semana depois do psicodrama e indagou: "O que aconteceu com você?" Perguntei o que ele queria dizer com aquilo, e ele falou que minha voz estava diferente, que eu estava diferente.

Marcia: Você se lembra, Jim, de quando Jill começou a se movimentar mais, depois de ter dormido trinta horas?

Jim: Isso ocorreu dentro de um espaço de tempo razoável; em outras palavras, logo depois do psicodrama. Talvez tenham sido várias semanas, mais ou menos. Foi um conjunto de coisas. Jill diminuiu sua dependência em relação a mim, ganhou condições de agir por conta própria quando saía, de se movimentar em situações que vinha evitando já fazia alguns anos.

Marcia: Jill, quero fazer uma pergunta muito precisa, porque os leitores podem fazer essa pergunta também. Você disse a si mesma: "O que é esse psicodrama? Algo funcionou aqui", pensou: "Finalmente eles me deram o remédio certo", ou ainda, achou que foi uma combinação do psicodrama com suas consultas psiquiátricas – você tinha sessões individuais, na ocasião, e tomava antidepressivos – que funcionou.

Jill: Mudou porque eu parei de tomar uma parte dos remédios. Restringi a medicação a três comprimidos, dois dos quais eram para dormir e um era antidepressivo. Nas semanas seguintes, eu disse ao psiquiatra: "Estou cheia desses comprimidos... eu estou me sentindo diferente, agora". Eu tinha um enorme cobertor cinza nas costas e estava encharcada; alguém o retirou. Esse era meu sentimento depois dos psicodramas. Talvez fosse uma enorme nuvem cinzenta, que não me deixava. Mas então, de repente, o sol brilhou e foi ficando cada vez melhor.

Marcia: O analista Malcolm Pines (1989, comunicação pessoal) fez algumas pesquisas quando era um jovem auxiliar de escritório de uma companhia de seguros. Ele analisou as pessoas que sofreram acidentes automobilísticos. Algumas conservavam os sintomas do trauma, enquanto outras saíam rapidamente da experiência. A questão, no estudo dele, era: "Por quê?" A pesquisa mostrou que as pessoas cuja vida é mais controlada são mais afetadas pelo trauma. Já aquelas que acompanham as outras, que não têm uma vida certinha, estão acostumadas a mudar de rumo e se saem melhor. Elas já eram controladas por outras pessoas e circunstâncias. Aquelas que se autogerenciam, controlando seu destino, têm mais dificuldade de recuperar-se. Você diria que se enquadra nesta última categoria, Jill?

Jill: Sim. Ela tem tudo que ver comigo, por causa da natureza independente do meu trabalho. Na manhã seguinte ao episódio eu estaria de plantão. Liguei para a embaixada e fui recebendo orientação do médico, enquanto alguém tentava estancar a hemorragia da perna de Jim. Mandei todos pro inferno, dizendo o que eu pensava deles por não quererem vir até nossa casa. Dois deles não iriam sem escolta policial, e eu chamei-os de hipócritas. Recusei-me a ir ao médico na embaixada, porque eles não quiseram vir, mesmo com guardas. Jim finalmente foi a um médico, amigo nosso, que cuidou da perna dele.

Ele não quis me examinar, nem à Ruth, porque achava que, sendo médico, negro e amigo pessoal, seria muito traumático para ele tocar-me. Só depois que voltamos para casa, quatro dias mais tarde, é que fomos enviadas ao setor de doenças venéreas de um grande hospital universitário de Londres.

Jill ficou horrorizada e perturbada ao ver que ela e a filha se classificavam como possíveis portadoras de doenças venéreas. Foi um pós-choque significativo. Teria sido melhor se houvesse privacidade, para evitar um trauma maior em uma situação já traumática.

Jill: Foi nessa ocasião que eu comecei a sentir que estava me deprimindo. Eu estava cada vez pior.

Marcia: Você acha que lidou com a situação como uma pessoa controlada, mas depois que lhe tiraram sua força emocional você perdeu sua vitalidade psicológica, sua autoconfiança, sua capacidade de enfrentamento e de manutenção do controle? Isso faz sentido?

Jill: Sim, eu me controlei muito depois que aquilo tudo aconteceu. Uma de nossas vizinhas apareceu. Ela ouviu o barulho. Todos os geradores estavam ligados, mas ela ouviu o pedido de ajuda. Ela disse que sentiu impotente. Eu estava tão louca que peguei uma mão de pilão, um bastão de um metro de comprimento que eles usavam para socar inhame, e comecei a bater nela. O vizinho do outro lado me segurou antes que eu ferisse a cabeça dela. Eu saí dessa condição para ser completamente submissa, um nada. Eu virei uma esponja: você poderia fazer o que quisesse de mim. Logo após o ocorrido, ainda estava tudo em pé, ali – mas, em seguida, tudo me foi sugado.

Marcia: Depois do primeiro psicodrama com Jill, você, Jim, veio com ela, um mês depois, para um grupo residente de acompanhamento. Você se lembra de suas impressões?

Jim: Eu estava imensamente interessado no que tinha acontecido, no que teria levado Jill a reagir daquele modo. Minha impressão era de que havia forças emocionais extremamente intensas que estavam se soltando – e, a menos que o diretor do psicodrama estivesse controlando-as totalmente, poderiam ser perigosas. É como acender o fogo, mas ter também baldes d'água à espera, caso o fogo saia do controle. Eu estava muito impressionado com a força das várias emoções que as pessoas vivenciavam e percebi que Jill só melhorou porque permitiu que tudo aquilo saísse de dentro dela.

Desde então, tenho pensado muito nisso. Eu achava que a liberação das emoções, tomada em sentido genérico, poderia ser muito destrutiva para a família ou a sociedade, caso se permitisse vir aleatoriamente. Mas o psicodrama proporciona algo como a sangria, utilizada no século XIX, numa situação controlada e orientada.

A recorrência do estresse pós-traumático

Depois do tratamento psicodramático, Jill continuou a fazer psicoterapia com um novo psiquiatra. Fizemos alguns contatos ocasionais, por telefone e pessoalmente, durante esse período.

Marcia: Quando você teve uma recidiva do transtorno de estresse pós-traumático, anos depois, quais eram os sintomas? Você ficou assustada e ansiosa de novo. Quais foram os sintomas naquele período?

Jill: Eu não conseguia fazer nada, estava completamente entregue novamente, sem forças para nada. Eu chorava e tudo que queria fazer era puxar as cobertas para cima de mim e dormir. Eu não queria ver ninguém, ir a lugar nenhum, nem conseguia reagir a nada. Eu não tinha sentimentos, e Jim me levou ao médico. Ele disse: "Eu vou internar você no hospital". Respondi: "Não, eu não posso ir, não posso deixar meus gatos, meu marido". Mas em duas horas eu estava no hospital. Eu estava totalmente zonza e não lembro de nada.

Marcia: Jim, você acompanhou o que aconteceu com ela antes da hospitalização e também após o incidente da África. Quais as semelhanças? Teria sido uma reação de aniversário? Ou o quê?

Jim: Tinha algumas semelhanças, como Jill descreveu, mas o que ela não disse foi que, um pouco antes dessa crise, nós estávamos preocupados com o pagamento do tratamento, e isso parece ter desencadeado esse transtorno.

Jill: Teve outra coisa muito importante. Antes disso, Ruth telefonou pedindo ajuda. Ela nunca foi a um psiquiatra. Pelo contrário, rejeitava a ideia de que algo pudesse estar errado com ela e de que não fosse capaz de lidar com seus problemas. Os médicos mencionavam a "resiliência da juventude", mas aquilo me preocupava. Eu tinha a impressão de que Ruth estava amadurecendo física, mas não emocionalmente. Ela estava limitada. Quando ela telefonou e disse: "Mamãe, eu preciso de ajuda", fiquei deprimida porque nós não tínhamos condições financeiras de ajudá-la.

Marcia: Você temera aquela situação durante vários anos, não?

Jill: Eu temia que aquilo acontecesse um dia. Eu não acreditava na resiliência da juventude. Não é algo que possa ser deixado de lado e esquecido. Estava ali o tempo todo. Ela clamava por socorro e eu tinha de ajudá-la, mas, financeiramente, como fazer? Não sei se era o custo emocional de ter de enfrentar aquilo, de ter de explicar de novo a todo mundo o que aconteceu, ou de ter de contar que minha filha estava numa situação muito difícil. Eu não dava conta mais de enfrentar.

Quando eu tive a recaída, queria ter podido recorrer ao psicodrama. Realmente senti que ser hospitalizada, tomar remédios e me transformar num zumbi não me ajudou, não tirou o peso de mim, eu não resolvi nada. Fizemos um pouco de terapia verbal, mas não dramática. Ela não foi ao fundo, não sacou as coisas de dentro de mim, e quando saí do hospital – acho que umas três semanas depois – não senti o alívio que o psicodrama me proporcionou. Medicação não é a resposta para mim. Tem de ser psicodrama. Ele foi capaz de conseguir tudo sem medicação. Mas ser internada... Não deu. Não acho que me ajudou. Meu médico discordaria, provavelmente, mas eu não acho que me ajudou.

Marcia: Você está dizendo que a hospitalização submergiu ou suprimiu a paixão, o medo, a raiva, para que você pudesse enfrentar o cotidiano com a ajuda dos remédios. O que o psicodrama fez foi dizer: "Vamos atenuar de fato, ou sintonizar todos esses sentimentos, pensamentos e lembranças". Já a medicação "desligou" tudo isso. Talvez seja essa a diferença.

Jill: No hospital eu fazia duas sessões semanais de terapia, mas era individual, não era reencenação, era uma recitação com mais comprimidos. A realidade não estava ali. Era como só contar uma história, enquanto no psicodrama você a revive. Existe diferença entre contar uma história e revivê-la. Ao revivê-la, você sente as emoções; o contrário seria como ler um livro, não tem o mesmo impacto. Quando você fala, transforma-se em uma pessoa submissa que só discute. Mas quando você reencena precisa estar em contato, porque tem de dizer: "Tudo bem, se eu pudesse escolher, isso é o que eu teria feito". O psicodrama lhe proporciona uma realimentação (*feedback*) por meio da ação, o que você não consegue apenas falando.

Marcia: Tenho a impressão de que, quando você se observa narrando a cena para que os outros a atuem, isso lhe permite reconquistar o controle e, de alguma maneira, garante sua sanidade na situação. O papel de observador-espectador devolveu a você o equilíbrio, a partir do papel de ator; antes você apenas estava no calor da ação. O distanciamento permitiu a você se tornar, ao mesmo tempo, observador e diretor da ação. Até aquele momento, você não tinha conseguido sair do papel de ator.

No papel de ator, exclusivamente, a pessoa fica presa. A distância entre a terapia verbal e a terapia de ação é que a primeira ativa o espectador-observador, ao passo que a segunda, tal como o psicodrama, ativa três componentes da personalidade: o diretor, o ator e o observador. Num trabalho sobre psicodrama e trauma, Kipper (1998, p. 116) escreveu:

A exposição a uma experiência aterrorizante congela os processos formais bioquímicos, físicos, perceptuais, cognitivos, emocionais, psicológicos e comportamentais. Isso resulta num efeito adverso sobre os neurotransmissores, numa interrupção dos circuitos cerebrais, e afeta a memória sensoriomotora. Simultaneamente, estimula o processo de pensamento ilógico, de relações objetais distorcidas, dissociação afetiva, defesas primitivas e comportamentos descontrolados de repetição da experiência. Em outras palavras, tais experiências foram registradas de forma primária no nível sensoriomotor. Com sua pesquisa, van der Kolk e colaboradores demonstraram que tais experiências emocionalmente avassaladoras nunca tinham sido adequadamente codificadas e, portanto, não poderiam ser removidas da memória intelectualmente codificada. Mais que reprimidas, elas estão paralisadas no nível sensoriomotor. Para recuperar essas lembranças dolorosas, a pessoa precisa utilizar métodos de tratamento que atinjam a memória sensoriomotora por meio da evocação das experiências no nível em que elas foram armazenadas.

Assim, ao usar novas verbalizações, Jill revisualizou os processos de pensamento para substituir o antigo estado da mente, construindo portanto um novo estado mental a respeito da mesma situação. Se o cérebro pode reestruturar a memória e a experiência traumática, existe esperança, no futuro, para o tratamento de casos severos como o de Jill.

Resumo: considerações teóricas e técnicas aplicadas

Complementando os princípios do psicodrama com adultos abusados sexualmente, descritos inicialmente em Karp (1991), vou enfatizar aqui três considerações teóricas e suas respectivas técnicas aplicadas: o restabelecimento do controle e da segurança, a redução da culpa e da vergonha, e a atribuição de poder.

Restabelecimento do controle e da segurança

De acordo com Herman (1992, p. 159),

o trauma rouba da vítima o senso de poder e de controle: o princípio que orienta a recuperação é restaurar o poder e o controle do sobrevivente. A primeira tarefa da recuperação é estabelecer sua segurança. Essa tarefa precede a todas as outras, porque nenhum trabalho terapêutico pode ser tentado enquanto não se alcança um grau razoável de segurança.

Vejamos algumas *técnicas utilizadas para proporcionar primeiro segurança e depois controle.*

O primeiro passo foi dar atenção às necessidades de Jill, para que ela tivesse certeza de que elas estavam sendo ouvidas e atendidas. O telefonema a seu médico, pedindo ajuda, foi retornado rapidamente, e me coloquei à disposição. No início, permiti a ela observar os demais participantes em ação, antes que adentrasse o espaço cênico. Em função do seu medo, pedi ao grupo que ficasse de costas para ela até que estivesse pronta para ser vista. Para não reviver o trauma, a protagonista foi convidada a contar a história e a codirigir a encenação que se seguiu. A distância proporcionou segurança. Ela instruiu e observou os membros do grupo dramatizarem suas cenas, entrando ocasionalmente no palco para corrigir a atuação. Por exemplo, Jill foi até o palco porque uma garrafa quebrada pendurada no seu pescoço, representada pelo sapato de alguém, estava colocada no lugar errado. Ela corrigiu o objeto e logo deixou o palco. O detalhe de ver a luz do dia teve de ser representado exatamente como aconteceu e com ela no controle da informação.

Os cenários "se tivesse sido" permitiram à protagonista fazer as mudanças e administrar fatos incontroláveis, expandindo as zonas de segurança e de controle. Mesmo quando se deu conta de que as mudanças que tinha imaginado não teriam protegido sua família, Jill teve a oportunidade de vivenciar o controle. Assim, ela foi preparada para codirigir os psicodramas dos acontecimentos reais sem que sua segurança e seu controle fossem ameaçados.

Redução da culpa e da vergonha

"Sempre que há uma crise ou incidente traumático, as vítimas de estupro e tortura deveriam ter o detalhamento dos fatos como procedimento terapêutico" (Parkinson, 1993, p. 7). Revisando o cenário do estupro, depois do acontecido, muitas mulheres contaram que ignoravam suas percepções iniciais de perigo, perdendo, por isso, a oportunidade de escapar. O medo do conflito ou do desconforto social pode impedir as vítimas de agir a tempo. Mais tarde, as sobreviventes que desconsideraram sua "voz interior" podem tornar-se furiosamente críticas em relação à própria "estupidez ou ingenuidade". Transformar essa autoacusação cruel em um julgamento realístico, na prática, favorece a recuperação. De acordo com Herman (1992, p. 57), "o elemento essencial do estupro é a violação física, psicológica e moral da pessoa. Violência é sinônimo de estupro. O objetivo do estuprador é aterrorizar, dominar e humilhar sua vítima para torná-la literalmente desamparada. O estupro, então, por sua natureza, é intencionalmente destinado a produzir um trauma psicológico".

Vejamos algumas *técnicas utilizadas para reduzir a culpa e a vergonha de Jill.*

A inversão de papéis com Ruth foi a principal ferramenta utilizada para reduzir a culpa que a mãe sentia pelo fato de a filha ter sido estuprada. Na vida, ela só poderia ser ela mesma. No psicodrama, entretanto, ela pôde assumir o papel do "outro significativo" que mais lhe preocupava. A inversão de papéis lhe ofereceu uma perspectiva que ela não tinha antes. Ao tentar proteger a filha, ela colocava em risco a própria vida. A filha não queria proteção a esse preço. Jill permaneceu viva e protegeu Ruth contra a suprema culpa de ser responsável pela morte da mãe.

A dramatização da cena da fuga, na qual Jill conseguiu manter controle suficiente para escapar e salvar tanto a filha quanto a si mesma, e a descoberta de que ela estava, na realidade, no controle, reduziu a vergonha e a culpa. Ao reviver a sobrevivência, Jill recebeu ajuda para se apossar de seu orgulho por ter salvado a própria vida e a da filha. Uma conquista paralela foi o comprometimento posterior de ajudar a filha a se recuperar com apoio psicológico.

Também foi recuperada a estrutura básica de papéis da protagonista. Diversos papéis essenciais foram ameaçados e obliterados durante o estupro e a tortura. Os papéis de protetora, mãe, esposa e mulher foram erradicados e substituídos pelo papel de vítima. A perda e a culpa teriam de ser enfrentadas primeiro. Em seguida, entraria em cena o papel de vítima real, aliviado por meio da recuperação, da parte de Jill, do controle da situação. Depois que a culpa e o fracasso nesses papéis foram expiados pelo psicodrama, ela pôde reivindicar a dignidade e o valor dos papéis centrais de mãe, esposa e assim por diante.

Atribuição de poder

Para algumas pessoas, o processo de retomada do poder é uma reestimulação da esperança. O trauma desequilibra todo o organismo. A mente e o corpo tremem de medo e horror. O desespero apaga o presente e o potencial do futuro, como assinalado por Herman (1992, p. 197): "A atribuição de poder e a reconexão são as experiências fundamentais da recuperação. A vítima começa a dar passos concretos para ampliar seu poder e controle, para se proteger de um perigo futuro e aprofundar suas alianças com aqueles em quem aprendeu a confiar".

Vejamos algumas *técnicas de atribuição de poder.*

A história da protagonista merece crédito, nunca é negada nem subestimada. O grupo levou em conta o verdadeiro impacto desses acontecimentos. A protagonista conseguiu determinar seu tempo e espaço. Decidiu onde ficar na sala e com quem. Entrou, movimentou-se e saiu do palco por decisão própria. Ela se tornou a figura central no psicodrama, onde antes tinha sido usada como objeto.

No acontecimento real, ela estava só; dentro do formato psicodramático, ela tinha coatores que vinham de uma experiência comum com ela e puderam então compartilhar o impacto daqueles fatos horríveis. A estratégia de fazer que os ego-auxiliares que representaram os agressores se desvencilhassem desses papéis ajudou-a a evitar um envolvimento total com os fatos traumáticos. Os participantes retornaram a suas respectivas identidades, como membros do grupo terapêutico. Foram reconhecidos e agradecidos por sua ajuda na restabelecimento do poder de Jill.

A síntese da protagonista

Quando perguntei a Jill como o psicodrama tinha ajudado em sua recuperação, a resposta foi: "Tive de reviver tudo aquilo para me dar conta de que Jim, Ruth e eu não estávamos mortos, que permanecemos vivos. O reviver daquela noite e a manutenção do controle foi a chave, porque quando aconteceu eu não controlava nada. Se eu tivesse morrido, Ruth teria sucumbido. Eu não pensava assim. Eu permaneci viva – a única coisa que ela queria. A diferença está em contar uma história e revivê-la. Com o psiquiatra, eu era uma narradora. No psicodrama, participei ativamente e tive o controle para mudar os acontecimentos".

Jill, o marido e a filha, agora casada, estão juntos, crescendo e desfrutando desta jornada que nós chamamos de vida.

Referências bibliográficas

GREEN, B. L. "Psychosocial research in traumatic stress: an update". *Journal of Traumatic Stress*, v. 7, n. 24, 1994.

HERMAN, J. *Trauma and recovery*. Nova York: Basic Books, 1992.

KARP, M. "Psychodrama and piccalilli: residential treatment of a sexually abused adult". In: HOLMES, P.; KARP, M. (orgs.). *Psychodrama: inspiration and technique*. Londres: Tavistock/Routledge, 1991. [Em português: *Psicodrama: inspiração e técnica*. São Paulo: Ágora, 1992.]

KIPPER, D. "Psychodrama and trauma: implications for future interventions of psychodramatic role-playing modalities". *The International Journal of Action Methods, Psychodrama, Skill Training and Role Playing*, v. 51, n. 3, 1998, p. 113-21.

PARKINSON, F. *Post-trauma stress: a personal guide to reduce the long-term effects and hidden emotional damage caused by violence and disaster*. Tucson: Fisher Books, 1993.

RESNICK, H. S. *et al.* "Prevalence of civilian trauma and posttraumatic stress disorder in a representative national sample of women". *Journal of Consulting and Clinical Psychology*, v. 61, 1993, p. 984-91.

VAN DER KOLK, B. A.; MCFARLANE, A. C.; WEISATH, L. (orgs.). *Traumatic stress: the effects of overwhelming experience on mind, body and society*. Nova York: Guilford Press, 1996.

5 A UTILIZAÇÃO DO PSICODRAMA COM VÍTIMAS DE TRAUMA

Eva Røine

O psicodrama de Maria, por ela mesma

Tentarei descrever um psicodrama com Eva Røine. Ele tem relação com minha tenra infância, quando fui abusada sexualmente por meu tio. Pode parecer que a dramatização se desenrola rápido demais, mas há mais entre estas linhas do que o leitor pode enxergar. Temo meus segredos íntimos, mas também tenho vontade de revelá-los.

Está para ser escolhido o primeiro protagonista do dia. Fecho os olhos e rezo em silêncio: "Que não seja eu hoje!" A verdade é, entretanto, que se eu realmente não desejasse ser escolhida não estaria sentada com o grupo no círculo. Mas eu estava.

Sinto uma mão quente sobre meu ombro. Fecho os olhos de novo. Mais mãos são colocadas em ambos os ombros. Abro os olhos, miro ao redor e conto: uma, duas, três, quatro escolhas. Uma vez mais fecho os olhos, sabendo que meu drama vai ser encenado hoje. Dentes cerrados, respiração ofegante, mãos transpirando. Sinto frio. Meu corpo está, evidentemente, resistindo. Parece que ele sabe que vou revelar segredos que venho escondendo há muito tempo. Respiro fundo e me levanto. Deixo o círculo e caminho. O grupo faz um círculo em volta do tablado. As luzes se acendem e eu me vejo sobre um pequeno palco. Tenho um líder, que vai me conduzir durante a dramatização, e tenho Eva, que vai supervisioná-lo. Tenho também o círculo de pessoas que vão me ajudar na dramatização. Sinto que estou em mãos seguras, mas estou ao mesmo tempo muito assustada porque vai ser difícil continuar a esconder por muito mais tempo.

"Qual é o seu tema hoje?", perguntam-me. "Quero ser livre. Quero ter coragem de viver plenamente. Quero mostrar quem sou", respondi. "Você pode relembrar uma cena a respeito disso e mostrar para nós?"

Lembro-me de uma cena não muito dolorosa. Eu tenho mais ou menos 10 anos de idade. A professora está dizendo que sou burra e nunca vou conseguir nada. Nós montamos uma sala de aula para dramatizar a cena.

"Não", diz Eva, "nós temos de encontrar uma cena diferente."

Eu escapo de novo para uma cena em que meu pai me leva ao orfanato. Nós tentamos representar um pouco. Choro por meu desejo de amor que não existia ali e pela ânsia de ser vista. Eva me olha e diz: "Acho que temos de buscar outra cena".

Eu sei qual. Sabia disso antes de subir ao palco. É doloroso. Meu corpo luta contra isso e eu começo a soluçar assim que me dou conta de que estou prestes a entrar. Quero fugir, mas também quero estar aqui. Sei o que deve ser feito e preciso deixar acontecer.

Eu me sinto nua, olhando para os demais e buscando alguma dica do que eles estão pensando. Suas faces e seus olhos parecem emanar compreensão. Eles veem minha dor. Sinto ternura, amor e certeza de que aquilo vai me ajudar no decorrer da dramatização. Sinto-me reconfortada e segura.

Descrevo, chorando o tempo todo, o quarto de meus pais, mostrando onde era a porta, a janela, a escrivaninha, os criados-mudos, o armário e a cama. Eu me sinto dilacerada e resistindo fortemente a tudo que está surgindo em volta e dentro de mim.

"Você pode sentar-se na cama?"

"Sim", eu respondo.

Eva diz: "Pode chorar quanto quiser. Quando estiver pronta, quero que você se deite na cama".

Uma vez mais, quero fugir da sala. Tudo é real demais, eu estou ali de novo. Todos os velhos sentimentos afloram dentro de mim, e eu sinto medo de acabar dando um jeito de desaparecer, cair fora, como eu sempre faço. Não posso acreditar, de verdade, que aquilo vai derrubar as barreiras.

Escuto uma voz que diz: "Desta vez você não vai fugir para dentro de si mesma. Você vai reagir!" Eu me deito e choro. Ainda tenho medo; sinto humilhação, desespero e vergonha.

A pessoa que escolhi para fazer o papel de meu tio entra no quarto. De certa forma, tenho a sensação de estar viajando no tempo. Estou no aqui e agora, mas ao mesmo tempo tudo aquilo me remete a uma situação diferente, no passado. Eu sei o que quero fazer. Eu sei muito bem por que estou aqui.

"Quando seu tio caminhar na sua direção e começar a falar com você e a tocá-la, quero que você proteste e diga 'não'". Dizer não? Talvez eu possa fazê-lo, imagino. Meu corpo resiste, mas eu experimento um "não" silencioso. "Diga mais alto!", me instruem. "Não", eu digo um pouco mais alto; e soluços convulsivos partem do meu estômago. Então, acontece algo que achava que nunca aconteceria. Do fundo do meu ser, eu de repente sinto raiva e começo a gritar: "NÃO!... NÃO!.. NÃO!

Vem então um violento fluxo de lágrimas que represei por mais de trinta anos.

Uma companheira de grupo, que eu tinha escolhido para representar minha mãe, aproxima-se da cama e me abraça. Ela chora comigo e me dá o amor que eu nunca tinha recebido. Está muito gostoso. Enquanto estou em seus braços, encontro a criancinha dentro de mim. Choro abundante e intensamente. Sinto a ternura maternal e escuto suas palavras de conforto. Ela me abraça com compaixão e chora suas lágrimas de desespero por tudo que aconteceu. Nós permanecemos juntas na cama, até que o choro passa e eu consigo respirar melhor. Eu me sento, literalmente exausta, como se tivesse arrastado uma montanha.

"Posso pedir que você me acompanhe numa cena mais?", diz Eva. "Sim", eu respondo automaticamente, apesar do medo. Eu estou menos resistente agora. Eu devo estar cansada demais para resistir. Eu tinha sentido raiva, tristeza, humilhação, vergonha, desespero e amargura, além da solidão de uma criança. Carreguei um fardo pesado, acreditando que não haveria ninguém, neste mundo enorme, que poderia me ajudar. Em certo sentido, a criança em mim pensava que o mundo é assim mesmo.

Esses pensamentos atravessam minha cabeça assim que me coloco em pé diante do grupo. Eu revelei tudo, mas me dou conta de que não há nada mais a temer. Ninguém vai me julgar, e eu posso sentir-me segura aqui.

Eu sei que vai ser uma cena intensa. Pediram que eu e a diretora saíssemos da sala. Eva sai e nos diz que ela preparou uma cena na qual minha filha está deitada na cama e meu tio tentará abusar dela.

"Agora eu quero que você entre e reaja ao que vê." Digo que não sei se consigo porque temo que seja um quadro terrível demais. "Entre quando você se sentir pronta", diz Eva.

Respiro fundo e tento reunir forças. Apesar dos meus medos, eu me levanto e entro na sala cautelosamente. Ao entrar, algo estranho acontece. É como se alguém pronunciasse uma palavra mágica dentro de mim. A sensação de tempo e espaço sai de controle e eu começo a perceber a mesma imundície repugnante de antes. Aí eu reajo. Lembro-me de meus pensamentos ao me aproximar rapidamente da cama: "Ele tem de ver que estou furiosa. Ele tem de se levantar e sair correndo". Percebo, então, que ele me reconhece e sente medo da minha ira.

Não consigo relembrar tudo que eu disse. Sei que eu o arranquei da cama e o chutei, correndo atrás dele pelo quarto e xingando-o com toda veemência. Chamei-o de nojento. Como ele ousava? Em seguida, empurrei-o para fora do quarto, batendo a porta com toda minha força. Ainda com a mão na maçaneta, fiquei segurando a porta por um tempo, gritando com ele, desesperada.

Minha filha se aproxima de mim e eu a abraço. Sei que estou dando a ela agora o amor e a ternura que sempre desejei receber naquele momento. Com um sentimento de completude, o passado e o presente parecem se fundir.

Minha dramatização termina aqui. Exausta e esgotada, mas também feliz e aliviada, volto lentamente para o grupo. Revelei meu segredo e fui capaz de dizer "Não!". Meus pensamentos e sentimentos foram recebidos com muito amor e respeito.

Quando criança, fiz terapia tanto individual quanto de família. Na ocasião, eu não me dava conta dos abusos cometidos por meu tio. A primeira vez em que pude trazer isso à tona, embora meus pais já soubessem dos fatos desde meus doze anos, eu tinha dezessete ou dezoito anos. Muito mais tarde, como adulta, comecei a lidar com essas experiências mais seriamente e fui a um psicólogo por vários anos. Falei muito, mas nunca fui além das palavras, nunca cheguei até os sentimentos. Não porque não desejasse, mas porque quando criança aprendi muito bem a escapar de meus sentimentos e a desaparecer dentro de mim mesma, a fim de evitar o enfrentamento da realidade. Aprendi, também ainda muito jovem, que o mundo era ruim. Em consequência disso, tive de carregar minha vergonha e fazer o possível para lidar com as coisas sozinha.

O trabalho em grupo intensificou o efeito do processo curativo. O grupo me encorajou e me provocou para revelar o que eu tinha guardado dentro de mim por tantos anos. Não acreditava que o impacto emocional pudesse ser tão alto na terapia individual. A revelação pública da dor e da vulnerabilidade foi em si gratificante, uma vez que o grupo recebeu minha apresentação com aceitação e amor. Em duas sessões de psicodrama, eu me senti muito mais aliviada e muito mais "eu mesma" que durante os vinte anos anteriores de terapia.

Três semanas se passaram desde minha última dramatização. Estou cansada, mas muito otimista em relação ao futuro. Acredito que vou viver mais plenamente e tenho coragem de mostrar aos outros quem eu sou. Poucos dias depois da minha última dramatização, quando eu estava buscando meus dois filhos menores na creche, me dei conta de um sentimento novo de liberdade interior. Quando nós três nos divertíamos juntos, eu de repente senti uma gargalhada emergir do mais profundo do meu ser – uma risada leve, calorosa e cordial que eu nunca vira antes. Mas nesse momento eu sabia por quê.

O contexto

A história do psicodrama de Maria ilustra como trabalhamos com traumas profundos no Instituto Norueguês de Psicodrama. Ela descreve como vivenciou a dramatização – dos primeiros passos indecisos e estratégias de evitação até o ponto em que entrou nos acontecimentos dolorosos. Maria disse depois que sabia estar pronta, naquele momento, para revelar a parte mais vulnerável do seu drama pessoal. Ela ainda participa desses grupos para abordar outros problemas, mas ambas sabemos que ela não vai voltar a trabalhar a "velha história". É interessante como ela mudou: fala com confiança e se permite mostrar mais o seu lado feminino. Na verdade, ela se transformou numa beleza real.

Maria participou dos chamados grupos de terapia e supervisão *in loco* que o Instituto oferece ao público. Grupos como esse têm funcionado no Instituto nos últimos dez anos e criaram uma rede psicodramática extensa em toda a Noruega. Os grupos se reúnem de sexta-feira a domingo e oferecem mais ou menos vinte horas de terapia e treinamento. Os participantes vêm de todas as partes do país. Os profissionais encaminham algumas pessoas, enquanto participantes que se beneficiaram previamente dessa experiência grupal encaminham outras. As circunstâncias em que as pessoas procuram os grupos são especiais e podem surpreender na primeira noite, quando novos e velhos membros se encontram e se estabelece a coesão grupal. Para que o grupo seja um espaço seguro para as pessoas com dores emocionais profundas, é essencial a aceitação incondicional de cada participante. Portanto, um pacto de sigilo é feito no começo de cada final de semana, com uma pequena cerimônia, para estabelecer a tele e encorajar a confiança.

Esse contexto experimental, com uma mistura de terapia e treinamento, provou ser muito útil tanto para os membros do grupo como para os estudantes. Ele permite aos participantes ver em primeira mão como o psicodrama é eficaz, proporcionando ao mesmo tempo treinamento a três estudantes do Instituto, que têm a chance de trabalhar com um terapeuta e professor mais experiente, sob supervisão direta ao vivo. Os estudantes dirigem as sessões e o diretor sênior, quando necessário, intervém para aprofundar o processo. Depois de cada sessão, faz-se um processamento com os três estudantes e o professor, mas sem a presença dos demais membros do grupo.

Retraumatização

Quando se trabalha com pessoas traumatizadas, frequentemente se discute, tanto na Noruega como em outros lugares, o problema da retraumatização. Essa discussão aborda invariavelmente a contraindicação do tratamento psicodramático nos casos de trauma. Enquanto alguns profissionais são contra a utilização do psicodrama com populações traumatizadas, outros sugerem que essa abordagem é uma das mais eficazes no alívio da dor que os pacientes carregam. Este último ponto de vista é também nossa posição, e discordamos das alegações de que o psicodrama leva a uma retraumatização/revitimização. Ildri Ginn, diretora do Boston Psychodrama Institute e professora há muitos anos, disse em nosso seminário anual:

> O trauma se estabelece no corpo como um padrão de caráter. Ele precisa ser trabalhado. Nós temos de encontrar a linguagem do corpo e segui-la, sem pressionar. Mas se os terapeutas não compreenderem nem vivenciarem seus próprios traumas não vão se arriscar a descer até as profundezas da dor dos pacientes. Quando se está tratando desses pacientes, é mais perigoso parar na metade do caminho do que percorrê-lo todo. Assim, a revitimização e a retraumatização podem acontecer quando o terapeuta tem medo demais de se defrontar com a própria ansiedade. (1999, comunicação pessoal)

Tendo trabalhado com Ildri por mais de dez anos, utilizando a combinação que ela faz entre psicodrama e bioenergética, vivenciei muitas sessões nas quais episódios traumáticos terríveis foram reencenados obtendo-se resultados satisfatórios, seguros e muitas vezes felizes. Gostaria de ressaltar, entretanto, que essa abordagem não é aconselhável para todos os traumatizados. Além da motivação e da força egoica, a indicação depende muito do estágio que a pessoa alcançou em seu processo de crescimento individual.

Duas abordagens de psicodrama e trauma nos Estados Unidos

Conheci o psicodrama quando fui aos Estados Unidos, em 1971, estudar terapia psicodramática com dependentes de drogas, na Daytop Village, em Nova York (Røine, 1997). Logo compreendi que aquele seria meu método de trabalho. Participei de diversos grupos de treinamento e tive o privilégio de conhecer Hannah Weiner, tornando-me sua assistente. Hannah foi aluna de J. L. Moreno e era considerada uma de suas mais talentosas discípulas. Com Hannah, visitei vários hospitais psiquiátricos públicos, nos quais experimentei sessões difíceis, tive de desempenhar papéis estranhos e vivi processos grupais turbulentos. Sua abordagem consistia em identificar o problema de cara e então trabalhar lentamente as experiências traumáticas que evoluíam. Hannah Weiner foi uma das terapeutas mais criativas, afetuosas e corajosas que conheci, com quem aprendi muito. Ela me mostrou o melhor do psicodrama clássico e da psicoterapia de grupo. Infelizmente, Hannah faleceu muito cedo e não pôde nos ensinar mais.

Em contraste com essa abordagem, também tive a oportunidade de observar o psicodrama praticado no Hospital de Veteranos de Manhattan. O foco ali era a aprendizagem social e a reabilitação, e os psicodramatistas pareciam evitar lidar diretamente com as experiências traumáticas. Enquanto as sessões eram muito interessantes e o uso do psicodrama como treinamento comportamental mostrava-se bastante eficaz, eu achava seus métodos difíceis de ser adotados, principalmente por causa da evitação da dor profunda e do medo de revitimização. Quando os membros da equipe cooperavam com os pacientes na repressão das lembranças dolorosas, o sofrimento aparecia de outras formas, tais como pesadelos ou doenças psicossomáticas, que eram então tratadas com medicamentos. Vimos com nossos marinheiros veteranos, na Noruega, sintomas e abordagens semelhantes. Talvez seja necessária uma combinação delas. Nessa estratégia de tratamento, o trabalho com o trauma profundo poderia ser seguido por uma fase de reabilitação e ensaio comportamental.

Psicodrama numa enfermaria psiquiátrica

O treinamento mais desafiante que recebi, durante meus primeiros anos de prática, foi ao trabalhar como psicóloga, por oito anos, no Ulleval Psychiatric Hospital, em Oslo. Ali me deixaram usar o psicodrama e foi construído, no subsolo, um pequeno teatro com essa finalidade. Foram instaladas luzes de palco, de acordo com o modelo utilizado por Jim Enneis no teatro psicodramático do St. Elizabeth's Hospital, em Washington, DC. Os pacientes internados em nossa enfermaria sofriam principalmente de crises existenciais agudas, mas alguns tinham vindo de um hospital prisional, depois de tentarem o suicídio. Se os pacientes estivessem suficientemente motivados e tivessem condições de se beneficiar desse método, eles eram levados ao teatro o mais cedo possível, depois de internados. A primeira sessão era um monodrama para mapear os recursos internos dos pacientes e sua rede social externa. Um médico, uma enfermeira e eu dirigíamos essas primeiras sessões de avaliação. Mais tarde, perguntávamos aos pacientes se eles gostariam de fazer parte de um grupo de psicodrama para explorar melhor seus problemas. Nós estávamos abertos a quem quisesse participar, mas ao mesmo tempo sentíamos que os portadores de psicoses agudas não tinham condições de participar do grupo de maneira construtiva. Esses pacientes poderiam trabalhar sozinhos, em monodrama, com uma pequena equipe terapêutica da clínica.

Para ilustrar esse trabalho numa enfermaria psiquiátrica, darei três exemplos de tratamento psicodramático de pacientes traumatizados.

Ola, uma vítima de estupro

Ola era um homem forte que tinha de ser tratado com extremo cuidado, pois era desconfiado, errático e muito temperamental. Até então, pouco progresso havia sido feito para estabelecer contato com ele, e eu obtive permissão para entrar no seu intenso mundo onírico.

Num primeiro momento, ele foi estimulado a falar, desenhar e a jogar livremente com palavras e sons. Quando estudávamos os diversos quadros que retratavam seus sonhos, Ola desatava a rir. Mas um dia ele trouxe um sonho com uma ovelha negra e uma ovelha branca. Ficou ansioso e quis retirar-se da sessão. Felizmente, conseguimos continuar, e ele apresentou os dois animais num pasto próximo à casa que vivia na infância. A ovelha negra queria se aproximar da branca, mas alguém tinha construído algo que separava as duas, uma espécie de cerca de arame farpado, dessas que obstruem a passagem de tanques militares. Àquela altura, Ola já sabia inverter papéis e identificou seu irmão como a ovelha branca e ele, a ovelha negra. O pai de Ola era sacerdote e a família era fundamentalista radical. Isso me fez pensar na parábola do filho pródigo, que ao final foi bem recebido, de volta a casa, por seu pai. Tentei estimulá-lo a representar essa história no palco, mas não era a chave correta. O pai, ou Deus, era vingativo e punitivo. Ola começou a ficar agitado e, nessa condição, revelou sentir ciúme do irmão, que era "puro" como uma ovelha branca.

Continuamos nessa linha até que em seu sonho apareceu um lobo. Pensei inicialmente que era o pai, ou Deus, mas ele acabou revelando-se o próprio Ola, que se atirou na direção da ovelha branca (representada por uma almofada). Ola acabou sentado entre as duas almofadas-ovelhas, uma branca e outra negra, e ficou confuso. Ele se deu conta, então, de que o lobo não era ele, mas sim seu tio, irmão de seu pai, que o tinha estuprado quando ele tinha 10 anos de idade. Aquele era o ponto que eu estava procurando. Nas sessões seguintes, Ola foi se lembrando lentamente e trabalhando o que tinha acontecido na infância. Ele se lembrou do paiol onde se deu o estupro e conseguiu, no contexto imaginário da realidade suplementar psicodramática, vingar-se do terrível "lobo" que o tinha ferido.

Prosseguimos trabalhando mais com os símbolos animais, em vez de atacar diretamente o tio. Por sua educação rígida, seria muito difícil uma confrontação direta com o tio abusador. Ola tinha feito a conexão e nós continuávamos a reconhecer o vilão da vida real, trabalhando simbolicamente. Assim, fizemos uma armadilha para pegar o lobo e o matamos com uma arma mágica, o que serviu para aliviar a raiva de Ola.

Fazendo uma retrospectiva, a hospitalização proporcionou um contexto seguro para o processo gradual de reconstrução da confiança de Ola nele mesmo e no mundo externo. Quando ele se deu conta de que o lobo era muito maior e mais forte do que a ovelha, compreendeu que não precisava se culpar. Para terminar nossas sessões, tivemos uma cerimônia e transformamos a ovelha negra em branca, de modo que ele pudesse, agora, se encontrar com o irmão e com o pai sob novas luzes.

Ivar, um pedófilo suicida

Ivar tinha quase 60 anos quando chegou ao hospital, vindo da prisão. Ele tentara o suicídio após ser preso por abuso infantil. Depois do monodrama inicial, ele participou do nosso grupo de psicodrama por alguns meses. Desse grupo fazia parte uma doce garota de 16 anos, que era dependente de drogas. Ela se tornou uma excelente ego-auxiliar para Ivar, assumindo o papel de uma menina que ele conhecera quando tinha 8 anos de idade. Depois que seus pais morreram num acidente de carro, Ivar foi para um orfanato. Dali, ele costumava visitar a menina e desfrutar da atmosfera afetiva da casa dela e da comida que a mãe dela preparava. As duas crianças continuaram amigas por muito tempo e experimentaram alguns jogos sexuais inocentes, em lugar escondido.

Um dia, quando estavam envolvidos nessa brincadeira sexual, a mãe chamou pela menina. Quando a garota estava cruzando a rua, no caminho de volta para casa, Ivar viu um caminhão enorme, ouviu uma freada violenta e percebeu que a amiga tinha sido atingida e havia morrido. Mais tarde, quando adulto, ele foi preso diversas vezes por abordar garotas pequenas e assediá-las. Depois de uma reencenação dessa situação mais antiga, o tratamento de Ivar passou a ser uma combinação de terapia psicodramática e comportamental. Com a ajuda da companheira paciente como ego-auxiliar, fizemos uma cena em que Ivar abordava uma garotinha. Imediatamente, assim que ele entrou em contato com ela, acendemos uma luz vermelha bem forte em cima dele. Isso foi repetido durante várias semanas, tempo em que Ivar se foi tornando mais consciente e envergonhado de seus atos.

Ele foi melhorando gradativamente e teve alta hospitalar. Numa entrevista de acompanhamento, contou que tinha tido vontade de fazer contato com garotinhas, mas via a luz vermelha e decidia se abster. Devido a seus antecedentes criminais e à difícil tarefa de trabalhar sua experiência traumática, ele voltou mais tarde para nosso grupo e nós continuamos a descobrir as camadas mais profundas de sua história traumática de vida, quando seus pais morreram. Ivar conseguiu, aos poucos, elaborar o luto da terrível perda dos pais e da amiga de infância. Tendo trabalhado essas duas principais experiências traumáticas, parecia estar em condições de controlar suas terríveis tendências sexuais e recebeu alta, retornando para a esposa e para o antigo emprego.

Juan, uma vítima de tortura

Na Noruega, não existem muitas vítimas de tortura em tratamento. Juan era um cidadão argentino. Em seu país, ele e o irmão foram presos e tratados como inimigos de Estado. O irmão foi torturado até a morte, numa sala ao lado daquela em que estava Juan. Como refugiado político na Noruega, quatro anos mais tarde, Juan ainda se encontrava profundamente traumatizado por essa experiência e foi internado na clínica em estado de medo e desamparo paralisantes. Suas terríveis experiências foram reencenadas no psicodrama. As duas salas foram montadas novamente, uma com Juan e a outra com o irmão. A catarse de Juan aconteceu quando ele foi colocado no papel do irmão e conseguiu, pela primeira vez, dar voz aos gritos que ele ouvira na prisão argentina e o tinham seguido desde então. Depois desse intenso alívio da dor reprimida, Juan conseguiu chorar a morte do irmão, melhorando rapidamente após a sessão.

Teorias sobre a resolução de traumas

A combinação de teorias e pesquisas de duas vertentes diferentes embasa o uso do psicodrama com traumatizados. São elas o trabalho de Levine (1997) sobre a "vivência somática" e as teorias de Seligman (1992) a respeito do "desamparo aprendido". Ambos os autores utilizam imagens de animais para explicar as várias estratégias de sobrevivência.

Levine, por exemplo, utiliza a imagem do impala, espécie de antílope africano muito veloz que, quando é atacado por um animal mais forte, fica totalmente paralisado, fazendo-se de morto para o agressor; em seguida, escapa assim que possível. Pesquisas mostraram, entretanto, que essa estratégia precisa se dar num tempo muito curto porque a enorme energia despendida na perseguição pode "congelar-se", o que acarretaria a morte do impala. A energia congelada implicaria um estado de paralisia e desamparo que faria o animal desistir da esperança de sobreviver. Levine observou esse fato em um paciente em coma. Pensando muito rápido e em desespero, ele gritou: "Aí vem um tigre, suba rápido naquela árvore!" O paciente começou a gritar e em sua fantasia viu o tigre, o que o fez movimentar-se imediatamente. Essa experiência deu a Levine a ideia para o título de seu livro de 1997, *O despertar do tigre*. Esse tipo de envolvimento do terapeuta com o cliente é muito parecido com o psicodrama – método terapêutico que faz mais do que "falar" a respeito do fazer. No psicodrama, imaginação e ação são estimuladas a evoluir espontânea e imediatamente, como demonstrado por Levine. Além disso, mais do que encarar a traumatização como doença, Levine a considera um estado de excitação, uma espécie de energia congelada que se desconecta da experiência passada. A cura do trauma tem efeito direto sobre o organismo vivo e sensível. Tentativas malsucedidas de aliviar o trauma podem fixá-lo, o que talvez provoque compulsão e superestimulação. Essa é a razão pela qual é tão importante ir até o fim quando se abre uma ferida desse tipo.

As teorias de Seligman também se encaixam muito bem com o psicodrama e com as ideias de Levine. Em seu livro de 1992, *Helplessness: on development, depression and death* [Desamparo: sobre desenvolvimento, depressão e morte], Seligman descreveu o papel do "desamparo aprendido" em traumatizados. Esse estado se deve à incapacidade de controlar uma situação de extrema ansiedade: "Quando um animal ou uma pessoa depara com um resultado que independe de suas reações, aprende que o resultado independe do que ele faça" (p. 46). Isso significa que é melhor parar de tentar, porque todo esforço é inútil e não terá efeito. A consequência pode ser a perda da autoestima e da autoimagem. A reconstrução dos acontecimentos traumáticos no psicodrama estimula o protagonista a controlar a situação de uma nova maneira. Assim, enquanto é naturalmente impossível desfazer um fato traumático, o protagonista é levado a revivenciá-lo como um "participante ativo" mais do que como um "observador desamparado".

A esperança como agente terapêutico

O psicodrama é uma terapia otimista. Em vez de focalizar a patologia, procura recursos dentro da pessoa e introduz a dimensão da esperança no processo psicoterápico. A filosofia da criatividade e espontaneidade de Moreno (1953) destaca a importância de viver no "aqui e agora". Seu conceito do "eu-deus" sugere que somos cocriadores e, portanto, carregamos a magia e o poder de mudar.

O livro de Leonard Shengold, *Soul murder: the effects of childhood abuse and deprivation* [O assassinato da alma: efeitos do abuso e da privação na infância] (1989), mostra como a dimensão da esperança é estranha e poderosa. Ele cita uma história comovente, tirada de um capítulo do livro de Primo Levi *Os afogados e os sobreviventes* (1987). Sobrevivente de Auschwitz, Levi descreve como a culpa dos assassinos de almas se transferiu para as vítimas. Em Auschwitz, esquadrões da morte compostos por judeus eram forçados a levar outros judeus para as câmaras de gás. Os integrantes desses esquadrões reagiam raivosamente quando se davam conta de que os recém-chegados ao campo nutriam a esperança de serem libertados e não se davam conta de que iam morrer. Um dia, quando limpavam as câmaras de gás, encontraram uma jovem ainda viva. Milagrosamente, ela tinha sobrevivido. O esquadrão judeu a escondeu e cuidou dela. Com a sobrevivência da moça, algo mudou dentro deles. Eles tinham recebido uma prova de algum tipo de esperança. Para Shengold (1999, p. 101), "o caso mostra uma inversão temporária e quase milagrosa da desumanização defensiva (despojar-se da capacidade de cuidar dos outros) que aqueles seres maltratados e atormentados mostraram a suas vítimas, empurrando-os para que assumissem a culpa de seus torturadores e também por terem se tornado como eles". Shengold mostra também como a degradação e a acomodação destroem a esperança. Ele cita de novo Primo Levi (1987, p. 100): "Uma única Anne Frank provoca mais emoção que miríades que sofreram como ela, mas cuja imagem permaneceu na sombra. Uma 'pessoa' reconhecível é parte da família humana e, portanto, difícil de 'matar'. Vivendo um psicodrama após o outro, aprendemos que, quando um protagonista reconhecível testemunha a esperança no futuro, esse fato tem um enorme impacto sobre todo o grupo. Ou seja, o protagonista integra a "família" coletiva e luta em favor de todos.

Técnicas

O trabalho com traumatizados exige um toque de sensibilidade, *timing* e uma variedade de técnicas eficazes. O diretor deve garantir uma atmosfera segura entre o protagonista e o grupo. Naturalmente, a construção da confiança é parte essencial do processo terapêutico com traumatizados. O tempo proporcionado para a sessão também é fundamental. Uma sessão que lida com o trauma não pode ser encerrada abruptamente por causa de regras rígidas de tempo, tais como a "hora terapêutica" exata.

No contexto hospitalar, era comum que nos frustrássemos porque frequentemente os membros da equipe tinham de abandonar as sessões para participar de reuniões. Naturalmente, isso deveria ser evitado porque os protagonistas, que já estão traumatizados, vão facilmente sentir-se abandonados e imaginar que estão sendo, de novo, ridicularizados e/ou estigmatizados. Entretanto, pensando no tempo, constatamos que as sessões também não podem ser longas demais – o que às vezes acontece devido às necessidades aparentemente insaciáveis do protagonista, ou porque ele, que antes temia abordar o assunto, está agora tão aliviado e feliz por ter conseguido, finalmente, trabalhar que nunca chega ao fim.

Outra possível razão para que o protagonista não queira o fim da sessão é seu desejo de permanecer nesse papel para sempre. Essa situação não é incomum e, quando surge, deve ser trabalhada. Certa vez, dirigi uma sessão longa que durou cinco horas e dez minutos. Embora eu ainda acredite que era o tempo de que o protagonista precisava, o fato é que ela foi cansativa para todos os envolvidos. É importante, portanto, que o diretor mantenha o foco e esclareça os limites de confiança, tempo e toque físico. Acima de tudo, o diretor deve ter a coragem de tocar as profundezas emocionais do paciente.

Inversão de papéis com o agressor

Um dos aspectos da teoria de papéis de Moreno (1953), de importância vital no trabalho com traumatizados, é a capacidade de diferenciação de papéis. Alguns protagonistas têm um repertório de papéis muito limitado. Invertendo papéis com os outros e explorando uma realidade mais ampla, eles podem melhorar sua capacidade de resgatar seu autêntico eu.

Essa é também a razão pela qual muitas vezes estimulamos o protagonista a inverter papéis com o abusador. Embora não seja recomendável fazer essa inversão muito cedo, o diretor pode verificar se, em dado momento, o protagonista está pronto para "vivenciar o outro" e, nesse caso, se sentir suficientemente seguro para sugerir a inversão de papéis. Sendo feita no tempo certo, os medos e a humilhação do trauma podem ser modificados, alcançando-se uma transformação interior. É por meio da inversão de papéis que os protagonistas vão conseguir diferenciar os outros de si próprios, liberando-se assim da culpa e da vergonha de estarem tão intimamente associados com o ato terrível em si.

Percebemos que isso vale para todos os tipos de trauma – do estupro ao abuso sexual constante, na infância, e a outras formas de tortura sistematizada. Com um contrato claro entre o protagonista, o diretor e o grupo, as dramatizações podem ser feitas de modo muito real, de tal forma que o grupo testemunha as provações do protagonista e mostra ao mundo, por meio da ação, o que realmente aconteceu.

A terapia de apoio não é suficiente para curar traumatizados. A simples compreensão e a aceitação incondicional não conseguem aliviar a dor emocional causada por guerra, incesto, estupro e outros atos de violência. Como assinalou Schützenberger (1999, p. 66), "o inconsciente tem boa memória" e tende a encontrar vários canais de expressão quando impedido de ser revelado. Medard Boss (1980) disse algo semelhante: "As experiências traumáticas são melodias vitais aprisionadas. Elas devem sair e ser executadas por toda a orquestra da vida humana. E de cada indivíduo vai sair uma música a ser tocada com a orquestra do mundo". Melodias vitais aprisionadas? Sua libertação é talvez o que todas as terapias, inclusive o psicodrama, estejam buscando.

Referências bibliográficas

Boss, M. Palestra proferida no Modum Hospital for Neuroses, setembro de 1980.

Levi, P. *The drowned and the saved*. Londres: Sphere Books, 1987. [Em português: *Os afogados e os sobreviventes*. 2. ed. Rio de Janeiro: Paz e Terra, 2004.]

Levine, P. *Waking the tiger. Healing trauma: the innate capacity to transform overwhelming experiences*. Berkeley: North Atlantic Books, 1997. [Em português: *O despertar do tigre: curando o trauma*. 3. ed. São Paulo: Summus, 1999.]

Moreno, J. L. *Who shall survive?* Nova York: Beacon House, 1953. [Em português: *Quem sobreviverá? Fundamentos da sociometria, psicoterapia de grupo e sociodrama*. Goiânia: Dimensão, 1992, v. 1, 2 e 3.]

Røine, E. *Psychodrama: group psychotherapy as experimental theatre*. Londres: Jessica Kingsley, 1997.

Schützenberger, A. A. *The ancestor syndrome*. Londres: Routledge, 1999.

Seligman, M. E. P. *Helplessness: on development, depression and death*. Nova York: W. H. Freeman, 1992.

Shengold, L. *Soul murder: the effects of childhood abuse and deprivation*. New Haven: Yale University Press, 1989.

6 PRISIONEIROS DA FAMÍLIA: PSICODRAMA COM CRIANÇAS ABUSADAS

ANNE BANNISTER

Fintan tinha 8 anos de idade quando conseguiu falar com a professora a respeito da "perua branca que o levava, junto com suas irmãs, ao lugar ruim". A professora estava preocupada, já havia algum tempo, porque Fintan estava distraído e não conseguia aprender, embora fosse muito criativo nas aulas de arte. Ela entrou em contato com as autoridades, e Fintan e suas irmãs (de 6 e 4 anos) conseguiram falar um pouco sobre o terrível abuso sexual e físico que tanto eles quanto outras crianças de suas relações sofriam regularmente da parte de seus pais, avós e outros parentes. Várias pessoas foram processadas e condenadas à prisão. Uma parte do trabalho terapêutico subsequente com Fintan foi descrito em *The healing drama* [A dramatização que cura] (Bannister, 1997). Suas irmãs e seus primos também passaram por terapias, como psicodrama e dramaterapia.

Fintan e suas irmãs reagiram a essas experiências de formas diferentes, mas todos acabaram apresentando múltiplos sintomas, entre eles dificuldades com a raiva (tanto inibição quanto expressão explosiva inadequada), automutilação (cortar a pele ou coçar até sangrar), dissociação (observada especialmente em aula) e amnésia em relação aos acontecimentos traumáticos. Embora as crianças conseguissem descrever, coletivamente, alguns dos incidentes com clareza suficiente, todas tinham episódios em branco, dos quais não se lembravam. Infelizmente, isso aconteceu dois anos antes de as crianças poderem ser colocadas em lares adotivos permanentes e um ano antes que elas se sentissem suficientemente apoiadas para começar a terapia. Muitas das crianças, especialmente as mais velhas, sentiam vergonha, culpa e autocondenação. Fintan achava que não tinha protegido as irmãs mais novas e se condenava por isso. Todas as crianças temiam os abusadores e atribuíam poderes mágicos a alguns deles. Elas tinham a sensação de que poderiam ser vistas, onde quer que estivessem, e de que seriam punidas se contassem os segredos.

Danos causados pelo abuso sexual

As crianças que sofreram abuso infantil prolongado podem ser comparadas com prisioneiros com longas penas submetidos a torturas. Essas crianças são mantidas cativas dentro da família, como se estivessem na cadeia. São prisioneiras, em primeiro lugar, pela impossibilidade de sobreviver sem os familiares. Em segundo lugar, são subjugadas pelos vínculos emocionais que formam com aqueles que cuidam delas ou com aqueles que lhes dão alguma atenção, mesmo quando essa atenção é maléfica.

As crianças que foram molestadas por aqueles de quem esperavam proteção, sejam essas pessoas familiares ou "amigos da família", têm todos os sintomas do transtorno de estresse pós-traumático (TEPT). Esse fato foi claramente reconhecido pela American Psychiatric Association, que acrescentou aos seus critérios diagnósticos uma lista detalhada dos sintomas de TEPT em crianças (1994).

A psiquiatra feminista Judith L. Herman (1998), que integrou o comitê que estabeleceu os critérios diagnósticos para o TEPT, afirmou que nos sobreviventes de abuso prolongado o quadro sintomático é bem mais complexo do que no TEPT simples. Ela destaca que "há frequentemente mudanças de características de personalidade, inclusive deformações da identidade e da capacidade de relacionamento". Ela diz também que os sobreviventes de abuso na infância são, além disso, "particularmente vulneráveis a danos repetitivos, tanto os infligidos por terceiros quanto os autoinfligidos". Herman denominou os sintomas que se encontram nesses sobreviventes de "TEPT complexo" (1998, p. 118-22), descrevendo-os em detalhe. Quem trabalha com crianças vai observar que os sintomas se manifestam muitas vezes nas cadeiras, especialmente a revivência das experiências e a busca incessante de alguém que possa resgatá-las.

Herman destaca que outros profissionais que trabalham com sobreviventes de abuso infantil têm refinado a definição de transtorno de estresse pós-traumático, incluindo duas categorias: transtorno simples e transtorno severo. Em minha longa experiência de trabalho com crianças abusadas sexualmente, reconheço a diferença entre crianças que foram abusadas repetitivamente, por um adulto de confiança, e crianças que sofreram um trauma de curta duração. As primeiras normalmente sentem que não têm ninguém que possa apoiá-las. Ficam completamente isoladas e sequer imaginam que outras crianças podem estar passando pelo mesmo sofrimento. São como reféns que não conseguem se comunicar com ninguém além de seus sequestradores.

As dificuldades dessas crianças com a identidade e com os relacionamentos podem ser associadas a disfunções no seu processo de vinculação. Durante seu desenvolvimento, a criança necessita estabelecer vínculos com seus cuidadores primários. Como Bowlby (1953) demonstrou, essa vinculação é crucial para um desenvolvimento satisfatório. A necessidade de vínculos parece ser tão grande que as crianças procuram estabelecê-los mesmo com pais molestadores e descuidados. Quem trabalha com molestadores sexuais de crianças sabe que eles estimulam, deliberadamente, o processo de vinculação. Fazem-no seduzindo-as gradativamente, a fim de vencer sua resistência (Finkelhor, 1984). O processo de vinculação é distorcido pelo fato de o relacionamento molestador-criança não beneficiar os dois, sendo prejudicial à criança. Embora o procedimento utilizado pelos abusadores para construir a relação com a criança seja, sem dúvida, coercitivo, eles costumam racionalizá-lo alegando que o vínculo é mútuo, e com isso se estabelece uma vinculação disfuncional.

Tratamento individual e grupal

Nas primeiras pesquisas sobre o melhor tratamento para pessoas abusadas na infância, o foco recaía sobre os adultos mais do que sobre as crianças. Os adultos que foram molestados na infância apresentam, frequentemente, dificuldades de relacionamento, provavelmente em consequência dos danos causados ao processo de vinculação.

Em razão disso, durante as duas últimas décadas, diversos estudos têm mostrado que o tratamento mais comum para adultos se dá dentro do grupo terapêutico (van der Kolk, 1987)[1].

Os pesquisadores também vêm defendendo que esse trabalho seja feito com adolescentes. O tratamento de jovens em pequenos grupos tem tido sucesso (Blick e Porter, 1982; Bannister e Gallagher, 1995), uma vez que, para os adolescentes, o apoio e a aprovação dos companheiros são em geral mais importantes do que o oferecido pelos adultos.

Entretanto, muitos adultos e adolescentes abusados têm se beneficiado de terapia individual, especialmente nos estágios iniciais de sua recuperação; da mesma forma, crianças vêm sendo tratadas num esquema individual, com bons resultados (Bannister, 1992 e 1997; Cattanach, 1992). As crianças se prendem muito aos acontecimentos traumáticos e sua maneira de enfrentá-los é bem menos desenvolvida. Há casos em que elas não conseguem estabelecer nenhum tipo de vinculação com um adulto não abusador. Vinculando-se a um terapeuta individual, isso muitas vezes significa o início de um processo de aumento da capacidade de se relacionar melhor com os companheiros.

As crianças que fazem algum tipo de terapia individual podem, gradativamente, conseguir passar para um grupo terapêutico, onde terão a chance de vivenciar o apoio

---

1. Para uma discussão a respeito do tratamento grupal e individual de sobreviventes adultos de abusos sexuais, veja Sheldon e Bannister (1998).

de outras crianças, reduzindo assim o seu isolamento. No contexto seguro do grupo, elas aprendem a se relacionar melhor com outras pessoas e experimentam diferentes formas de comportamento.

Há, porém, problemas no manejo seguro de um grupo de crianças menores que sofram da modalidade complexa do transtorno de estresse pós-traumático. É necessário ser um terapeuta de crianças muito habilidoso. Em função das diferenças de desenvolvimento, as crianças devem ter idades muito próximas. Podem ocorrer dificuldades, entretanto, na formação desses grupos, e aqueles que têm vingado costumam durar pouco e se concentrar mais em habilidades sociais e autoproteção (Silovsky e Hembree-Kigin, 1994).

Evidências, contudo, mostram que grupos de longa duração promovem benefícios mais duradouros (Reeker e Ensing, 1998). A utilização de grupos contínuos e abertos não é em geral defendida, no caso de sobreviventes de abuso sexual, porque um grupo fechado, com tempo limitado, pode ser considerado mais seguro. Tal grupo pode ser cuidadosamente estruturado de forma que trabalhe temas dolorosos só depois de um longo período de consolidação e construção de confiança. Pode-se, então, dedicar tempo suficiente para uma contenção e um fechamento seguros, antes que o grupo termine.

Avaliação para um tratamento adequado

Nesse tipo de grupo, o trabalho com crianças mais novas é mais complicado. É preciso fazer uma avaliação completa para garantir que cada uma delas esteja em condições para esse tipo de abordagem. A listagem a seguir pode ser útil para os profissionais que avaliarem crianças abusadas com vistas à inclusão num grupo.

Mecanismos de enfrentamento

Algumas crianças enfrentam o trauma exibindo um comportamento sexualmente abusivo, e portanto perigoso para outras crianças. Entretanto, esse comportamento em crianças pequenas é em geral ignorado ou justificado pelos adultos (Bannister e Gallagher, 1996). A pessoa que encaminhou a criança para o grupo pode não revelar esse comportamento, salvo se especificamente questionada, razão pela qual é imprescindível que uma avaliação cuidadosa seja feita, a fim de verificar se a criança está se comportando de forma suficientemente controlada. Esse tipo de criança pode representar um perigo para as demais, no grupo, e talvez reaja melhor ao tratamento individual. Uma criança que abusa de outras pode reagir bem num grupo pequeno, de crianças semelhantes, no qual a ênfase esteja na modificação do comportamento.

Relacionamento com terceiros

Como o abuso pode ser relativamente recente, talvez as crianças estejam completamente despreparadas para ouvir relatos de outras, no grupo, a respeito de abusos; podem ficar perturbadas. Uma criança que tem vínculo disfuncional com apenas um adulto molestador terá dificuldade de estabelecer vínculos adequados com os operadores do grupo e com outras crianças. É importante, portanto, que as crianças no grupo terapêutico já tenham tido a oportunidade de vincular-se a pelo menos um adulto não abusador. Isso pode ser feito num curto período de terapia individual.

Níveis de desenvolvimento

Uma criança abusada já se sente diferente em relação às outras, por isso um cuidado especial deve ser tomado para garantir que exista no grupo um espectro mais estreito, tanto etário como de níveis de desenvolvimento. Na faixa de pré-púberes é possível incluir meninos e meninas, sendo até mesmo útil essa inclusão, para que as crianças vejam que ambos os sexos podem ser molestados. Funciona melhor quando há um equilíbrio numérico entre meninos e meninas. As crianças com dificuldades de aprendizagem (mesmo que severas) podem ser admitidas no grupo de crianças com problemas similares. Isso não constitui barreira para o tratamento.

Prioridade ao tema do abuso sexual

Algumas crianças que sofreram um curto período de abuso sexual fora da família podem ter se tornado mais vulneráveis a esse tipo de abuso devido a dificuldades temporárias dos familiares. Nessas ocasiões, os pais, que normalmente são apoiadores, talvez tenham ficado ausentes, e a criança pode ter sido facilmente seduzida por um molestador violento. Essa criança, mais do que participar de um grupo em que o abuso sexual seja o foco, necessitará de ajuda para investigar, junto com os parentes, as dificuldades familiares. A avaliação deve, portanto, acompanhar a temática da criança, em todos os momentos, de modo que ela consiga expressar sentimentos a respeito de qualquer coisa que a esteja incomodando.

Durante o período de avaliação, que pode durar várias semanas, os terapeutas também precisam se certificar de que as crianças estejam razoavelmente seguras em seu meio familiar e de que os cuidadores poderão apoiá-las durante o período de terapia.

Os métodos terapêuticos

Nesta seção descreveremos um pequeno grupo terapêutico de quatro crianças sexualmente abusadas, dois garotos e duas meninas, que durou vinte semanas. As crianças tinham entre 8 e 9 anos. Sou psicodramatista e dramaterapeuta e venho trabalhando há muitos anos com crianças abusadas sexualmente. Meus colegas de trabalho são assistentes sociais com experiência semelhante. Eles também têm treinamento em jogos criativos[2].

Num pequeno grupo que dure entre dezesseis e vinte semanas, é possível construir novos relacionamentos e reparar algum eventual dano ao processo de desenvolvimento. Cada criança é afetada de modo muito particular, o que demanda um formato terapêutico flexível que possa ser adaptado a cada uma delas. As crianças costumam ter dificuldade de atribuir significado a suas experiências de abuso. A terapia deve lhes permitir reviver os acontecimentos, seja metafórica, seja mais diretamente, de modo que elas possam encontrar sentido em suas experiências, na companhia segura de seus coleguinhas e de seu terapeuta. Elas muitas vezes precisam de testemunhas que lhes deem apoio e ajudem a recriar o que aconteceu. A terapia lúdica criativa, que incorpora o psicodrama, a dramaterapia e, potencialmente, a arte e a musicoterapia, é uma abordagem bastante adequada.

Psicodrama

Além do dano ao desenvolvimento causado por vínculos disfuncionais, o abuso múltiplo pode prejudicar o senso de identidade da criança e a sua capacidade de ter empatia com pessoas significativas.

Moreno descreveu o processo de desenvolvimento numa sessão de psicodrama realizada com estudantes de enfermagem em 1952 (Fox, 1987). Ele sugeriu três etapas no desenvolvimento da criança:

- encontrar uma identidade distinta;
- reconhecer o eu;
- reconhecer o outro.

As técnicas psicodramáticas podem ser diretamente comparadas com os métodos que um genitor ou cuidador utiliza para ajudar a criança a se desenvolver. A técnica da

---

2. Agradeço a Louise Brown, Steve Towers e Janice Wilson, que trabalharam comigo no grupo piloto aqui descrito. Sem suas competentes contribuições, o grupo não teria existido.

dublagem ajuda as pessoas a expressar sentimentos e descobrir, quem sabe, sua identidade. A técnica do espelhamento ajuda as pessoas a se verem como os demais as veem e, portanto, a se reconhecerem. A técnica da inversão de papéis é mais útil para capacitar as pessoas a compreender e reconhecer as diferenças em outros. Parece razoável sugerir que um procedimento terapêutico que usa, especificamente, as técnicas de dublagem, espelhamento e desempenho de papéis seja útil para pré-púberes que sofreram abuso sexual múltiplo. As omissões e distorções de uma experiência abusiva precoce podem ser mitigadas por uma reencenação positiva do processo de desenvolvimento.

Num grupo psicodramático com adultos, o protagonista pode ser dublado pelo diretor, por um auxiliar treinado ou por outro membro do grupo. O dublê normalmente se coloca ao lado do protagonista e, usando habilidades na avaliação da linguagem corporal ou a tele (a resposta empática, de mão dupla, entre as pessoas), pronuncia em voz alta aquilo que não está sendo dito. Essa fala pode ser corrigida ou confirmada pelo protagonista.

Entretanto, em nosso grupo com crianças violentamente molestadas, a técnica da dublagem foi usada somente pelos terapeutas, que ficavam em pé ou sentados ao lado da criança que parecia ter dificuldades de expressar sentimentos ou de proclamar sua identidade. Isso possibilitava à criança avançar mais e, quem sabe, encontrar sentido nos sentimentos conflituosos.

No grupo de psicodrama com adultos, o diretor também pode sugerir que uma cena potencialmente dolorosa seja concretizada "em espelho", de modo que o protagonista veja a cena com outra pessoa no seu lugar. Em grupos com crianças, essas cenas "em espelho" se deram com a utilização de fantoches, operados pelos profissionais da equipe. As crianças também utilizavam fantoches e entravam em cena quando se sentiam em condições. O uso de fantoches é em geral recomendado no caso de crianças (Carlson-Sabelli, 1998). Acredita-se que essa forma de projeção ajuda a distanciar a ação e também que a "miniaturização" torna a ação mais administrável.

A inversão de papéis é uma técnica usada com frequência em grupos de adultos para capacitar o protagonista a ver o ponto de vista do outro. É também utilizada para ampliar o repertório de papéis. No grupo com crianças, faz-se muita inversão de papéis, tanto com fantoches quanto em jogos nos quais elas concretizam cenas de fantasia, normalmente desempenhando vários papéis. Elas também podem orientar outras pessoas, especialmente os terapeutas, sobre fazer determinados papéis, sendo, quando prontas, convidadas a trocar de papel com os terapeutas.

Essas técnicas do psicodrama foram combinadas com métodos de dramaterapia e ludoterapia, proporcionando assim um meio flexível e eficiente de trabalhar, agradável para as crianças.

Dramaterapia

A dramaterapia utiliza um modelo de jogo que considera o desenvolvimento. O primeiro jogo da criança é corporal. Ela brinca com o próprio corpo ou com excreções corporais; ela suga ou agarra os dedos dos adultos e mais tarde se molha com água ou se suja com areia ou terra. Ela experimenta o mundo com todos os sentidos, inclusive o toque e o paladar. Essa etapa pode durar de um a dois anos e, ao longo da vida, é frequentemente revisitada. A criança que sofreu trauma durante essa etapa pode achar difícil brincar num ambiente bagunçado ou, alternativamente, pode ficar obsessivamente paralisada no palco e incapaz de se movimentar. Essa etapa pode ser comparada com a fase do desenvolvimento que Moreno caracterizou como a fase da "identidade" (Fox, 1987).

A segunda fase do jogo é a projetiva, na qual as crianças projetam sentimentos em brinquedos ou pessoas. Ao permitir que os sentimentos sejam expressos por um brinquedo, as crianças podem receber confirmação daquilo que sentem. Por exemplo, dizendo à mãe que "O ursinho está triste hoje", e recebendo a empatia da mãe, a criança percebe melhor o efeito de seus sentimentos sobre os outros. Essa etapa pode ser comparada com a segunda fase do desenvolvimento, que Moreno denominou "reconhecimento do eu", ou "espelhamento".

A terceira etapa é a do jogo de papéis, quando, por volta dos 3 ou 4 anos, a maioria das crianças representa o tempo todo os mais diferentes papéis. Em geral, os primeiros papéis são os de mãe ou pai, mas logo se acrescentam animais e figuras fantasiosas ao extenso repertório de papéis da maioria das crianças sadias. Essa terceira fase é, claro, comparável com a fase de "inversão de papéis" de Moreno.

A teoria do desenvolvimento do jogo foi inicialmente sugerida por Peter Slade (1954) e mais tarde aprimorada por Sue Jennings (1995). Esses dois dramaterapeutas se inspiraram nas brincadeiras das crianças em seu trabalho, como o fez Moreno. A dramaterapia faz uso da metáfora, o que permite que os problemas sejam atuados por meio de lendas ou contos de fada.

O grupo era firmemente centrado na criança, de modo que as histórias atuadas eram quase sempre tiradas de programas de televisão a que as crianças assistiam. Já que as crianças pequenas utilizam constantemente a metáfora em suas brincadeiras, os terapeutas do grupo se preocupavam em permanecer dentro das metáforas que as crianças escolhiam, a menos que elas mesmas optassem por torná-las mais explícitas.

Como exemplo, podemos citar a criança que, na época em que participava do grupo, sofreu humilhação num caso judicial em que o júri concluiu que seu molestador era inocente. Esse menino começou sua história com alguns pássaros sábios que faziam tudo errado, o que foi dramatizado com bonecos. A certa altura, a história mudou para um juiz e um júri que foram severamente punidos por não fazerem a coisa certa. Isso também foi representado com os bonecos, e dessa forma a metáfora se tornou clara. Esse movimento gradual da metáfora para a realidade protege as crianças de serem sufocadas pela reencenação de acontecimentos traumáticos. Nesse caso, o menino conseguiu dramatizar, mais tarde, cenas dos abusos que sofrera.

Equipe técnica

Os quatro terapeutas, três mulheres e um homem, revezavam-se semanalmente, dois deles dirigindo o grupo de crianças e um dirigindo um grupo simultâneo para as mães das crianças. O quarto terapeuta estava presente como observador no grupo de crianças e registrava por escrito o que acontecia. Isso foi útil na medida em que proporcionou material de supervisão aos terapeutas que dirigiam o grupo. As observações eram compartilhadas dentro da equipe, que se reunia logo depois da sessão, por 45 minutos. Eles também se reuniam minutos antes da sessão para planejá-la. Uma vez por mês, um dos terapeutas dirigia um grupo simultâneo com as mães das crianças em que se compartilhavam informações (dentro dos limites da confidencialidade) e se respondiam perguntas. É importante, para um grupo de crianças que foram sexualmente abusadas por homens (como neste grupo), que os terapeutas masculinos não sejam vistos como a figura mais forte (Herman, 1998). Na frente das crianças, os profissionais tomavam cuidado para assumir uma condição de igualdade, embora houvesse entre eles diferenças significativas de idade e de experiência. Eu era a única terapeuta titulada e proporcionava treinamento e orientação aos assistentes sociais. Como já tinham experiência nessas técnicas, os profissionais da equipe não precisavam de nenhum estímulo especial para assumir papéis ou usar fantoches e outros materiais.

O processo grupal

Todos os terapeutas e as crianças compareceram à primeira sessão, na qual foi explicado o sistema de revezamento dos terapeutas e observadores. As crianças decidiram que o grupo seria chamado "Grupo de Amigos" e delinearam as "regras do grupo", que foram escritas numa folha grande de papel, assinada por todos, inclusive os terapeutas, e que era afixada na parede antes de cada sessão.

Os terapeutas temiam que as crianças se incomodassem com o papel do observador – que não participava da sessão, apenas tomava notas –, mas isso não aconteceu.

O observador era ignorado durante o decorrer da sessão, exceto no intervalo, qu ndo uma criança delicadamente lhe oferecia um suco ou um biscoito.

A mesma estrutura era seguida em todas as sessões. Um jogo de pega-pega, bem movimentado, era introduzido no começo, com o "lobo" tentando pegar a "ovelha": uma pessoa usava um boneco "lobo" e tentava pegar os outros. As crianças logo estabeleceram regras a respeito de "lugares seguros" na sala e sugeriram que o "cotovelo" seria a parte segura para pegar alguém. Esse tema do lobo foi originalmente sugerido pela equipe, mas foi assimilado pelas crianças; o "lobo mau" dos contos de fada era frequentemente utilizado por elas nas histórias e quadros que criavam. Esse jogo pode ser visto como equivalente ao aquecimento do psicodrama.

Depois de as crianças terem gastado um pouco de energia, estavam prontas para brincar com os fantoches. Providenciados diversos fantoches de animais, as crianças eram simplesmente convidadas a "dizer como os bonecos estavam se sentindo". Inicialmente os membros da equipe utilizavam também desenhos simples de rostos humanos para ajudar as crianças a identificar sentimentos, mas em prazo muito curto isso não foi mais necessário. As crianças conseguiam falar, por intermédio dos bonecos, sobre seus medos e esperanças atuais. Essa seção continuava o "aquecimento" num nível mais íntimo.

Algumas crianças tinham bonecos favoritos, que utilizavam constantemente, enquanto outras escolhiam os fantoches de acordo com seu estado de espírito.

Seguia-se uma pausa para descanso, na qual as crianças participavam de uma mesa de refrescos e comidinhas, previamente preparadas. Assim, nessa parte da sessão dav¬-se continuidade a um compartilhamento mais informal e à construção de confiança.

Terminado o lanche, começava a parte mais formal de "ação". Inicialmente, ofe-recia-se ao grupo argila e tinta para que a brincadeira ficasse mais concreta e todos experimentassem aquilo juntos. James[3], que tinha sofrido abuso quando muito pequeno, achou difícil brincar com o material artístico oferecido. Ele disse que não queria lidar com argila. Uma das assistentes sociais, que o notara preocupado em não sujar a roupa com argila, dublou-o. "Acho que vou me ferrar se eu sujar essa calça", disse ela, sentando-se ao lado do garoto. "Eu levava surra de vara", disse James. "Eu também", disse voluntariamente uma das meninas. À medida que todas as crianças iam compartilhando seus sentimentos a respeito da injustiça de ser surradas, a argila ia sendo socada.

Numa primeira fase, as crianças escolhiam material de arte, talvez porque lhes fosse mais familiar, devido à vivência escolar. Entretanto, elas logo começaram a fazer

---

3. Todos os nomes de crianças aqui apresentados são fictícios.

cenas mais longas com os bonecos e com figurinhas (jogo projetivo) e jogos de papéis mais elaborados, vestindo-se como personagens.

Os terapeutas sugeriram um mote ou *slogan* grupal, introduzido na primeira sessão. As crianças logo o aprenderam e o repetiam vigorosamente, nas ações que elas criavam, até o fim de cada sessão. Era assim:

Eu sou uma boa pessoa,

Eu tenho orgulho de mim,

Eu avancei muito,

Veja como eu fiquei forte!

A parte final da sessão pode ser comparada com a etapa do compartilhamento de uma sessão de psicodrama com adultos. Uma criança jogava a bola para outro membro do grupo, enquanto agradecia àquela pessoa por algo de que gostara durante a sessão. Elas agradeceram umas às outras e à equipe por "fazer uma boa pintura", "construir um grande modelo", "ouvir minha história", "me ajudar quando eu estava travado", e assim por diante.

Conteúdo das sessões

Esse modelo psicodramático de sessão grupal, com suas três fases – aquecimento, ação e compartilhamento –, foi seguido nas vinte semanas de vida do grupo. Entretanto, o conteúdo das sessões mudava a cada semana, e a ação era modificada e refinada principalmente pelas crianças. O jogo inicial de pega-pega pouco mudou, embora as crianças estabelecessem, quase sempre, regras especiais. Uma inovação interessante foi que elas começaram a carregar com elas os almofadões, assinalando que "você pode levar com você o seu lugar seguro".

O trabalho projetivo com bonecos era às vezes superficial, mas em outras se tornou muito mais profundo – e essa parte foi evoluindo imperceptivelmente para uma dramatização psicodramática.

Certa feita, James disse que seu boneco era um médico que poderia "consertar corações partidos". Jenny, segurando um cachorrinho (boneco), disse: "Todos os meus bonecos morreram". Patrick disse que um homem entrou para roubar os bonecos e eles lutaram com ele ficando "estraçalhados" durante a luta. A encenação foi se tornando frenética à medida que se desenrolava a luta simulada, e, ao final, todos os bonecos ficaram espalhados no chão. James entrou em cena como médico e constatou que um dos bonecos estava vivo. Aos poucos, e com muita satisfação, ele foi restaurando a vida dos bonecos e curou o coração ferido do cachorro, que se regozijou com o fato de seus bonecos terem sido salvos. Essa sessão pareceu ser, para James, um ponto de virada. Durante o compartilhamento do final da sessão, ele jogou a bola para si mesmo, dizendo: "Eu me agradeço por ser uma boa pessoa".

A certa altura, os terapeutas introduziram peças de vestuário como alternativa ao trabalho com argila ou tinta. Nessa ocasião, todas as crianças estavam usando tranquilamente a argila e a tinta e produziam trabalhos que elas consideravam aceitáveis. Patrick tinha feito com a argila uma caneca com duas faces. Um lado tinha uma cara feliz, que, segundo ele, era o lado que as pessoas veem. O outro lado tinha uma cara triste, "que em geral fica voltada para a parede". Outras crianças mostraram seus sentimentos por meio de pinturas e desenhos.

As vestimentas estimularam o jogo de papéis e se tornaram extremamente populares. O que mais se usava eram echarpes compridas, cintos, chapéus, luvas e bijuterias, pois não exigiam que se trocasse de roupa. Um dos meninos, que fora abusado sexualmente, junto com o irmão mais velho, por um amigo da família, parecia preocupado com sua masculinidade. Ele costumava vestir-se como mulher no jogo de papéis, mas aquilo era totalmente aceito dentro do grupo, e suas preocupações com a sexualidade foram pouco a pouco se dissipando.

Depois de aproximadamente oito semanas, foi se evidenciando um tema grupal ligado à raiva e à frustração com as mães que não conseguiam proteger seus filhos. Continuando o tema do "lobo mau", comecei uma história grupal baseada no conto "Os três porquinhos". Nessa história terapêutica, "seu lobo" enganou a mamãe porca, que o havia convidado para ir à casa dela. Ele foi cruel com os porquinhos, e quando eles contaram isso à mãe ela não acreditou. "Seu lobo" ajudou os porquinhos a reconstruir sua casa de palha para transformá-la numa casa de madeira e, depois, numa casa de tijolos. Tratava-se de uma alteração da história original, na qual os porquinhos constroem a casa de tijolos para impedir a entrada do lobo. Nesse caso, o lobo estava dentro da casa e estava construindo uma cerca para manter os porquinhos dentro dela. Na sequência, unidos, os porquinhos conseguiram mandar "seu lobo" embora, permanecendo eles e a mãe a salvo na casa de tijolos.

O grupo gostou muito dessa história. As crianças fizeram casas de tijolos, com argila, espontaneamente, assim como desenhos de porquinhos e do "seu lobo". A atividade de que eles mais gostaram foi, provavelmente, dramatizar toda a história com roupas que eles escolheram. Nesse caso, claro, as crianças estavam representando uma metáfora pronta, adequada. Isso lhes deu confiança e eles criaram uma nova história, que foi representada pelo grupo sob a direção conjunta das crianças.

Uma das mulheres da equipe estava fazendo o papel de uma mãe que tinha perdido os filhos. Ela gritava e procurava os filhos, sem sucesso. Uma das meninas do grupo, Jenny, assumiu o papel da filha perdida. Foi para um canto do salão, bem longe da mãe. A mãe continuava a chorar e a se lamuriar. Nesse momento, Patrick entrou e disse à mãe que, para que ela encontrasse seus filhos, deveria "lutar com sua consciência". Ele traçou um círculo imaginário no solo e se colocou dentro dele, assumindo uma postura de luta. A mãe entrou cautelosamente no círculo e outra mulher da equipe assumiu a direção para garantir segurança na batalha que se seguiu. Patrick, como "consciência", e a terapeuta, como "mãe", cercavam-se mutuamente, a mãe se defendendo dos gestos ameaçadores de Patrick. A mulher que desempenhava o papel da mãe disse que sentia muito pelo que tinha acontecido. Nesse momento, Jenny gritou: "Eu estou aqui, mamãe!", e as duas percorreram a sala para se encontrar.

Tudo indica que tanto Jenny como Patrick se beneficiaram muito desse trabalho. O comportamento de Jenny se tornou menos raivoso e mais assertivo. Patrick ganhou confiança e autoestima.

Resultados

As crianças fizeram os testes B/G-Steem (Maines e Robinson, 1988) no início e no final do grupo. Esse teste mede a autoestima e o lócus do controle nas crianças, e foi escolhido pela equipe porque a baixa autoestima costuma ser um dos sintomas mais apresentados por crianças abusadas. Todas elas tiveram, ao início, um índice "baixo" na escala de autoestima, mas depois de terminado o grupo passaram para "normal" ou "alto".

O B/G-Steem mede a percepção que a criança tem de seu lócus de controle. Como as crianças molestadas que sofrem de TEPT geralmente mudam a maneira de se relacionar com os outros, o teste lhes serviu perfeitamente. As crianças do grupo evidenciavam uma tendência a controlar os demais ou apresentavam reiteradas falhas em sua autoproteção. No começo, todas se percebiam como desprovidas de poder, sem nenhum controle, ou, ao contrário, mais fortes que as demais. As mudanças ocorridas no lócus de controle significaram que elas estavam menos inclinadas ao comportamento agressor e muito mais inclinadas a se proteger de eventual vitimização.

Pediu-se também aos cuidadores primários dessas crianças, no caso as mães, que fizessem um teste (Naglieri, Le Buffe e Pfeiffer, 1993) sobre o comportamento dos filhos, antes e depois do grupo. Os resultados desse teste dependiam, obviamente, das relações entre filhos e mães. Infelizmente, o comparecimento ao grupo paralelo de mães, que se reunia mensalmente, foi irregular, uma vez que todas as mães acabaram passando por situações graves – como hospitalização, audiências judiciais e mudança não planejada de residência. O grupo tinha sido pensado como um espaço de troca de informações com as mães, além de proporcionar apoio a elas. Em função do ocorrido, foi-lhes oferecido um grupo de apoio depois de terminado o grupo com as crianças.

Apesar disso, os resultados dos testes mostraram alguma coerência: todas as mães avaliaram positivamente a autoestima e a criatividade dos filhos ao final do grupo. Uma das mães, cuja relação com o filho era particularmente problemática, registrou uma melhora significativa nesse relacionamento. Duas outras mães estavam impressionadas com a nova atitude de autoproteção dos filhos. Todas constataram também uma grande melhora na depressão das crianças.

O comportamento das crianças dentro do grupo era discutido e registrado pela equipe em suas reuniões semanais. Nos primeiros dias, havia registros frequentes de comportamento sexual inadequado, especialmente na brincadeira com bonecos. A maioria das crianças, por intermédio dos bonecos, parecia mostrar sentimentos de perda. Por exemplo, os bonecos animais eram muitas vezes descritos "sentindo tristeza por não terem papais", ou "se sentindo mal porque sua mãe estava muito doente". Os bonecos reiteradamente pediam ajuda a um "irmão", "irmã" ou "amigo", mas em geral não conseguiam obter nem ajuda nem proteção.

Mais tarde, a mudança foi marcante: os bonecos se sentiam "bons" e "fortes" e se ajudavam mutuamente, ou recebiam ajuda dos outros. A espiritualidade apareceu por meio de um garoto que sentia que "Deus não era legal"; os bonecos dialogaram com Deus e expressaram raiva, primeiro contra o próprio Deus, depois contra figuras de poder mais seculares. Quando faltavam duas sessões para terminar, a equipe propôs um jogo em que se pedia aos bonecos que "dissessem algo que eles precisavam dizer antes de ir embora". Isso desembocou numa cena projetiva, na qual as crianças usaram pequenas figuras plásticas (animais, monstros e personagens fictícios). Elas jogaram e trabalharam juntas, numa cena em que uma grande águia ensinava os demais animais a voar.

Como parte do trabalho de fechamento, duas semanas antes de irem embora, as crianças receberam pastas bonitas para armazenar suas produções artísticas, cópias do lema e da história do grupo etc., levando-as para casa para mostrar às mães. Nessas sessões finais, eles conseguiram colaborar alegremente na confecção de uma colagem, como se fosse uma bandeira, celebrando o "Grupo de Amigos". Um dos garotos fez um "brasão" com espadas e couraças para proteger todos os membros do grupo. Uma menina fez uma guirlanda de flores para ser entrelaçada em volta de todos os participantes a fim de mantê-los seguros.

Os temas relacionados com o "manter-se seguro" são comuns em grupos focais de curta duração no caso de crianças que sofreram abuso sexual. Há muitos relatos a esse respeito (Simpson, 1994). O objetivo desses grupos é educar crianças vulneráveis para que elas fiquem menos sujeitas a se tornar vítimas de novo. São ensinadas algumas estratégias de segurança, tais como "Diga não!" ou "Corra e conte!". Entretanto, em nosso grupo, esse tema nunca foi introduzido diretamente pelos terapeutas. Não houve aprendizagem de estratégias de segurança – que podem ser facilmente esquecidas (Simpson, 1994) –, mas acreditamos que o tema segurança foi integrado de forma significativa.

No final, numa cerimônia formal de despedida, fornecemos às crianças certificados de participação e houve uma prolongada "sessão de compartilhamento", particularmente bem-sucedida. Todos desfrutaram da festa final, com comidas especiais, escolhidas pelas próprias crianças.

Discussão

O grupo piloto foi concebido com o objetivo de observar, ao longo de vinte semanas, a ocorrência de mudanças significativas no comportamento de crianças de 8 a 9 anos de idade com histórico de abuso sexual grave. O grupo foi muito pequeno para que se generalizem os resultados, sugerindo a necessidade de realizar um novo, em futuro próximo. Finkelhor e Berliner (1995), na revisão que fizeram das pesquisas a respeito do tratamento de crianças sexualmente abusadas, concluíram que os grupos são em geral pouco numerosos, sendo difícil comparar os resultados por causa das diferentes medidas utilizadas em cada um deles. Além disso, Carbonell e Parteleno-Barehmi (1999) avaliaram, recentemente, a eficácia dos grupos de psicodrama com meninas do ensino médio traumatizadas. As comparações feitas entre os membros de grupos de tratamento e de grupos de controle, antes e depois da intervenção, mostraram uma diminuição significativa nas dificuldades relatadas pelos participantes dos grupos no tocante ao comportamento de afastamento e à ansiedade e depressão.

A literatura mostra que a maioria das pesquisas não diferencia crianças que apresentam sintomas de estresse pós-traumático complexo de crianças com sintomas menos numerosos e menos graves. Vários métodos têm sido tentados, de estratégias de redução da ansiedade a terapias psicodinâmicas. Monck (1997) observou 144 crianças que tinham participado de vários grupos de tratamento. Ela constatou melhoras no Child Depression Inventory[4] e no Child Behaviour Check Lists[5]. Entretanto, os benefícios em longo prazo não foram ainda avaliados porque a pesquisa a respeito de grupos terapêuticos ainda não está consolidada.

---

4. Inventário de depressão infantil. [N. T.]
5. Listagem de comportamentos da criança. [N. T.]

Venho utilizando o psicodrama e a dramaterapia com crianças abusadas sexualmente, sobretudo em tratamento individual, há vinte anos. Outros (Cattanach, 1992; Ryan 1995, Hoey, 1997) têm utilizado técnicas semelhantes, também individualmente. É preciso pesquisar ainda mais a eficácia de grupos que utilizem, com esse tipo de pacientes, técnicas terapêuticas criativas. O presente projeto piloto assinala um pequeno começo.

Referências bibliográficas

AMERICAN PSYCHIATRIC ASSOCIATION. *Diagnostic and Statistical Manual of Mental Disorders*. DSM-IV. Washington: APA, 1994.

BANNISTER, A. *The healing drama: psychodrama and dramatherapy with abused children*. Londres: Free Association Press, 1997.

BANNISTER, A.; GALLAGHER, E. "Group work in child protection agencies". In: WILSON, K.; JAMES, A. (orgs.). *The child protection handbook*. Londres: Balliere/Tindall, 1995.

_____. "Children who sexually abuse other children". *The Journal of Sexual Aggression*, v. 2, n. 2, 1996, p. 87-98.

BANNISTER, A. (org.). *From hearing to healing: working with the aftermath of child sexual abuse*. Harlow: Longman and Chichester/John Wiley, 1992.

BLICK, L. C.; PORTER, F. S. "Group therapy with female adolescent incest victims". In: SGROI, S. M. (orgs.). *Handbook of clinical intervention in child sexual abuse*. Lexington: Lexington Books, 1982.

BOWLBY, J. *Child care and the growth of love*. Harmondsworth: Pelican Books, 1953.

CARBONELL, D. M.; Parteleno-Barehmi, C. "Psychodrama groups for girls coping with trauma". *International Journal of Group Psychotherapy*, v. 49, n. 3, 1999, p. 285-306.

CARLSON-SABELLI, L. "Children's therapeutic puppet theatre – Action, interaction and cocreation". *The International Journal of Action Methods*, v. 51, n. 3, 1998, p. 91-112.

CATTANACH, A. *Play therapy with abused children*. Londres: Jessica Kingsley, 1992.

CORDER, B. F.; HAIZLIP, T.; DEBOER, P. "A pilot study for a structured, time-limited therapy group for sexually abused pre-adolescent children". *Child Abuse and Neglect*, v. 14, 1990, p. 243-51.

FINKELHOR, D. *Child sexual abuse: new theory and research*. Nova York: Free Press, 1994.

FINKELHOR, D.; BERLINER, L. "Research on the treatment of sexually abused children: a review and recommendations". *Journal of the American Academy of Child and Adolescent Psychiatry*, v. 34, 11, 1995, p. 1408-23.

FOX, J. *The essential Moreno*. Nova York: Springer, 1987. [Em português: *O essencial de Moreno – Textos sobre psicodrama, terapia de grupo e espontaneidade*. São Paulo: Ágora, 2002.]

HERMAN, J. L. *Trauma and recovery: from domestic abuse to political terror*. Londres: Pandora, 1998.

HOEY, B. *Who calls the tune?* Londres: Routledge, 1997.

JENNINGS, S. *Drama therapy with children and adolescents*. Londres: Routledge, 1995.

MAINES, B.; ROBINSON, G. *B/G-Steem: a self-esteem scale with locus of control items*. Bristol: Lucky Duck, 1988.

MONCK, E. "Evaluating therapeutic intervention with sexually abused children". *Child Abuse Review*, v. 6, 1997, p. 163-77.

NAGLIERI, J. A.; LE BUFFE, P. A.; PFEIFFER, S. I. *Devereux behavior rating scale: school form manual*. San Antonio: Harcourt Brace, 1993.

REEKER, J.; ENSING, D. "An evaluation of group treatment for sexually abused young children". *Journal of Child Sexual Abuse*, v. 7, n. 2, 1998, p. 65-85.

RYAN, V. "Non-directive play therapy with abused children and adolescents". In: WILSON, K.; JAMES, A. (orgs.). *The child protection handbook*. Londres: Balliere/Tindall, 1995.

SHELDON, H.; BANNISTER, A. "Working with adult female survivors of child sexual abuse". In: BANNISTER, A. (org.). *From hearing to healing. Working with the aftermath of child sexual abuse*. Harlow: Longman; Chichester: John Wiley, 1998.

SILOVSKY, J. F.; HEMBREE-KIGIN, T. L. "Family and group treatment for sexually abused children: a review". *Journal of Child Sexual Abuse*, v. 3, n. 3, 1994, p. 1-20.

SIMPSON, L. *Evaluation of treatment methods in child sexual abuse: a literature review.* Bath: University of Bath, 1994.

SLADE, P. *Child drama*. Londres: University of London Press, 1954.

VAN DER KOLK, B. A. "The role of the group in the origin and resolution of the trauma response". In: VAN DER KOLK, B. A. (org.). *Psychological trauma*. Washington: American Psychiatric Press, 1987.

7 UTILIZAÇÃO DO PSICODRAMA NO TRATAMENTO DO TRAUMA E DA DEPENDÊNCIA DE DROGAS

Tian Dayton

Estima-se que sete entre dez pessoas nos Estados Unidos são afetadas, de alguma forma, pela adição. Os pesquisadores têm estabelecido uma conexão entre trauma e dependência e sugerem que os sobreviventes de trauma frequentemente apresentam problemas com álcool e outras drogas, em consequência de suas tentativas de se "automedicar" (APA, 1988; van der Kolk, 1996; Danieli, 1984).

Somam-se a esse grupo muitas pessoas que sofrem profundas dores emocionais e psicológicas pelo fato de conviverem com dependentes químicos, sendo indiretamente traumatizadas por essa experiência.

Estudos a respeito do abuso de substâncias tóxicas mostram histórias de abuso e negligência na infância em proporção muito maior que na população geral. Em adultos traumatizados, tem sido documentado um alto índice de abuso de álcool e drogas (van der Kolk, 1996).

A ligação é clara. As pessoas que padecem de dor emocional e psicológica e não têm recursos interiores e sistemas de apoio para tolerá-la tendem a buscar soluções químicas. Elas aprendem a lição número um da adição: "Com a droga eu mando minha dor embora. Quando eu uso, me sinto melhor". Mas esse "sentir-se melhor" erode aos poucos seu mundo interno, sua rede social, encerrando-os na doença fatal da dependência química.

Dada a grande quantidade de questões terapêuticas presentes no tratamento do trauma e da adição, é necessário definir abordagens individualizadas e eficazes. De modo geral, os traumatizados são mal diagnosticados e tratados equivocadamente no sistema de saúde mental. Como a sintomatologia é ampla e complexa, o tratamento costuma ser fragmentado e incompleto. Além disso, como essas pessoas têm dificuldades características em relacionamentos mais próximos, tornam-se vulneráveis à revitimização pelos próprios cuidadores (Herman, 1992).

Em função da natureza imprevisível e incontrolável do abuso de substâncias tóxicas e da adição, os dependentes químicos – e seus familiares – experimentam alguma forma de dano psicológico.

Assim, os dependentes químicos se comportam como as vítimas de trauma psicológico. Ou seja, um ambiente de adição, onde exista tensão crônica, confusão, comportamento imprevisível e abuso, pode originar sintomas traumáticos.

Uma pessoa molestada ou traumatizada pode desenvolver papéis de sobrevivência, um conjunto de comportamentos defensivos destinados a mantê-la em segurança. As vítimas de trauma frequentemente desenvolvem o "desamparo aprendido": a pessoa perde a capacidade de avaliar as relações entre seus atos e sua capacidade de influenciar a própria vida (Seligman, 1975).

Séculos atrás, um provérbio italiano observava: "Quando a mente está ferida, o corpo grita". O sobrevivente de trauma costuma se "automedicar" com produtos químicos, como drogas e álcool, ou tenta alterar sua química cerebral devorando, selecionando ou evitando alimentos. Trata-se de uma tentativa de afetar os centros de prazer do cérebro, incrementando os processos químicos que o fazem "sentir-se bem" com o objetivo de minimizar a dor.

Os avanços científicos, principalmente no campo da neurobiologia, vêm produzindo diversos estudos sobre o transtorno do estresse pós-traumático (TEPT). As descobertas, baseadas em imagens cerebrais, mostram que o trauma pode afetar o corpo e o cérebro muito mais do que se tinha compreendido até então: "Desde o alvorecer da psiquiatria contemporânea, sabia-se da íntima vinculação entre trauma e somatização" (van der Kolk, 1996, p. 194).

O psicodrama é um dos métodos mais antigos de psicoterapia corporal. Moreno (1964) dizia que o corpo se lembra de tudo que a mente esquece. Ele sabiamente envolveu o corpo na terapia e levantou a hipótese de dois tipos de memória: a de conteúdo (mente) e a de ação (corpo). A memória de conteúdo é constituída de pensamentos, recordações, sentimentos e fatos. A memória de ação é armazenada no cérebro e também na musculatura, na forma de tensão – sustentação, tremor, calor e movimento incipiente. A melhor forma de recuperar a memória de ação é utilizar métodos expressivos que envolvam a pessoa como um todo (mente e corpo) numa ação (Moreno, 1964).

A ligação entre psiquê e soma é confirmada pelas pesquisas recentes do neurocientista Candace Pert, que descobriu o receptor do ópio. Pert explica que a memória do trauma é armazenada por meio de mudanças no receptor neuropeptídio: "A inteligência está localizada não somente no cérebro, mas também nas células distribuídas pelo corpo" (1998, p. 269-71).

Adição

O alcoolismo é uma doença fatal. Dez por cento das pessoas que bebem, nos Estados Unidos, vão tornar-se alcoolistas (Johnson Institute, 1980). Entre as principais características do alcoolismo estão o fato de ele ser primário, progressivo, crônico e fatal. O Johnson Institute descreve assim as etapas que vão do uso inicial à dependência:

1. O contato inicial com a droga (fase pré-sintomática) pode ser experimental, socialmente motivado, e proporcionar alívio da tensão. O indivíduo descobre que o uso de dada substância pode mudar o clima emocional e, por meio da experiência, cria um relacionamento com essa substância.

2. A fase de estabelecimento começa quando drogar-se não tem mais fins recreativos, porém medicinais, com uma preocupação crescente com a droga escolhida. O indivíduo busca uma mudança de humor; esse estágio pode ser acompanhado de "apagões", nos quais ele perde a memória de acontecimentos específicos.

3. A fase seguinte, de dependência prejudicial, vem com o uso excessivo da droga e a perda de controle. Essa etapa é acompanhada de uma deterioração progressiva da autoimagem, de crises agudas de comportamento autodestrutivo e de atitudes emocionais e psicológicas distorcidas.

4. Na fase crônica, a pessoa precisa usar a droga para se sentir normal. Por ser uma doença progressiva, esse estágio frequentemente resulta em morte.

Em 1995, o custo social do uso abusivo dessas substâncias era de aproximadamente US$ 276 bilhões, enquanto o custo da dependência em si era de cerca de US$ 110 bilhões (AAAP Newsletter, 1999). Nos últimos cem anos foram feitas inúmeras tentativas de definir a adição; entre as explicações estavam falhas morais, enfermidades e disfunções cerebrais mediadas farmacologicamente (Gray, 1999). O National Institute on Drug Abuse citou recentemente entre cinquenta e setenta fatores de risco para o abuso de drogas; tais fatores são encontrados na comunidade, entre os amigos, na família e no próprio indivíduo. O maior fator de risco é, entretanto, um transtorno mental infantil não tratado (Gray, 1999).

As pessoas tomam drogas por duas razões: para despertar a sensação de "bem-estar" no cérebro (busca de sensações) ou para sentir-se melhor (automedicação) (AAAP Newsletter, 1999). Os muitos anos de estudos realizados pelo National Institute on Drug Abuse indicam um caminho biológico comum a todas as adições, revelando que o uso de droga altera a química cerebral.

Trauma

O trauma tem sido definido como a ruptura de um vínculo de afiliação (Lindemann, 1944) cujo resultado é a perda da confiança e da esperança, a falta de conexão consigo e com os outros, a perda da capacidade de sonhar, de imaginar e de dar os passos necessários para concretizar os objetivos de vida. Os trabalhos de Bessel van der Kolk mostram que o trauma afeta os indivíduos no nível biológico, psicodinâmico, interpessoal e do desenvolvimento. Sua pesquisa elucida como o trauma e o rompimento de vínculos podem afetar o desenvolvimento da pessoa ao longo da vida. De acordo com ele,

> A pessoa traumatizada não tem acesso ao hemisfério esquerdo do cérebro, que traduz a experiência em linguagem. Portanto, não consegue atribuir significado ao que está acontecendo com ela ou contextualizar os fatos. O hemisfério direito avalia o significado emocional da informação que chega e regula as reações hormonais. Os traumatizados geralmente têm dificuldade de tolerar emoções intensas sem se sentir ameaçados, e por isso continuam a se valer da dissociação. Isso interfere em sua capacidade de utilizar as emoções como guias para a ação. Eles vão do estímulo à reação sem ser capazes de imaginar o que os perturba. Eles superatuam, deprimem-se ou paralisam-se. (1996, p. 193)

Muitas vítimas de trauma apresentam sintomas somáticos. Os pacientes psicossomáticos em geral têm uma incapacidade intelectual para verbalizar emoções ou sentimentos. "O trauma pode levar ao 'terror mudo', que, em alguns indivíduos, interfere em sua capacidade de transformar sentimentos em palavras, deixando que as emoções sejam expressas silenciosamente por intermédio de uma disfunção corporal" (van der Kolk, 1996, p. 193).

Os dependentes químicos e os que convivem com eles mostram ciclos comportamentais de intensidade *versus* queda ou afastamento; isso traduz o que se costuma chamar de pensamento em preto e branco. Sua origem está ligada ao contexto traumático.

A reação psicológica básica ao trauma, bifásica, é de protesto e de entorpecimento. Na fase de protesto, que surge em reação a um fato incontrolável, os sentimentos/ações mais comuns são raiva, hostilidade verbal e atuação irracional. Com o tempo, a reação inicial dá lugar a um entorpecimento, um estado de afastamento emocional e interpessoal em que a pessoa deixa de participar ativamente do meio. Entre os sinais de entorpecimento incluem-se dificuldades cognitivas de resolver problemas, afastamento social e isolamento (Flannery, 1986).

As vítimas de trauma podem tentar controlar seu estado de excitação interna, afastamento social, dor emocional e raiva usando substâncias que apazigúem sua luta interna e restabeleçam uma sensação de controle sobre seu mundo interior. A substância se torna uma fonte confiável de manejo do humor, recuperando – de forma mascarada – o equilíbrio. A heroína, por exemplo, é eficaz para silenciar sentimentos de raiva e agressão, enquanto a cocaína tem ação significativamente antidepressiva. O álcool talvez seja o medicamento mais antigo para o tratamento do estresse pós-traumático (van der Kolk 1996, p. 191).

Esse método de manejo do humor, entretanto, acaba negando ao indivíduo acesso a seu mundo interno, tornando-o uma vítima emocionalmente analfabeta. As informações que adviriam do contato com os estados emocionais, que permitiram compreender e resolver sua luta interna, são medicadas e distorcidas. As vítimas conseguem o alívio temporário que estão buscando, mas à custa do autoconhecimento e do seu potencial de autodomínio.

Para complicar ainda mais, o processo de dependência química chega a ter vida própria. A supressão da emoção autêntica e a alienação do eu, induzidas pelo uso da droga, deixam os sujeitos desamparados diante de seu mundo interno. O "desamparo aprendido" (Seligman, 1975) da vítima de trauma é reforçado. Quando a substância falta, ela fica novamente aterrada pela dor que tinha sido medicada e agora retorna, ampliada pelo isolamento e pela vergonha. O que mais pressiona o dependente naquele momento, portanto, é a necessidade da substância para aplacar um mundo interno tormentoso.

E assim a vítima de trauma entra num círculo vicioso de dor-medicação-sobriedade-mais dor-mais medicação, e assim por diante. O processo aditivo se impõe e cria vida própria, deixando a vítima de trauma cada vez mais desamparada a cada volta sinistra da roda da adição (veja a Figura 7.1)[1].

Psicodrama com trauma

O psicodrama é parte de um sistema triádico composto também pela sociometria e pela psicoterapia de grupo. Uma vez que o trauma rompe os vínculos relacionais, a cura precisa ocorrer no plano dos relacionamentos. O melhor tratamento, tanto para o trauma quanto para a adição, é a terapia de grupo, porque ambos os transtornos afetam a capacidade da pessoa de estabelecer relações (Dayton, 2000).

---

1. Todas as figuras deste capítulo foram reproduzidas de Dayton, 1997, 2000. Para mais informações, consulte as referências bibliográficas.

Você pode começar em qualquer ponto da roda

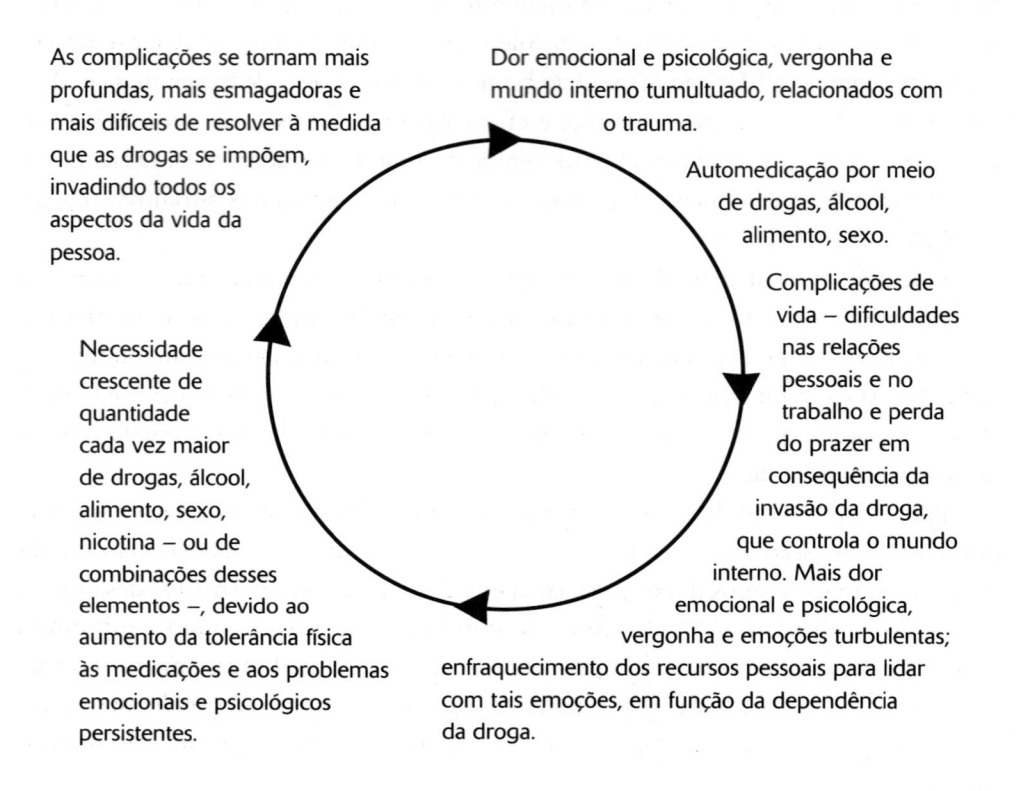

As complicações se tornam mais profundas, mais esmagadoras e mais difíceis de resolver à medida que as drogas se impõem, invadindo todos os aspectos da vida da pessoa.

Dor emocional e psicológica, vergonha e mundo interno tumultuado, relacionados com o trauma.

Automedicação por meio de drogas, álcool, alimento, sexo.

Complicações de vida – dificuldades nas relações pessoais e no trabalho e perda do prazer em consequência da invasão da droga, que controla o mundo interno. Mais dor emocional e psicológica, vergonha e emoções turbulentas; enfraquecimento dos recursos pessoais para lidar com tais emoções, em função da dependência da droga.

Necessidade crescente de quantidade cada vez maior de drogas, álcool, alimento, sexo, nicotina – ou de combinações desses elementos –, devido ao aumento da tolerância física às medicações e aos problemas emocionais e psicológicos persistentes.

Figura 7.1   A roda do trauma e da adição

A terapia de grupo ajuda os sobreviventes de trauma, os dependentes químicos e suas famílias a reconquistar a confiança e a ligação com a comunidade. O psicodrama permite uma atuação clínica da memória reprimida, em lugar da atuação autodestrutiva. O contexto que foi perdido é retomado trabalhando-se os traumas precoces com pessoas reais e ajudando o paciente a compreender como eles se encaixam na sua forma de viver.

Os conceitos básicos da teoria de personalidade de Moreno, especificamente os de aquecimento, jogo de papéis, espontaneidade e criatividade, podem ser aplicados num trabalho transformador e restaurador. Os métodos disponíveis no psicodrama grupal concretizam o mundo interno complexo do cliente, proporcionando-lhe uma arena segura na qual os problemas podem ser explorados e oferecendo-lhe experiências reparadoras.

Como o psicodrama ajuda vítimas de trauma e adição?

O psicodrama coloca os clientes no centro do seu drama, de sua história de vida e de seus processos psicológicos e emocionais. Os protagonistas podem utilizar, se quiserem, alguém que os represente enquanto eles veem de fora o conteúdo de seu drama. Eles também têm a oportunidade, com o diretor, de congelar a cena para que possam voltar e olhar mais profundamente o que poderia ter acontecido com eles em dado momento da vida. O fato de o psicodrama ser um método baseado em papéis permite ao cliente explorar os danos que possam ter ocorrido em determinado papel, por exemplo o de filha, ficando preservadas a força e a resiliência que talvez estejam ainda presentes em outros papéis na vida.

O método psicodramático oferece muitas alternativas terapêuticas úteis no exame e na restauração de padrões de relacionamento comprometidos, internalizados no sistema egoico. O psicodrama pode ajudar o indivíduo a viver uma experiência reparadora e a adquirir domínio e controle sobre o seu meio. Isso se contrapõe ao sentimento de abandono aprendido.

Dentro de sua visão do desenvolvimento da personalidade, Moreno formulou a concepção de que o eu emerge dos papéis que estão disponíveis para uma pessoa. Quando trabalhamos com um papel, visamos aos critérios internalizados e aos sentimentos a ele ligados, na medida em que pensamento, sentimentos e comportamentos são específicos de papéis. "O papel é a encenação de um *status* dentro do sistema. Consequentemente, qualquer trabalho com papel é por natureza uma intervenção no sistema" (Siroka *apud* Dayton, 1994, p. 41).

O terapeuta que utiliza o psicodrama tem à disposição uma variedade de intervenções sociométricas e psicodramáticas que podem estimular o protagonista a fazer novas escolhas e expandir seu repertório de papéis. O treinamento de papel é especialmente importante para um sobrevivente de trauma e um adito – pessoas que, por se sentirem desautorizadas e desprovidas de poder, precisam aposentar, modificar, transformar, descobrir, expandir, ensaiar e/ou construir novos papéis.

Nas páginas que se seguem descreverei três ferramentas que desenvolvi no trabalho com trauma e adição: o modelo de resolução do trauma, indicado aos terapeutas que trabalham com arte; a linha do tempo do trauma; e o genograma vivo. São apresentadas também três adaptações que fiz da técnica do átomo social (para mais explicações, veja Dayton, 2000).

Métodos psicodramáticos para trauma e adição

Modelo de trauma para terapias vivenciais

1. Aqueça para a história do trauma. Utilize técnicas adequadas para aquecer o grupo e ajudar os clientes a entrar em contato com as histórias ou metáforas de sua experiência traumática.

2. Dramatize a história tendo o grupo como testemunha. Utilizando a terapia vivencial de sua especialidade, qualquer que seja – psicodrama, Gestalt, dramaterapia, arteterapia ou musicoterapia –, concretize a história traumática vivencialmente, com o testemunho do grupo.

3. Ofereça uma experiência reparadora. A simples concretização da história, tendo o grupo como testemunha, já é corretiva e fortalecedora. Mais que isso, o protagonista pode recriar a cena como ele gostaria que tivesse sido. Isso lhe daria a chance de criar uma memória reparadora internalizável, uma espécie de "vale-saúde" a ser sacado do que está armazenado dentro dele, de tal forma que a lembrança do trauma não seja a única possível.

4. Separe o passado do presente. Faça a ligação entre o comportamento atual ou a dinâmica reencenada às feridas do trauma passado. Identifique a dinâmica atual da reencenação que está criando um problema de vida e associe-a à ferida original, à perda ou ao trauma. Analise como o passado está se fazendo presente.

5. Crie uma nova narrativa. Reintegre o trauma ao contexto global da vida, junto com *insights* recém-adquiridos. Comece com a etapa de vida que antecede o trauma e faça o percurso até hoje. A tendência do trauma é ficar descontextualizado dentro do sistema egoico. Por isso ele precisa ser reintegrado à vida da pessoa.

A linha do tempo do trauma

As perdas devidas ao trauma e à adição são múltiplas e substanciais. O profissional que trabalha com dependentes químicos, sobreviventes de trauma ou seus familiares deve ajudá-los a identificar e compartilhar lembranças e sentimentos que vêm sendo reprimidos há tempo, estimulando a indispensável elaboração do luto. A recuperação e a cura do trauma e da adição demandam um processo de luto (Dayton, 1997).

A linha do tempo do trauma é uma técnica de desenho/escrita que tanto pode ser utilizada exclusivamente dessa forma quanto levar a uma exploração psicodramática. A linha do tempo deve ser traçada no chão, com intervalos de cinco anos.

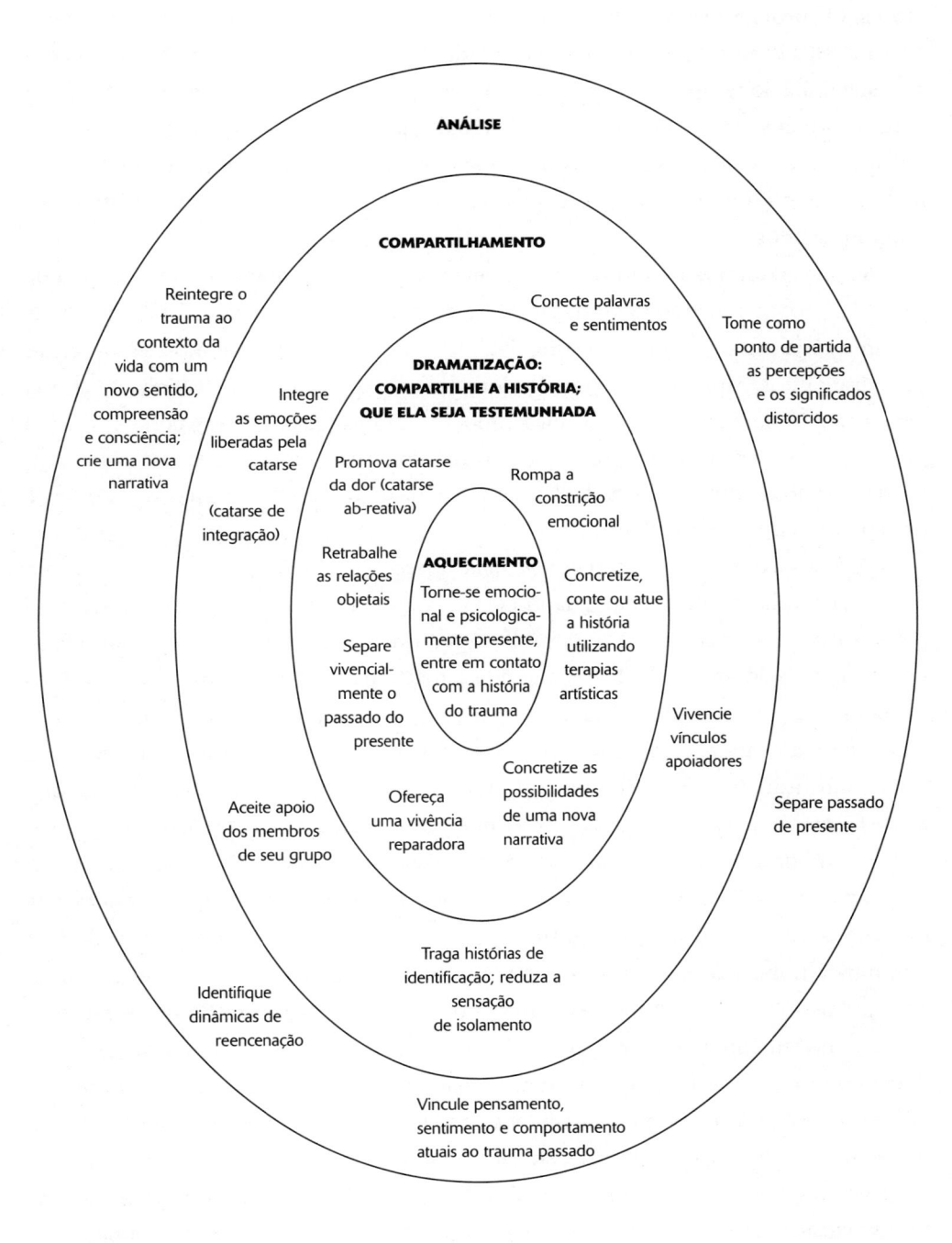

Figura 7.2 O modelo de resolução do trauma com o uso de terapias artísticas

O protagonista pode ser representado, nos vários pontos do desenvolvimento, por atores. Os protagonistas podem falar "para" esses pontos ou inverter papéis e falar "como" eles sempre que sintam necessidade. Podem identificar temas que atravessam sua linha do tempo como reencenação dinâmica do trauma e fazer o caminho de volta às origens. Assim, evidencia-se o início dos padrões de adição, há quanto tempo persistem etc. Os clientes se dão conta de que os traumas se concentram em determinado momento da vida – ou, ao contrário, de que são cumulativos e persistem por longos períodos.

A linha do tempo do trauma ajuda o cliente a perceber como o trauma afetou toda sua vida, proporcionando-lhe uma sensação de maior domínio sobre aquilo que pode ser uma série esmagadora e indistinguível de fatos. O cliente pode representar cenas psicodramáticas, explorando temas relacionados com qualquer parte da linha do tempo para a qual se sinta aquecido. A técnica também é útil na criação de um contexto, de tal forma que os eventos traumáticos que pareciam pontuais são recontextualizados dentro da vida do cliente. Assim, trabalhar com a linha do tempo do trauma pode ser parte da "narrativa do trauma" (Herman, 1992).

Vejamos a seguir a *narrativa de uma linha do tempo do trauma*.

Alice é filha de alcoolista. Quando ela tinha 10 anos, seus pais se divorciaram. O pai se casou novamente com uma mulher que tinha dois filhos, com os quais ele se envolveu mais do que com Alice e seus dois irmãos mais velhos. Os três foram criados inicialmente pela mãe alcoolista e por eles próprios. Quando os irmãos mais velhos foram para a faculdade, Alice se sentiu abandonada novamente. A avó, que era uma figura substituta forte e a acompanhou durante o ensino superior, faleceu antes que ela se formasse. Para Alice, outra perda carregada de culpa e tristeza foi o fato de a avó não ter podido comparecer à sua formatura. Triste e solitária, Alice arranjou um namorado e se casou com uma pessoa cujo caráter lhe parecia familiar, com quem teve dois filhos. Ela não fazia ligação entre a cerveja nas mãos dele e o alcoolismo, doença que nunca tinha sido encarada abertamente em sua família. Alice acabou entrando para os Alcoólicos Anônimos, separou-se do marido alcoolista, retomou os estudos, casou-se novamente e integrou sua família aos dois filhos do marido. A vida dela melhorou muito com seu trabalho de recuperação. Sua consciência do álcool aumentou enormemente, e ela ajudou seus filhos a ficar longe da bebida. O alcoolismo do pai deles piorou. Entretanto, o trauma subjacente em seu sistema familiar continuou deixado de lado. Assim, os filhos continuaram reencenando seus traumas: o filho tornou-se viciado em sexo, a filha casou-se com um homem ausente que mantinha vários casos extraconjugais.

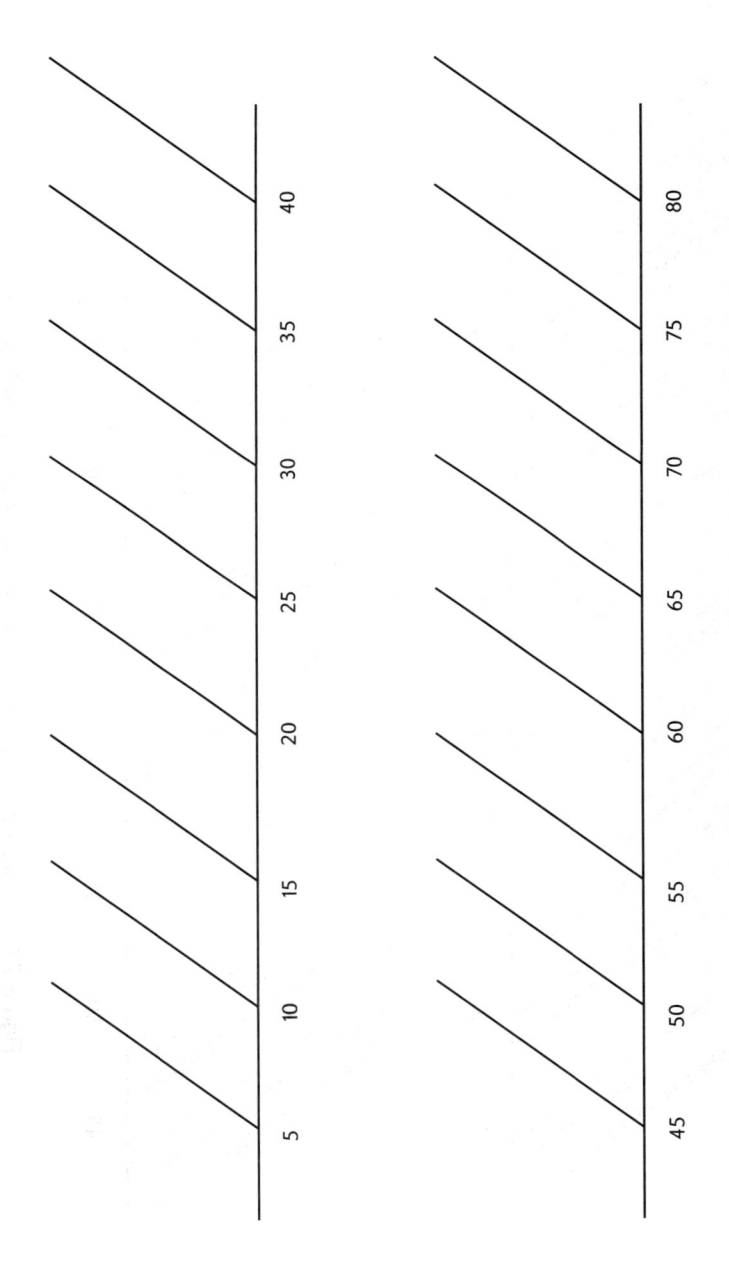

Figura 7.3 A linha do tempo pessoal

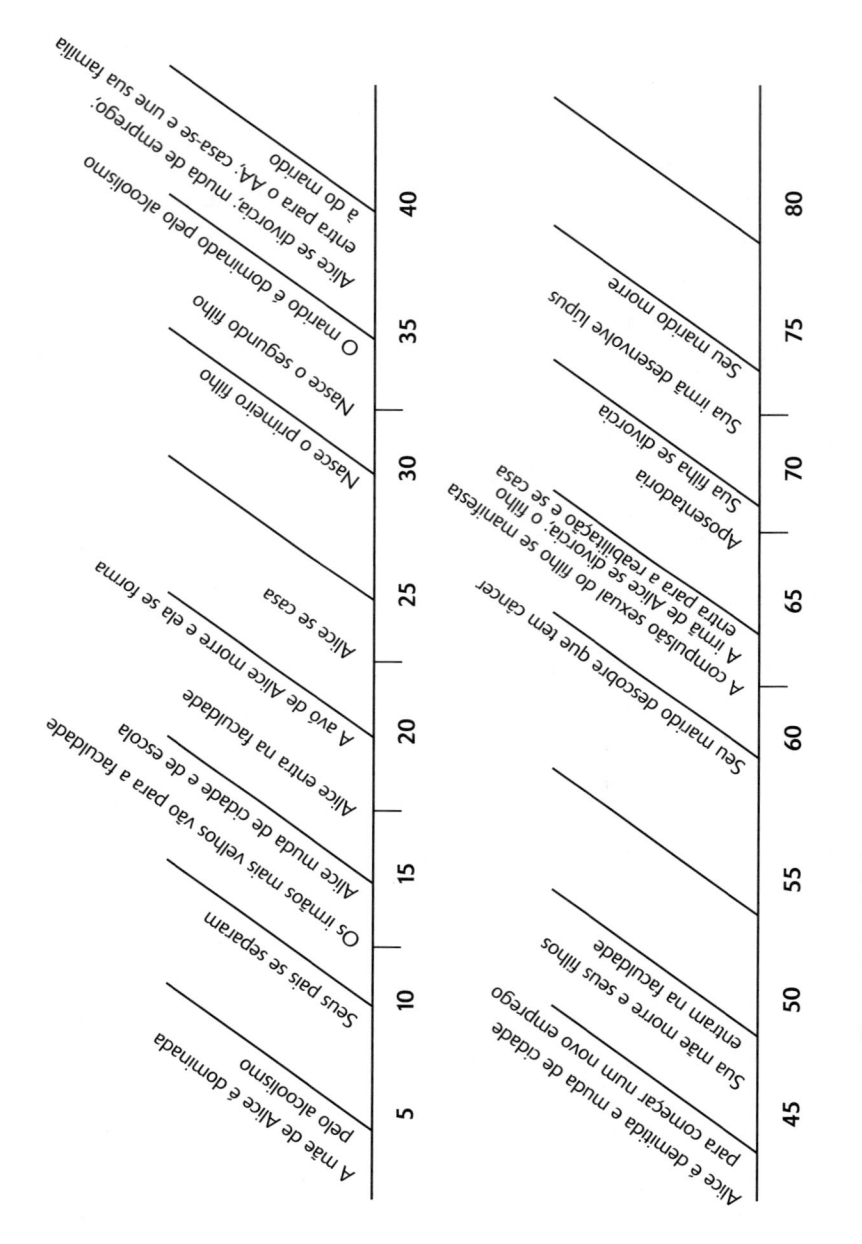

Figura 7.4 A linha do tempo do trauma de Alice, do nascimento aos 80 anos

Ao ver seus traumas retratados numa linha do tempo, Alice conseguiu visualizar o conjunto da sua vida e da vida de seus filhos. A temática de trauma e adição emergiu e as repetições ficaram claras. Vendo sua vida no papel, ela começou a ter compaixão por si mesma, o que a ajudou a superar a vergonha que carregara desde sempre. Depois de um trabalho considerável para elaborar o luto, Alice se sentiu menos ameaçada ao ouvir a respeito do sofrimento de seus filhos. Até o fim da vida, ela conseguiu utilizar a linha do tempo para experimentar uma revisão da vida (Erickson, 1988), que operou uma cura profunda tanto nela quanto em seus relacionamentos.

O genograma vivo

O abuso de drogas diminui a capacidade da família de proporcionar aos seus membros um ambiente sadio em que possam ter lugar a vinculação, o crescimento e o desenvolvimento. Os traumas relacionais tendem a se transmitir de geração em geração. Não é novidade que os filhos de alcoolistas apresentam cinco vezes mais risco de se tornar alcoolistas e frequentemente se casam com alcoolistas ou com filhos destes.

O genograma é uma ferramenta do campo dos sistemas familiais que pode evidenciar padrões transmitidos através de gerações, entre eles o trauma e a adição. "A elaboração do genograma foi bastante influenciada pelo conceito moreniano de átomo social" (Marineau, 1989, p. 158). Adaptei o genograma ao psicodrama, ou seja, eu o transferi do papel para o palco, na forma do "genograma vivo". O termo "vivo" indica que, uma vez completado o genograma no papel, ele é colocado em ação psicodramática, permitindo que não apenas a história se torne consciente, mas também seu conteúdo emocional e psicológico. Durante muito tempo, considerou-se que a solução para a família adita era conseguir que o alcoolista deixasse de beber, pressupondo que isso libertaria a família do problema. Essa concepção ignorava que a patologia e o sofrimento subjacentes não apenas eram o resultado de anos de convivência com a adição, como também contribuíam para ela.

O genograma vivo nasceu do uso do jogo de papéis, da mesma forma que o átomo social se tornou um sociograma em ação. Ele combina o genograma, como ferramenta do sistema familial, com o método psicodramático do jogo de papéis. Traz para o espaço o que estava no papel, dando-lhe forma e dimensão concretas, permitindo aos clientes obter um retrato visual trigeracional do sistema familiar no qual cresceram. Não é preciso que o genograma completo se transforme em sociograma ativo em uma mesma sessão. Ele pode ter a função de um mapa terapêutico que, ao mesmo tempo que focaliza as áreas que precisam ser trabalhadas, ajuda a compreender como o trauma e a adição se manifestaram através das gerações.

O genograma vivo funciona como um elo entre o campo do psicodrama e o campo mais amplo da saúde mental, conectando a teoria familial sistêmica ao psicodrama. Ele traz o genograma para o palco psicodramático, onde seu conteúdo se torna visível por intermédio do elenco de atores que representam as pessoas do genograma.

O genograma vivo proporciona uma imagem da história pessoal, oferecendo ao mesmo tempo a opção de transformá-la, depois, em encenação psicodramática. O cliente tem a chance de escolher alguém para fazer o seu papel e, em seguida, entrar e sair do quadro, invertendo papéis. Isso possibilita um "estar cauteloso" (espelho), de modo que, se o protagonista estiver correndo o risco de se afogar ou de ser retraumatizado, poderá se situar a uma distância segura. O genograma vivo permite que o cliente dê uma forma concreta à família que vive em seu imaginário ou em sua realidade suplementar, propiciando uma imagem do sistema familiar intergeracional. Fornece, ainda, um cenário dentro do qual o protagonista pode contar, por meio da ação e com testemunhas, uma história de trauma, além de resolver tensões abertas e sua fome de atos.

Ao visualizar sua vida como um todo, os clientes identificam onde estão seus problemas não resolvidos, verificando sua localização na escultura ou na fotografia. Isso lhes dá a oportunidade de construir uma espécie de linha do tempo mental, marcando para onde eles precisam ir em seu trabalho pessoal. Eles percebem a origem das transferências, das alianças familiais, dos triângulos, da fome de atos; verificam também as tensões abertas. Ao caminhar por seu passado, revisitando-o, conseguem despersonalizar o que pode na realidade ser uma disfunção geracional. Assim, libertam-se dos grilhões patológicos de um sistema disfuncional, doloroso ou petrificado. Ao mesmo tempo, utilizando a autodefinição e a separação, enxergam o sistema, agora apartado de si próprios, com esperança e compaixão.

O genograma vivo proporciona um mapa global que pode orientar a terapia psicodramática, grupal e individual, ao longo do tempo.

Ao se colocar em ação o genograma, pode-se fazê-lo em sua totalidade ou em vinhetas. Vejamos algumas perguntas que podem ser feitas: "Onde estão os triângulos nesse sistema familial? Por que linhas geracionais estariam trafegando a disfunção da família e a adição? O que o genograma aponta no que se refere a categorias de risco? Quais são os tipos de adição nessa família? Que forças continuam a se evidenciar através das gerações? Como os papéis de gênero vêm sendo desempenhados? Que sentimentos lhe ocorrem quando você observa seu genograma vivo, sua família? Onde você se sente mais confortável e mais desconfortável? Onde você sente que existem questões em aberto? Com quem você gostaria de conversar sobre esse genograma? E com quem você não gostaria de conversar?"

O terapeuta pode pedir ao cliente que reordene o genograma de modo que ele mostre díades, tríades, cachos, alianças e cortes. Explorando os sentimentos do protagonista, o terapeuta pode perguntar: "Como excluir da sua vida essa dinâmica que você observa hoje? Como o caminho da adição atravessa sua família? Quem você sente que está perto, distante, afetivo, antagônico? Onde existe tele positiva ou negativa?" O terapeuta, em seguida, pede ao cliente que rearranje o genograma de modo que ele reflita a maneira como ele gostaria que tivesse sido.

Vejamos agora a *narrativa de um genograma vivo*.

No genograma de Russell, os padrões de vida aditivos são transmitidos através de três gerações. A adição alimenta a adição. O genograma ajudou-o a perceber que a adição em duas gerações anteriores à sua pode ter configurado sua dependência. Ambos os genitores de Russell, Melissa e James, cresceram em famílias de alcoolistas. Embora Melissa e Miranda (sua irmã) evitassem beber, Miranda passou a comer demais com 8 anos de idade, enquanto Melissa foi tacitamente eleita para o papel de "heroína da família". Seus gostos e aversões pessoais, vontades e desejos foram colocados em segundo plano, depois do trabalho incessante e diligente de "manter a honra da família". Ela foi presidente da classe, líder de torcida e uma boa aluna. Embora essas conquistas fossem valiosas em si, ela sentia que sem elas não seria bem-vinda e valorizada como membro da família. Em certo sentido, seu trabalho se tornou a atuação dos valores expressos da família, enquanto o trabalho de Miranda e de Russell era atuar os não falados.

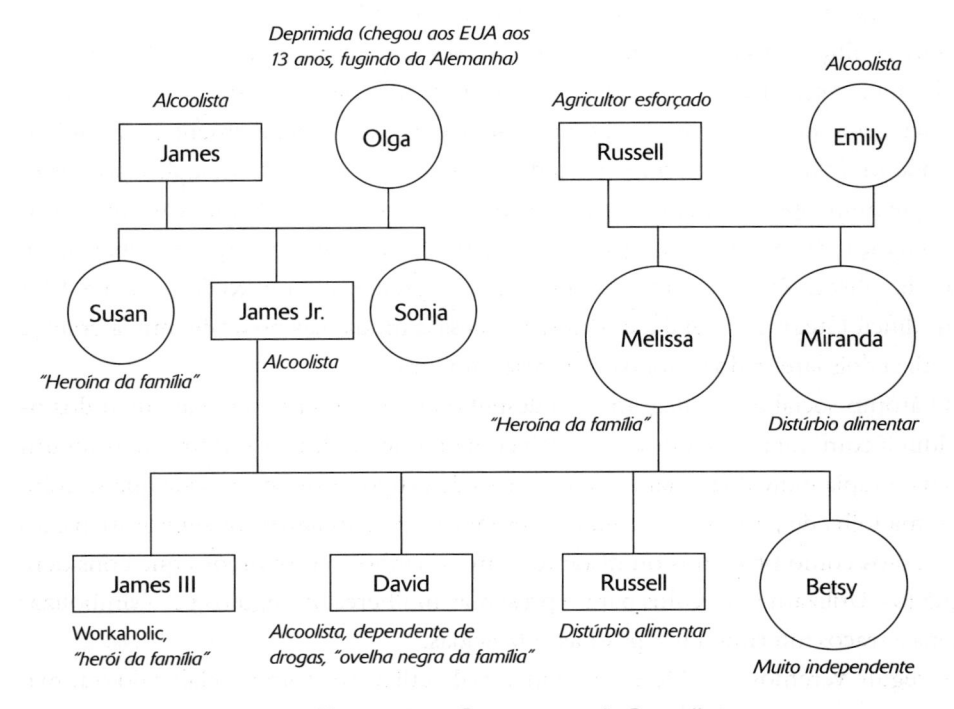

Figura 7.5 Genograma de Russell

James Jr., por sua vez, se tornou alcoolista. Bebeu seu primeiro trago com 11 anos e gostou. Assim, ele acalmava seu mundo interno e restabelecia a sensação de equilíbrio. Tinha o mesmo nome e a mesma enfermidade que o pai. Sua irmã, Susan, era a heroína da família, e James se casou com uma pessoa parecida com ela.

Quando Russell conseguiu ver os padrões de sua família explicitados dessa forma, sentiu-se menos comprometido com a história familiar não dita e compreendeu que seus problemas de adição vieram de algum lugar. Foi o começo de seu processo de reabilitação.

O átomo social nos casos de trauma e adição

Os sobreviventes de trauma, os dependentes de drogas e seus familiares vivem em dois mundos diferentes. Para a pessoa que experimentou uma perda súbita, há uma vida antes e outra depois do trauma. Depois do trauma, o sentimento de ordem e previsibilidade fica destroçado. Seu mundo interno pode ser consumido por pensamentos e sentimentos relacionados com o trauma. A vida depois do trauma fica diferente. Coisas erradas podem e de fato acontecem. De repente, o mundo passa a ser percebido como um lugar potencialmente ameaçador e os relacionamentos interpessoais passam a provocar ansiedade – as pessoas não são perfeitas nem eternas.

Para o filho de alcoolistas, há duas realidades diferentes: uma molhada, outra seca, ou uma em que o adito está "louco" e outra em que ele está "careta". Cada mundo funciona à sua maneira, com regras e moral diversas. Os relacionamentos são únicos para cada mundo, o que funciona num deles não necessariamente se aplica ao outro. Consequentemente, há uma mudança nas relações objetais, porém no caso da adição essa mudança vai para a frente e para trás o tempo todo. É por isso que os filhos de famílias alcoolistas têm a sensação de ser "loucos", precisando muito de controle. Eles acham difícil integrar a realidade. Em razão dessas mudanças no ambiente, a criança internaliza dois lares e dois modos de funcionamento.

O átomo social é um diagrama ou desenho que representa o núcleo de todos os indivíduos com quem uma pessoa se relaciona emocionalmente. É um método útil tanto na terapia individual quanto no contexto de grupo. Pede-se à pessoa que se coloque numa folha de papel e, em seguida, desenhe os relacionamentos significativos, localizando-os como próximos ou distantes, em tamanhos e proporções que considere adequados. Utilizam-se círculos para representar mulheres, triângulos para simbolizar homens e traços intermitentes, pessoas já falecidas.

A seguir, veremos três diferentes maneiras de utilizar o átomo social: o do trauma, o da adição e o do filho de alcoolistas.

PETER FELIX KELLERMANN • M. K. HUDGINS

Carolyn dramatizou um incidente sobre o qual nunca tinha falado e imaginava ter superado havia muito tempo. Quando ela tinha 3 anos, sua irmãzinha morreu dormindo. Ela não apenas perdeu a irmã, como também foi a pessoa que encontrou a garotinha sem vida no berço. Na dramatização, ela se pôs a gritar e a sapatear: "Acorda, Jennie, acorda!" Depois do trabalho psicodramático, pedimos-lhe que desenhasse seus átomos sociais, um representando a família de origem antes do trauma e outro, depois. Vejamos o que ela desenhou.

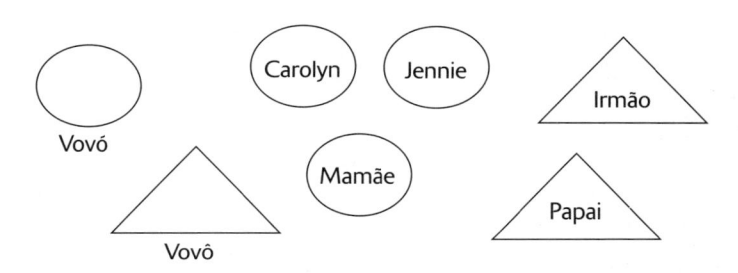

Figura 7.6 Átomo social de Carolyn antes do trauma

Em seguida, pedimos a Carolyn que desenhasse o átomo da vida depois do trauma, a fim de verificar se algo havia mudado.

A primeira mudança que chamou a atenção foi o tamanho dos símbolos, muito maiores no segundo átomo. A forte emoção provocada pelo trauma pode transmitir a sensação de que o mundo interno está superexpandido. É como se os mundos interno e externo da pessoa não mais coincidissem. O segundo aspecto que sobressai é que alguns dos relacionamentos mudaram de lugar. As relações objetais mudam com o trauma. O pai de Carolyn começou a beber muito depois da morte de Jennie.

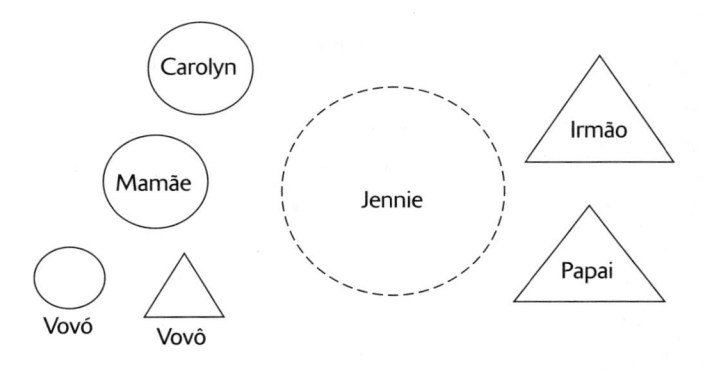

Figura 7.7 Átomo social de Carolyn depois do trauma (morte súbita)

Depois, pedimos a Carolyn que desenhasse um átomo representando o que ela gostaria que fosse uma experiência reparadora. Ela colocou a irmãzinha perpassando as linhas pontilhadas do círculo, explicando: "Jennie está com nossa família, mas não como se ainda estivesse viva, entende? Somos todos iguais em *status*, próximos mas não sobrepostos, cada um se relaciona com todos os demais, e está tudo bem. Jennie está conosco, mas não ocupa um espaço que nos deixe de fora. Ela está no nosso coração, mas nossa família está viva e não podemos ficar presos ao passado".

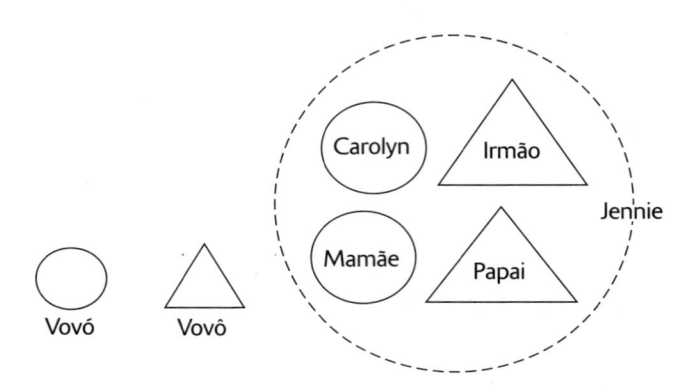

Figura 7.8 Como Carolyn gostaria que sua família fosse

Outra versão de dois mundos diferentes aparece no átomo social de Adelaine: o mundo em que seu pai está bêbado e o mundo em que ele está sóbrio. Duas realidades que todos os filhos de alcoolistas vão internalizando à medida que crescem.

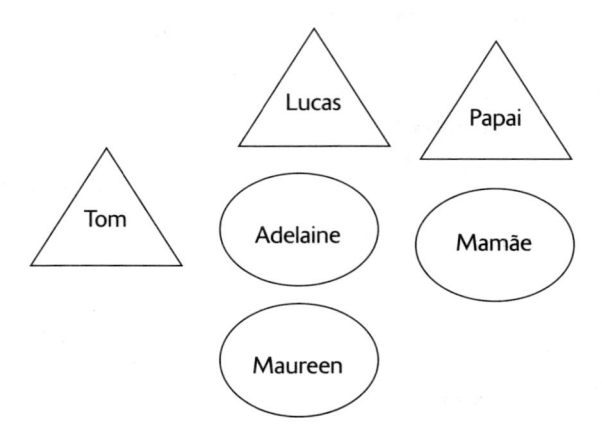

Figura 7.9 O átomo social sóbrio de uma filha de alcoolista

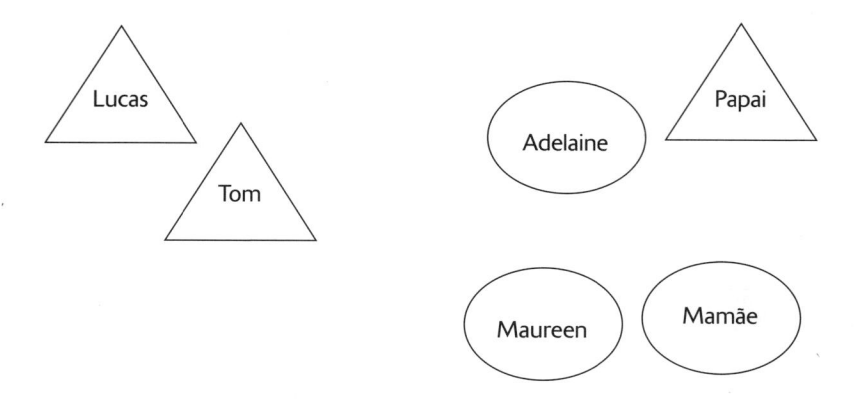

Figura 7.10   O átomo social não sóbrio de uma filha de alcoolista

Como podemos ver nos átomos de Adelaine, as relações objetais mudam significativamente quando o pai está alcoolizado. A mãe e o pai ficam distantes. Maureen se alia à mãe e Adelaine perde seu lugar junto dela, que no momento se preocupa com a bebida do pai, tornando-se inacessível – exceto para Maureen, que se transforma no seu ponto de apoio. Lucas se afasta para se proteger, ficando fora de casa tanto quanto possível, enquanto Tom fica perdido no meio de tudo.

Para complicar as coisas ainda mais, o mundo não sóbrio se torna um lugar sombrio e escuro, à medida que ninguém fala sobre o "esqueleto dentro do armário", ou seja, a bebida do pai. Todos vivem essa realidade, mas ela é negada e reprimida, deixando os familiares "se perguntando até que ponto aquilo é normal" (Woititz, 1980). Esse mundo sombrio vibra sob a membrana fina do mundo dos filhos de alcoolistas e codependentes, e todas as emoções, pensamentos e comportamentos a ele associados ameaçam entrar em erupção a qualquer momento.

Enquanto esse mundo não se torna consciente e não é visto como de fato é – uma realidade secundária com seu código particular de ética e de comportamento –, fica difícil sair dele e compreender o que é uma vida normal e como ela funciona.

Os últimos átomos sociais deste capítulo são de Theresa, mãe de três filhos. Observe como os relacionamentos do dependente mudam de acordo com seu relacionamento com as drogas. Quando a busca e o uso são mais intensos, há menos espaço para outras pessoas ou coisas.

Theresa fuma maconha. Assim ela se sente menos solitária e isolada, como mãe de três filhos pequenos. Ela vive estressada, seu marido trabalha demais, as demandas das crianças a sobrecarregam. Theresa tem uma rede limitada de apoio social, devido ao

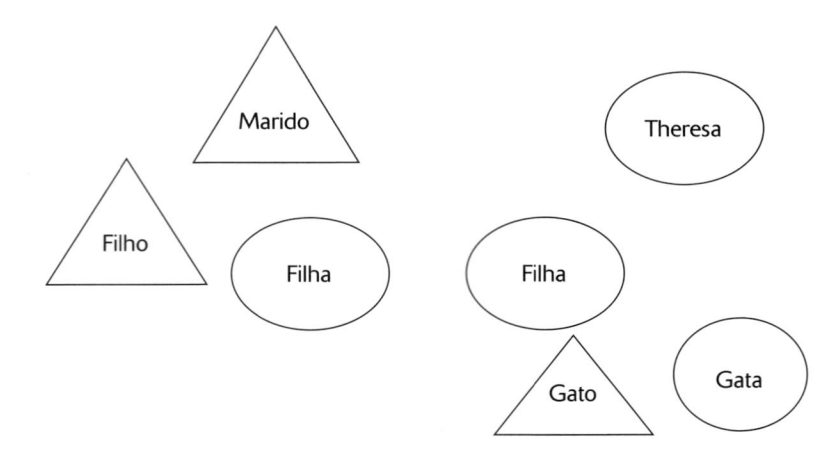

Figura 7.11 Átomo social sóbrio de Theresa

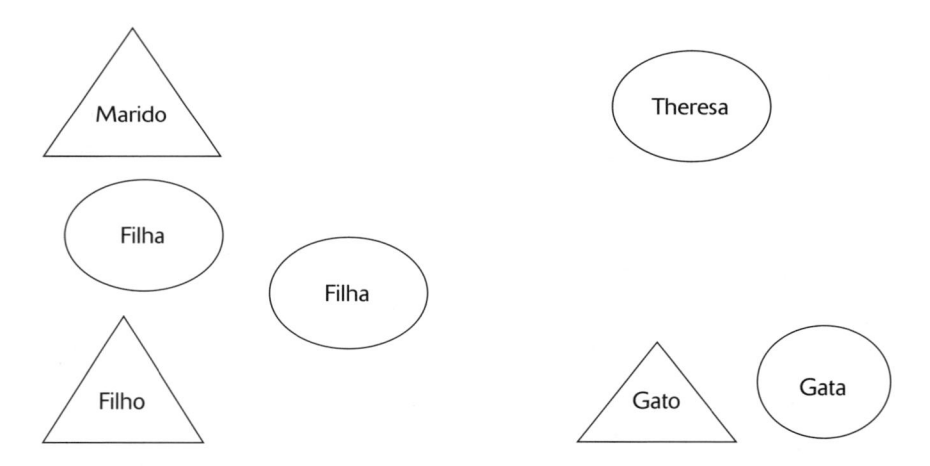

Figura 7.12 Átomo social de Theresa sob o efeito de drogas

fato de residir longe da família e de ser tímida. A maconha a faz sentir-se menos temerosa e solitária; parece ser uma solução.

Quando Theresa está drogada e inacessível como genitora, sua filha mais velha assume esse papel. Nessa situação, a filha tem menos tempo e menos energia para a escola e para os amigos, tornando-se cada vez mais preocupada com o que está acontecendo em casa e assumindo as responsabilidades de um lar que parece não estar a cargo de ninguém. As necessidades de desenvolvimento dela são prejudicadas e o relacionamento dos pais, que fica distante, deixa-a assustada e insegura. A forma como ela lida com essa perda de equilíbrio da família é envolver-se cada vez mais com as necessidades dos irmãos menores. Sua consciência do eu vincula-se cada vez mais ao papel de mãe substituta. Os irmãos se sentem ao mesmo tempo gratos por sua atenção e revoltados contra seu controle e sua autoridade. Eles se movem entre dois pontos: ou fundidos pelo sentimento de pertença e proteção, ou afastados devido à dor causada pela perda do cuidado parental e familial.

Para analisar problemas relacionados com trauma e adição, pode-se adaptar a técnica dos átomos sociais de forma bastante variada, como fizemos aqui.

Conclusão

Quaisquer sintomas derivados de um trauma podem contribuir para a erosão da vida interior, diminuindo a capacidade do indivíduo de estabelecer vínculos sadios, modular seu estado emocional, crer no futuro e dar passos metódicos na construção e manutenção de relacionamentos pessoais e profissionais.

O grupo de psicodrama, com seus métodos correlatos, proporciona uma estrutura de apoio semelhante a uma família (grupo) para o compartilhamento de experiências, particularmente as de perda e privação, ao mesmo tempo que proporciona solidariedade moral no processo de cura na companhia de outros sofredores (Herman, 1992).

Assim como Moreno dizia que os membros do grupo são coterapeutas e agentes de cura, o campo da adição vem reconhecendo, há tempos, o potencial de cura do grupo. O amplo tecido de relacionamentos que se dá num grupo de recuperação implica uma rede de apoio de curadores substitutos à medida que os membros do grupo testemunham as histórias um do outro.

É mais provável que o tratamento de traumatizados seja mais eficiente quando se abordam firmemente, durante o processo de retirada, os problemas pós-traumáticos recorrentes. Os grupos de autoajuda, como os AAs, parecem ter compreendido isso in-°tuitivamente e, com uma visão extraordinária, incorporaram, em seus "Doze Passos", um tratamento pós-traumático eficaz (van der Kolk, 1996).

O psicodrama pode facilitar cada passo do processo de recuperação pois os protagonistas choram as perdas passadas e desenvolvem novos comportamentos e atitudes, integrando e reorganizando a própria vida. Pessoa a pessoa, grupo a grupo, a conexão com o eu e com os outros é retomada.

As técnicas do modelo do trauma para as terapias artísticas, da linha do tempo, do genograma vivo e do átomo social oferecem caminhos para que o protagonista explore com segurança o material pessoal, revisite fatos traumáticos do passado, traga cenas antigas para serem resolvidas, conecte os problemas atuais com suas origens e faça novas escolhas a respeito de como se comportar. Todas essas técnicas incluem métodos psicodramáticos para ajudar os protagonistas a recontextualizar e reintegrar lembranças traumáticas que estavam cindidas. Com a utilização de aquecimento, dramatização, compartilhamento, treinamento da espontaneidade, criatividade, inversão de papéis, dublagem, espelhamento, ego-auxiliar, cenas reconstrutivas, catarse ab-reativa, catarse de integração e treinamento de papéis, o protagonista consegue resolver o trauma e retomar a força de um ego fragilizado.

Do ponto de vista psicodramático, o trauma e a adição são doenças de um sistema cuja unidade central é o indivíduo. O sistema precisa ser resolvido sociometricamente, ou seja, um indivíduo cura o outro, que cura outro, e assim por diante. À medida que o indivíduo se torna mais forte e autodeterminado, a comunidade também se transforma.

Referências bibliográficas

DANIELI, Y. "Psychotherapists' participation in the conspiracy of silence about the Holocaust". *Psychoanalytic Psychology*, v. 1, 1984, p. 23-42.

DAYTON, T. *The drama within*. Deerfield Beach: Health Communications, 1994.

_____. *Heartwounds*. Deerfield Beach: Health Communications, 1997.

_____. *Trauma and addiction*. Deerfield Beach: Health Communications, 2000.

ERIKSON, J. M. *Wisdom and the senses*. Nova York: W.W. Norton, 1988.

FLANNERY, R. B. "The adult children of alcoholics: are they trauma victims with learned helplessness?" *Journal of Social Behavior and Personality 1*, 4, 1986, p. 497-504.

GRAY, R. M. *Addictions and the sef: a self-enhancement model for drug treatment in a group setting*. Presentation at NASW Addiction Conference [Associação Nacional dos Assistentes Sociais], Nova York, 1999.

HERMAN, J. L. *Trauma and recovery*. Nova York: Basic Books, 1992.

JOHNSON INSTITUTE. *Intervention*. Mineápolis: Johnson Institute, 1986.

LINDEMANN, E. "Symptomatology and management of acute grief". *American Psychiatrist*, v. 101, 1944, p. 141-8.

MARINEAU, R. F. *J. L. Moreno*. Nova York: Routledge, 1989. [Em português: *Jacob Levy Moreno, 1889-1974 – Pai do psicodrama, da sociometria e da psicoterapia*. São Paulo: Ágora, 1992.]

MORENO, J. L. *Psychodrama, 1*. Beacon: Beacon House, 1964. [Em português: *Psicodrama*. São Paulo: Cultrix, 1985.]

PERT, C. *Molecules of emotion*. Nova York: Scribner and Sons, 1998.

SELIGMAN, M. E. D. *Helplessness: on depression, development, and death*. San Francisco: Freeman Press, 1975.

VAN DER KOLK, B. A. "The complexity of adaptation to trauma". In: VAN DER KOLK, B. A.; McFARLANE, A. C.; WEISAETH, L. (orgs.). *Traumatic stress: the effects of overwhelming experience on mind, body, and society*. Nova York: The Guilford Press, 1996.

WOITITZ, J. *Adult children of alcoholics*. Deerfield Beach: Health Communications, 1980.

8 PSICODRAMA COM AGRESSORES SEXUAIS ADOLESCENTES

MARLYN ROBSON

Um garoto de 17 anos nos foi encaminhado por ter feito sexo com uma menina de 12, sem o consentimento dela. Depois de aproximadamente dezoito meses de tratamento, ele se sente seguro quanto ao seu progresso e quer deixar o grupo. Uma de suas regras de segurança é que ele somente deve ter relações com uma garota da mesma idade ou mais velha do que ele. Por isso, seu primeiro passo deveria ser perguntar a idade da garota antes de marcar um encontro com ela para saber se ela tem mais de 16 anos (idade legal para a atividade sexual na Nova Zelândia). Os meninos e as meninas do grupo recebem instruções para participar de um jogo de papéis cujo tema é "ir a uma festa". Criamos, então, uma cena na qual uma das garotas dá em cima de um menino, sedutoramente, e começa a falar com ele. Ele fica totalmente vidrado nela, mas não diz nada. Na inversão de papéis, expande-se o papel da garota, mas nada de novo se revela. Pede-se, então, ao menino que observe de fora uma repetição da cena com outro garoto fazendo seu papel. Nesse lugar, ele diz calmamente: "Eu não conseguiria perguntar a idade dela. Ainda tenho um longo caminho a percorrer". Essa curta vinheta lhe proporciona, por intermédio da ação, uma luz a respeito de seu comportamento atual. Revela também até que ponto ele ainda fica envergonhado com as meninas de sua idade e que não se sentirá seguro, em festas, enquanto não conseguir controlar esse comportamento.

Boa parte dos tratamentos de molestadores sexuais, no mundo todo, baseia-se na premissa de que um programa tem de ser bastante estruturado, focado e, geralmente, baseado numa terapia cognitivo-comportamental (Hall, 1995; Marshall e Barbaree, 1990). Se os clientes alcançam alguma compreensão de si mesmos e de suas dificuldades, como elas aparecem e como poderiam ser modificadas, conseguem desenvolver as estratégias e os recursos para mudar seu comportamento. Segundo a teoria, os agressores sexuais desenvolveram tanto o papel de vítima quanto o de algoz, em consequência de vários traumas por eles sofridos. Em reação a determinadas situações estressantes da vida, eles tendem a revisitar mentalmente esses fatos traumáticos e reencenar na vida real os papéis de vítima e de algoz numa tentativa de obter domínio sobre estes.

O objetivo deste capítulo é mostrar como o psicodrama é utilizado para tratar agressores sexuais adolescentes num programa comunitário denominado Safe, desenvolvido na cidade de Auckland, Nova Zelândia. O Safe começou há cerca de dez anos em um centro de terapia familiar e depois passou a fazer parte do programa destinado a adultos. Nesse programa, procuramos tornar *segura*[1] a revivificação dos sentimentos de vítima e de abusador. Isso demanda uma atuação direta sobre a questão da vergonha, desenvolvendo empatia para incrementar a responsabilidade, reestruturar cognições distorcidas, controlar fantasias desviantes e evitar futuras recaídas. Nesse trabalho, pudemos constatar a utilidade das técnicas psicodramáticas do jogo de papéis, assim como as de concretização, espelhamento, dublagem, modelagem e inversão de papéis.

Teoria e pesquisa

A ideia de que todos os agressores foram, em algum momento, vítimas de abuso sexual é um mito. Pesquisas mostram que apenas cerca de 30% deles foram sexualmente abusados (Finkelhor, 1986). Entretanto, enquanto a maioria dos agressores pode não ter sido abusada, parece haver ligação entre abuso físico e comportamento sexualmente violento em adultos e adolescentes; mais da metade deles sofreu algum tipo de abuso físico (Awad e Saunders, 1991; Fehrenbach *et al.*, 1986; Ryan *et al.*, 1996). A despeito desses dados, não parecem existir respostas claras e simples à questão de por que alguém se torna um agressor sexual. Aparentemente, muitas influências estão em jogo. Por exemplo, a agressão sexual parece não ser apenas sexual, mas estar ligada ao sexo como forma de violência, poder e controle. De modo similar, Malamuth (1986) verificou que, enquanto não se pode prever o que desencadeia a agressividade sexual, dois fatores, juntos, podem aumentá-la: a masculinidade hostil e a promiscuidade sexual.

Aproximadamente 99% dos adolescentes com quem trabalhamos são do sexo masculino. Os adolescentes agressores não são exatamente adultos mais jovens e mais impulsivos. Eles pensam, sentem e percebem o mundo de maneira diferente. De uma perspectiva teórica, Miner e Crimmins (1997) usaram a teoria do controle social, a teoria da associação diferencial e teorias correlatas para explicar o desenvolvimento da delinquência. Além disso, muitos agressores sexuais adolescentes sofrem algum grau de deficiência na vinculação. Marshall, Hudson e Hodkinson (1993) afirmam que os

---

1   Aqui a autora associa o objetivo "to make it *safe*" ao nome da instituição Safe, "seguro". [N. T.]

agressores parecem ter desenvolvido relacionamentos caracterizados por ambivalência ansiosa ou evitação da ansiedade – o que resulta na incapacidade de estabelecer relacionamentos íntimos. Isso pode gerar solidão emocional, o que implicaria um comportamento interpessoal agressivo.

Schwartz (1995) desenvolveu um modelo integrativo da dinâmica da agressão sexual que, embora destinado a pacientes adultos, também é útil para os adolescentes.

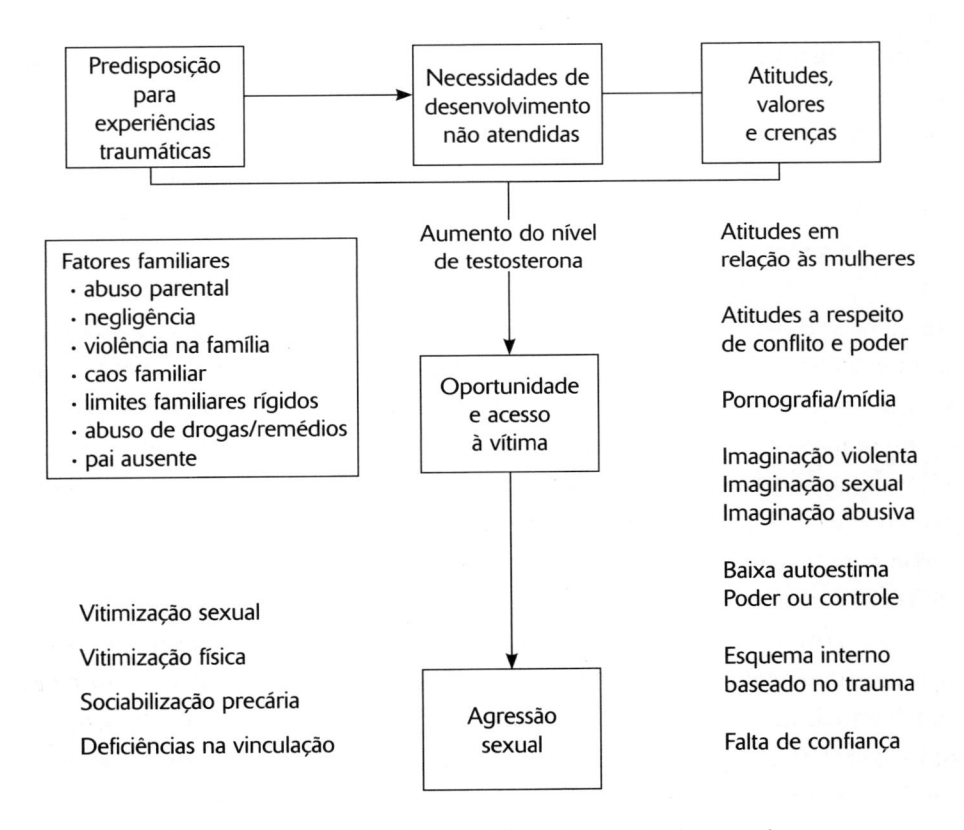

Figura 8.1 Desenvolvimento do desvio sexual

Gould (1997) verificou a presença de limitações no desenvolvimento e de lesões cerebrais num grande número de casos. Estavam presentes também alto nível de estresse no ano anterior à agressão mais recente, assim como o uso de drogas e álcool. Obviamente, todos esses fatores resultaram em algum prejuízo para o controle de impulsos. As pesquisas nesse campo estão em andamento, e está claro que as causas das agressões variam.

Às vezes, há algum trauma predisponente (sexual, físico e/ou emocional), assim como deficiências no desenvolvimento, atitudes distorcidas e uma atividade hormonal bastante aumentada que dá origem a pensamentos e sentimentos sexuais. Alguns desses fatores, ou todos, podem impedir o adolescente de ter uma socialização apropriada a seu grupo de amigos, tornando inacessível a experimentação sexual adequada à idade. Assim, ele pode tornar-se um marginal solitário que observa de longe as atividades interpessoais dos outros. Se, então, eles têm acesso a irmãos, primos ou vizinhos mais jovens que podem satisfazer suas necessidades, é provável que ocorram agressões sexuais violentas. Essa linha de desenvolvimento do desvio sexual está ilustrada na Figura 8.1.

Desde sua fundação a equipe da Safe utiliza, em seu programa de treinamento, a teoria e a prática do psicodrama dentro de uma abordagem cognitivo-comportamental (Lambie, Robson e Simmonds, 1997; Robson e Lambie, 1995; Robson, 1998). Em nossa experiência, quando o psicodrama é utilizado de maneira consciente e segura, ajuda o paciente a tomar consciência da experiência atual e a criar representações simbólicas das experiências passadas traumáticas com o objetivo de controlar o terror a elas associado, assim como dessomatizar as lembranças (van der Kolk e McFarlane, 1996). Num grupo de psicodrama é possível, por exemplo, concretizar uma cena do passado na qual um garoto tenha sido agredido pelo pai e estimular o garoto a observar a cena a distância, a fim de que a processe de forma cognitiva e assimile emocionalmente o evento traumático. Ele pode, assim, ser ajudado a relembrar o passado de maneira plena e descobrir como este afetou o desenvolvimento de seu ciclo de agressor.

Obviamente, quando se trabalha com grupos como esse, há alguns problemas. Por exemplo, de acordo com a teoria do conflito focal, de Whitaker e Lieberman (1964), esse tipo de grupo tende a ficar paralisado numa posição de tensões conflitivas. Embora haja um desejo de mudança (porque seus membros estão às voltas com a polícia, foram colocados para fora de casa, expulsos da escola etc.), existe também um medo reativo a essa mudança porque ela demandaria a adoção de um novo comportamento, incomum e estranho a eles. Tanto o motivo perturbador quanto os medos reativos precisam ser conhecidos e explorados para que sejam encontradas soluções.

A terapia cognitivo-comportamental se baseia no pressuposto de que o que pensamos influencia o que fazemos (Beck, 1995). Assim, se mudarmos nossa maneira de pensar, é bem possível que consigamos mudar nosso comportamento. No que diz respeito aos agressores sexuais, é mais fácil falar do que fazer pois é difícil descobrir o que eles de fato pensam. A natureza de suas agressões se baseia em parte no segredo, e eles resistem a discutir abertamente seu comportamento. Por vergonha e medo, podem agir como se estivessem de acordo, mas de fato estão apenas representando, para agradar a todos e evitar o enfrentamento da verdade. Além disso, o que eles acham que fizeram é tão distorcido que eles têm dificuldade de entender o que é que deu errado.

Finalmente, em razão de suas dolorosas experiências precoces, eles têm dificuldade de identificar, discutir e enfrentar suas emoções, sempre avassaladoras e confusas. Devido a esses problemas na regulação do afeto, não conseguem discriminar sentimentos e expressá-los de maneira adequada. Além do mais, tendem a converter todo sentimento não reconhecido em um sentimento sexual – bem conhecido, com o qual estão mais familiarizados, que sabem encarar melhor, mas não admitem ter. Os agressores sexuais, em particular, têm dificuldade de nomear qualquer outro sentimento que não seja a raiva. A primeira tarefa é, portanto, descobrir os sentimentos ocultos que costumam estar sob a máscara de uma expressão de raiva. Para que a terapia seja bem-sucedida com esse tipo de população, o processo de autodescoberta precisa incluir uma catarse de integração que abranja, ao mesmo tempo, os níveis emocional, cognitivo e comportamental.

Por que utilizar o psicodrama com molestadores sexuais?

O psicodrama oferece uma excelente oportunidade para mudar velhos padrões autodestrutivos por meio da criação de novas experiências de aprendizagem. Como terapia vivencial, trabalha em quatro níveis, de acordo com Dayton (1994): emocional, cognitivo, comportamental e espiritual. Além disso, dá ao participante a chance de discriminar passado de presente, de descobrir e se apropriar de sua experiência, de levantar uma hipótese sobre a origem de suas crenças e de avaliar a sustentabilidade destas (Greenberg, Watson e Leitaer, 1998). Tudo isso pode ser resumido em alcançar um *insight* de ação. Esse *insight* de ação psicodramático "não pode", entretanto, "ser transmitido de uma pessoa a outra, nem oferecido ao cliente pelo terapeuta na forma de uma interpretação", no dizer de Kellermann (1992, p. 88). Deve ser uma experiência pessoal de aprendizagem.

Em nosso programa, essas experiências de aprendizagem acontecem tanto em vinhetas curtas como em dramatizações longas. Por exemplo, quando concretizamos a agressão pela agressão (*bullying*) no pátio do recreio, pode acontecer algum *insight* de ação a respeito de vários papéis que permitem diferentes escolhas a serem feitas no futuro. A dramatização de uma cena de comportamento rebelde com a mãe proporciona algum *insight* acerca de como a raiva foi desviada do pai ausente. Trabalhar essa lembrança, por outro lado, ajuda o agressor a assumir maior responsabilidade por seu comportamento.

Embora a terapia do agressor sexual busque uma compreensão do passado, ela visa principalmente mudar o comportamento do presente e do futuro. Isso está na mesma linha da sugestão de Kellermann de que "o processo de autodescoberta deve ser complementado com um elemento de previsão, de fortalecimento da consciência antecipatória para ser utilizada em futuro comportamento vincular" (1992, p. 86). No tratamento de agressores sexuais, enfatiza-se a importância da aprendizagem para alcançar um *insight* suficiente para olhar em frente e fazer escolhas diferentes no futuro. Moreno (1972) propôs que o aumento da espontaneidade e da criatividade desencadearia a formação de novos papéis, que devem ter pensamentos, crenças, sentimentos e ações diferentes. Com o uso de técnicas simples de concretização e de jogo de papéis, tentamos construir esses novos papéis. À medida que o nível de espontaneidade aumenta, novos papéis se desenvolvem, positiva e criativamente. Esse trabalho costuma proporcionar uma nova força psicológica, que pode ser utilizada para trabalhar os acontecimentos traumáticos do passado e fazer melhores escolhas na vida.

A espontaneidade se evidencia quando ocorre uma nova reação a uma situação antiga ou uma reação adequada a um novo fato. Em sua teoria da espontaneidade, Moreno (1972) sugeriu que, no decorrer do desenvolvimento de uma pessoa, podem ocorrer momentos originais – verdadeiramente criativos – e inícios decisivos. É exatamente isso que se procura para ajudar a mudar o comportamento sexual agressivo.

Moreno afirmou também que a espontaneidade é criativa, original e dramática, além de trazer a possibilidade de adequar as reações. É a energia que impulsiona o ato criador. Quando a ansiedade ou a resistência são elevadas, o que é comum em nossos grupos – pelas razões que já mencionamos –, a espontaneidade é baixa, o que diminui as chances de desenvolvimento de um novo papel. Nessas ocasiões, costumamos intensificar o aquecimento para estimular o surgimento de reações criativas nos garotos.

Aquecimento

O conceito de aquecimento é muito importante quando se trata de adolescentes. Da mesma forma que os atletas se aquecem antes de uma disputa para atingir seu potencial máximo, os clientes também precisam se aquecer para estar num grupo, para os líderes e para a ideia de mudança. No caso de pessoas traumatizadas, o processo de aquecimento ajuda o corpo a relembrar o que a mente pode ter esquecido. Quando os participantes estão mal-humorados, secos ou teimosos, são ativamente estimulados, por meio de várias atividades, a utilizar o corpo. Quando o fazem, suas emoções são ativadas, o que leva a um equilíbrio entre ação e sentimento. Quando a atividade é divertida, isso ajuda bastante a diminuir a ansiedade e facilita a criação de um ambiente em que pode ser restabelecida a confiança.

O nível elevado de espontaneidade determina como as pessoas vão reagir às novas situações. Van der Kolk (1996) sugeriu que, depois do trauma, as pessoas reagem à mobilização de emoções intensas com uma incapacidade de avaliar e categorizar a experiência, ou de dar sentido a ela. Elas têm dificuldade de processar a informação produzida e de aprender com a experiência. Van der Kolk afirma que a alteração psicobiológica pode dar ensejo a reações de agressão e fuga. O processo de aquecimento, portanto, precisa ser cuidadosamente monitorado, pois se for demasiado pode resultar em raiva, fragmentação do grupo ou em uma explosão de raiva. Cabe ao diretor a tarefa de regular o aquecimento, de modo que os participantes tolerem a intensidade da dramatização.

Qualquer jogo que leve os participantes a se movimentar aumenta o aquecimento e a espontaneidade. Caminhadas, pega-pega, viagens de aventura e fantasia são exemplos de uma variedade infinita de jogos que podem ser utilizados. Obviamente, esses jogos são mais eficientes quando utilizados com um objetivo predeterminado. Alguns, como o *slalom*, têm como alvo o aquecimento físico. Outros, como o "batata-quente", melhoram a concentração. Outros, ainda, estimulam a criatividade, como encontrar maneiras diferentes e engraçadas de falar ou então ir passando um objeto de mão em mão, tentando encontrar novas funções para ele. O objetivo é selecionar o momento exato para produzir o máximo resultado.

O *slalom* é um exemplo de jogo físico que exige capacidade de contenção de emoções intensas. É um jogo de visualização em que os garotos se postam em fileira, a uma distância aproximada de um braço, todos voltados para uma mesma direção, como se fossem os pórticos de uma corrida de esqui. O garoto que está na ponta observa cuidadosamente onde está cada um e tenta memorizar. Em seguida, ele é vendado. Fazendo movimentos de esqui, ele tenta passar pelos "postes", em ziguezague, o mais rápido possível, até o final. Todos têm vez, cada um fazendo do seu jeito. É um teste importante, uma vez que a maioria deles nunca aprendeu a confiar em ninguém. O garoto A tem de acreditar plenamente que todos vão permanecer no mesmo lugar em que ele os viu. O garoto B tem de permanecer na fila e desfrutar dessa situação. Na vida, ele aprendeu a estar sempre um passo à frente. O garoto C não se arrisca a ser vendado, mas concorda em participar, caso ele mesmo possa fechar os olhos, sem a venda. O garoto D é pequeno e tímido, e gostaria de ter o direito de se chocar com os outros sem ser agredido por eles.

É necessário tomar cuidado para que o jogo não se torne violento demais. Caso isso aconteça, pode ocorrer uma fragmentação. Isso significa que é preciso avaliar constantemente o aquecimento, observando o nível das vozes, as interrupções, os movimentos corporais e o grau de ansiedade geral. Podem-se introduzir jogos também para desacelerar o processo, para ajudá-los a se concentrar e a acessar o autocontrole, conceito novo para muitos deles. O velho jogo da confiança, em que uma pessoa fica no meio do círculo com os olhos fechados sendo movimentada pelos demais, pode ser útil aqui se a instrução for realmente que todos tomem cuidado com essa pessoa, tocando-a de forma amorosa e suave, da maneira como gostariam de ser tocados.

A terapia acontece em grupos com oito a dez meninos, com duração média de um ano. Esses grupos propiciam aos garotos a oportunidade de identificar onde eles estão situados dentro do ciclo do abuso, conforme a Figura 8.2, e encontrar meios de sair desse círculo.

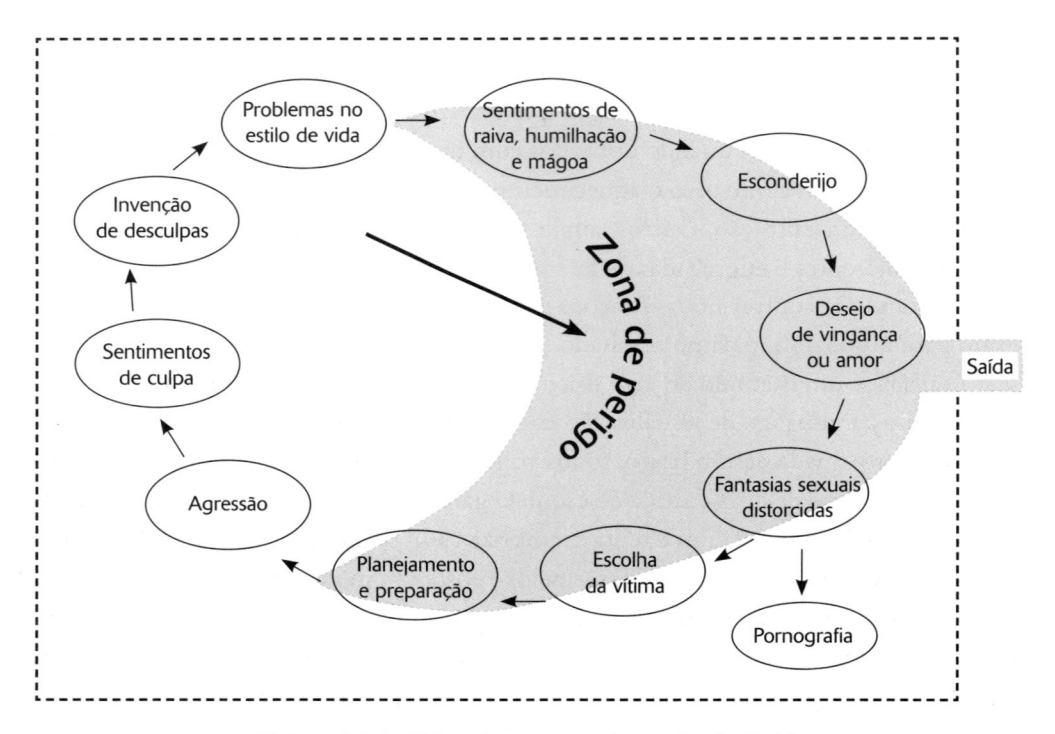

Figura 8.2 Ciclos da agressão (cortesia do Safe)

Outro tipo de aprendizagem ocorre por meio do treinamento de comportamento social e de habilidades de comunicação. As fantasias sexuais distorcidas são discutidas, assim como os possíveis usos da pornografia. Parte importante do programa é ensinar um modelo de prevenção de recaídas, conforme se vê na Figura 8.3, cujo objetivo é ajudar os participantes a descobrir sua situação de risco e a fazer escolhas mais adequadas quando surgirem essas situações.

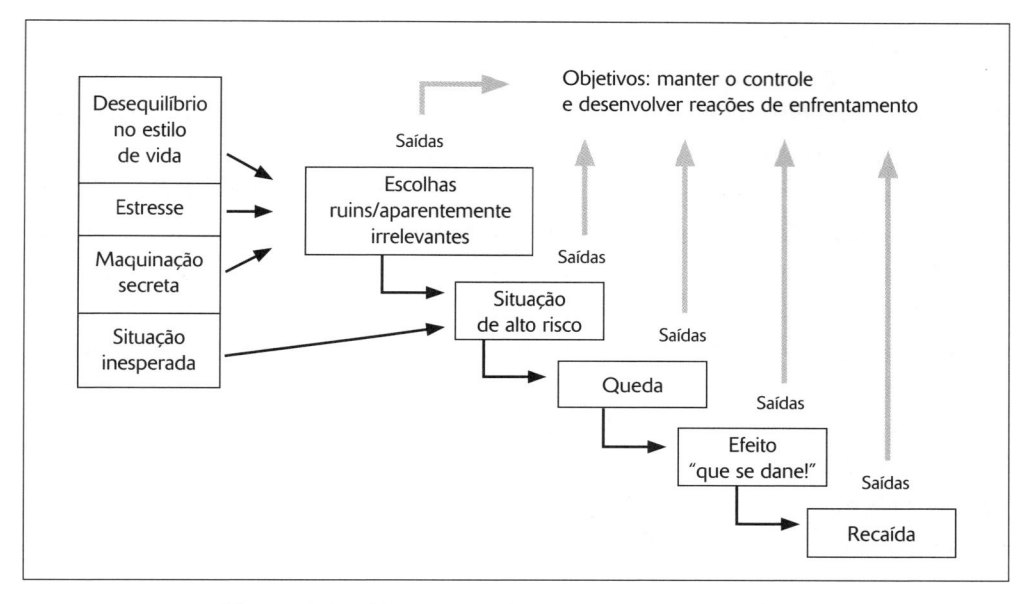

Figura 8.3   O processo de recaída (cortesia do Safe)

O processo grupal

No começo de grupos como esses, costumam surgir temas relacionados com a segurança, ao lado de sentimentos de vergonha e medo, e do esforço dos protagonistas para proteger o segredo de seu mundo interno, em relação a si mesmos e aos demais. Os jogos de aquecimento são introduzidos com o objetivo de prepará-los para atividades mais vivenciais. Quando chega o momento, são feitas algumas cenas rápidas, concretizando fatos do cotidiano. Nessa etapa estimula-se a consciência física da manifestação de sentimentos. À medida que cresce a confiança, as concretizações se transformam em vinhetas, vindo em seguida encenações que incluem dramatizações completas de acontecimentos da vida e o uso da técnica de inversão de papéis.

Cada garoto parece necessitar de um aquecimento diferente e de uma aproximação flexível à psicoterapia. Determinado menino pode ser capaz de tolerar apenas uma viagem fantasiosa através de uma floresta encantada e explorar os sentimentos ali vivenciados. Outro pode ter autoestima suficiente para representar um pequeno psicodrama a respeito da situação de alto risco de sua vida e das escolhas que faz nela. Invariavelmente, entretanto, todos são muito sensíveis à crítica e à vergonha, e morrem de medo de ser expostos, isolados e humilhados. É um desafio permanente ajudá-los a revelar seu mundo oculto. "Quais são os seus temores?", "Eles se lembram de quando foram abusados?", "Estão planejando vingança?", "Gostariam de ter amor ou alguém que cuide deles?" O uso de máscaras, figuras e brinquedos exóticos pode ser bastante útil nesse trabalho de revelar suas partes secretas ou vergonhosas. Além disso, o espelhamento é uma ferramenta importante para ajudar a delinear papéis progressivos e funcionais que podem melhorar a autoestima (Clayton, 1994).

Como foi mostrado no exemplo inicial, o uso de encenações psicodramáticas também tem sentido diagnóstico. Um garoto pode, por exemplo, ter dificuldade de lembrar quanta força ele usou para estuprar a irmãzinha. Montar a cena no grupo proporciona um aquecimento verdadeiro o suficiente para recriar o abuso. A força empregadas é quase sempre chocantemente enorme, como o são as ameaças empregadas para calar a vítima, nenhuma das quais seria revelada somente numa conversação. Essas reencenações, entretanto, são manobras delicadas que devem ser manejadas com cautela. Por exemplo, para que o jovem agressor não seja sexualmente excitado pela lembrança, pede-se a ele que use uma almofada para mostrar o que aconteceu, em vez de repetir a cena com alguém do grupo fazendo o papel da vítima.

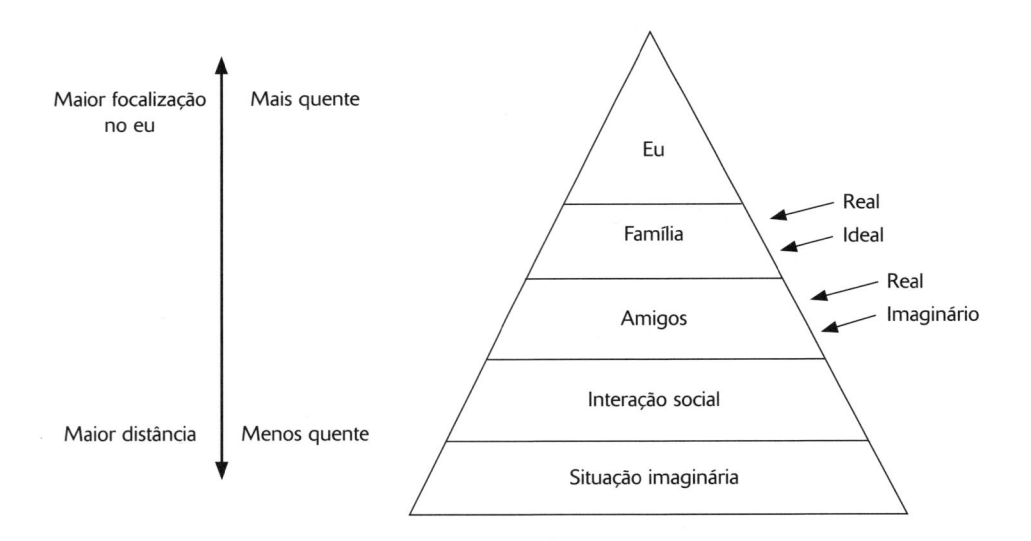

Figura 8.4 Como escolher o momento terapêutico (cortesia de John Bergman)

Um exercício simples e bastante útil para o desenvolvimento do papel é o "novo eu *versus* o velho eu". Utilizando uma voz "boa" e uma voz "má", tentamos recriar as mensagens que essas vozes transmitem ao jovem agressor em situações de alto risco. Perguntamos: "O que diz a voz má?", "O que podemos fazer para fortalecer a voz boa?", "Quem pode ajudar?" A montagem da cena de uma situação de alto risco ajuda a treinar um novo comportamento para o futuro. Nós privilegiamos a pesquisa a respeito de possíveis apoiadores e de modelos de papel que poderiam ajudar nessas situações. Quando um garoto nunca vivenciou nenhum desses bons modelos de papel na vida, buscamos outros modelos mais criativos que ele poderia observar. Os jovens podem, então, escolher alguma estrela de cinema ou de televisão, tais como Super-Homem, Obi-wan Kenobi, William Wallace ou Indiana Jones.

Reparação do átomo social

Inicialmente, é muito ameaçador para os adolescentes ir muito longe na reparação do átomo social, pois eles vêm de famílias incrivelmente disfuncionais e vivem com muita dor. Montamos esculturas da família para destacar as relações dentro do sistema familial, pedindo aos garotos que coloquem os parentes mais perto ou mais longe deles para representar o que eles realmente sentem em relação a essas pessoas. Às vezes, consegue-se um *insight* suficiente só pela observação de quem está posicionado onde na família. Outras vezes, consegue-se expressar sentimentos fortes em relação a uma ou várias dessas pessoas significativas. Esses encontros diretos com os membros da família parecem melhorar a compreensão dos jovens, indo além do que encontramos na terapia de família. Além disso, oferecem a oportunidade de expressar sentimentos que foram acumulados por muito tempo. Em uma encenação prazerosa é possível buscar, de maneira segura, a oportunidade de tentar expressar algo que nunca seria expresso diretamente na família. Se essas encenações se tornarem muito pesadas, o garoto pode deixar a cena e observar de fora. Nessa posição distante, ele é levado a tomar consciência, de maneira diferente, do que aconteceu. Os garotos podem experimentar sentir muita raiva do pai ausente ou violento e dizer diretamente o que sentem, o que talvez não fosse seguro na vida real. Também podem aprender a esclarecer o que teria sido bom em sua família, o que é importante relembrar e utilizar numa etapa posterior do processo grupal. Do ponto de vista diagnóstico, esse ato é bastante útil, na medida que ajuda a detectar os recursos que existem na família e podem ser estimulados posteriormente.

O dublê de contenção

O conceito de dublê de contenção (Hudgins e Drucker, 1998) é bastante útil em nosso trabalho. Muitos dos nossos clientes foram abandonados na etapa de desenvolvimento em que é necessário ter "outro significativo". Além disso, o modelo terapêutico espiral, utilizado com sobreviventes de trauma (veja o Capítulo 13), tem sido uma parte central de nosso entendimento. Enquanto apenas 30% a 40% dos meninos tratados em nosso programa foram sexualmente abusados, todos são sobreviventes de traumas, inclusive violência física e emocional, além de deficiências vinculares severas.

Há três passos no desenvolvimento do dublê de contenção. O primeiro é aprender a refletir o processo, ou o que está acontecendo em dado momento. Essa capacidade de observar quase não existe nos jovens que tratamos; eles geralmente dizem que a agressão "simplesmente aconteceu". O segundo passo é aprender a expressar frases de contenção: "Eu estou bem, posso lidar com isso, tenho capacidade de fazer isso". O terceiro passo é a ancoragem no aqui e agora, tomando consciência, por exemplo, das mudanças corporais. Os jovens agressores ficam sexualmente excitados praticamente sem se dar conta disso e têm pouca capacidade de se acalmar e de sublimar suas necessidades sexuais. É incrivelmente fortalecedor para eles tomar consciência de que eles não são obrigados a agir sempre que ficam excitados e de que podem existir alternativas para neutralizar a libido. A utilização desses três passos no desenvolvimento do dublê de contenção proporciona a sensação de ter uma mãe forte, acolhedora e amorosa ao seu lado, que observa o que está acontecendo e confia totalmente em você, mas ao mesmo tempo impede-o de fazer coisas que você não pode controlar. Como tal, o dublê de contenção se transforma em uma relação de papel útil, que torna seguro o enfrentamento das experiências traumáticas.

Empatia com a vítima

O treinamento da empatia é importante em vários programas de treinamento no mundo todo (Thomas, 1992), incluindo o nosso. O pressuposto é que, se o agressor compreender melhor o que acontece com a vítima, não repetirá as agressões. Estudos recentes mostram que determinados programas de intervenção são eficientes para aumentar o nível de empatia de agressores adultos (Hogue, 1994; Pithers, 1994; Schewe e O'Donohue, 1993). Daniels e Thornton (1998), por exemplo, utilizaram o jogo de papéis do psicodrama com agressores adultos numa pesquisa de larga escala em prisões britânicas. Da mesma forma, nossa equipe do Safe tem utilizado, desde que iniciamos o programa, a inversão de papéis psicodramática para aumentar a empatia com a vítima (Robson e Lambie, 1995). Um estudo recente de Monto (1998) constatou que, comparativamente, os agressores apresentam a mesma empatia do que uma população de colegiais.

Mais do que explicar a agressão como decorrente da falta de empatia, esse estudo sugere que alguns agressores não consideram a agressão prejudicial. Uma explicação alternativa seria considerar a vítima alguém que tinha desejo de participar. Finalmente, a agressão pode ser compreendida como falta de controle de impulsos e de capacidade de julgamento. Naquele momento, eles ficam tão tomados que não conseguem pensar nas consequências de seu ato nem no que a vítima pode estar sentindo. Isso se aplica mesmo no caso de jovens que foram abusados anteriormente – e, seria de esperar, deveriam entender os desdobramentos da agressão.

Nosso método para tentar aumentar a empatia com a vítima inclui componentes tanto cognitivos quanto afetivos. Do ponto de vista cognitivo, introduzimos exercícios vivenciais a respeito dos efeitos do abuso sexual a outrem. "Como eles podem saber que alguém está sendo violentado?" Olhando fotografias de pessoas, tentamos ajudá-los a reconhecer sentimentos de medo, horror e dor. Além disso, ensinamos a eles alguns princípios de assertividade: as pessoas têm direito de dizer "Não!", mesmo que seja um irmão, primo ou amigo que pode ser inclusive mais velho que eles.

Os exercícios de vivência afetiva lidam com esculturas a respeito de situações de poder e controle, tais como violência doméstica ou agressividade gratuita na escola. Não recomendamos fazer inversão de papéis nessa etapa inicial, apenas compartilhamento de sentimentos. Podem-se usar máscaras inicialmente para representar os sentimentos que existiam dentro deles momentos antes do abuso e os sentimentos que as vítimas devem ter vivenciado. No começo, as reações tendem a ser tremendamente evasivas. Bonecos e fantoches, assim como desenhos, podem ser utilizados, também, para montar a cena da agressão, desde que isso garanta certa distância em relação ao que não pode ser olhado diretamente. Aos poucos, eles vão encontrando sua maneira de encenar os momentos difíceis, mostrando em ato aquilo de que se lembram, invertendo papéis com as pessoas presentes e, mais tarde, compartilhando com elas a própria vitimização.

A inversão de papéis é complexa e requer uma clara percepção do outro, além de capacidade de imitá-lo. Obviamente, os agressores sexuais terão muita dificuldade para fazer a inversão, devido à sua tendência de distorcer e confundir o que veem. Na verdade, para muitos desses garotos faz muita falta a empatia básica necessária para a inversão de papéis.

Portanto, quando se pede que invertam papéis, eles desempenham o papel do outro apenas de maneira superficial, muitas vezes para tentar agradar aos líderes, mas sem uma compreensão profunda da outra pessoa. Esse fato se coaduna com o entendimento de Kellermann de que, "obviamente, a inversão total de papéis é impossível. Jamais poderemos conceituar plenamente os sentimentos, atitudes e motivos de outra pessoa, e muito menos reproduzir o que percebemos" (1994, p. 267). Entretanto, meros fragmentos de compreensão de como é estar no papel do outro já podem ajudar o adolescente a fazer uma escolha diferente num momento crucial.

Quando os participantes conseguem reencenar a agressão, a cena é montada e o protagonista é convidado a escolher pessoas do grupo para serem os atores. A dramatização em geral ocorre em três etapas, começando com uma cena anterior ao ataque, prosseguindo até o momento da agressão e, em seguida, proporcionando a oportunidade de uma integração emocional e cognitiva. Não costumamos encenar completamente a cena da vitimização, uma vez que ela poderia levar a uma retraumatização e mobilizar demais tanto o agressor quanto os demais membros do grupo. Em um momento ou outro, o agressor é orientado a inverter os papéis com a vítima e, para concretizar a dinâmica de poder envolvida, esta pode ficar ajoelhada. No papel de vítima, o protagonista é estimulado a reviver sentimentos que ele tenha experimentado em algum momento da vida, quando então se sentiu impotente. Talvez isso precise ser feito várias vezes, até que ele sinta algo parecido com o que seria o sentimento de sua vítima. No compartilhamento que se segue, outros membros do grupo podem ser aquecidos para reencenar suas recordações de abuso e vitimização.

Andrew

Andrew foi encaminhado ao Safe com 14 anos. Ele tinha admitido diversos episódios de assédio sexual, sequestro, tentativa de estupro, estupro de uma garota de 4 anos e estupro de sua irmã mais nova, então com 10 anos. Ele também havia provocado dois incêndios criminosos. Uma avaliação posterior constatou que ele tinha sérias dificuldades de aprendizagem e tinha a mentalidade de um menino de 6 anos de idade. Relataram-nos que Andrew fora abusado sexualmente pelo pai, embora ele não se lembrasse disso. Entretanto, ele se lembrava de ter sido duramente espancado pela mãe. O pai foi embora quando ele tinha 3 anos; desde então, Andrew passou a morar com a mãe e dois irmãos mais novos. Inicialmente, Andrew era carrancudo, fechado e isolado. Não queria interagir com os demais membros do grupo, embora gostasse de desenhar e de falar sobre seus desenhos, quando estimulado.

Faz três anos que Andrew participa do programa. Pequeno para sua idade, ele é forte e fisicamente saudável, com uma boa coordenação mão-olho. Gosta de jogos ativos e é excelente neles. Em brincadeiras do tipo "luz vermelha – luz verde", "pique" e "queimada", ele se sente bastante à vontade. Também melhorou seu contato com os outros membros do grupo e, em consequência disso, parece se sentir melhor em relação a si mesmo. No jogo de *slalom*, ele achou que seria difícil ser vendado, mas gostava de visualizar a posição dos demais e passava pelos obstáculos muito bem. Inicialmente, quando lhe perguntávamos a respeito da dinâmica de sua família, ele se fechava e permanecia calado. Gradativamente, entretanto, as esculturas e concretizações em pares em torno de frases como "Você fez isso de novo", "A culpa é toda sua" e "Vem cá!" funcionaram como gatilho para que ele expressasse algumas de suas raivas acumuladas até o momento, voltadas para sua mãe controladora.

Ele melhorou também sua compreensão dos diferentes comportamentos do "velho eu" e do "novo eu", e conseguiu estabelecer um *continuum* de todos os papéis envolvidos. Por meio do jogo de papéis, ele parece ter conseguido um *insight* suficiente para compreender quando ele escorregava para o "velho eu" e o que precisava fazer nessa circunstância. Dado que Andrew não lia nem escrevia, foi importante para ele vivenciar e internalizar vozes que lhe transmitissem mensagens que ele poderia acessar no momento oportuno. Os jogos de papéis com várias pessoas que ele respeitava foram essenciais para o desenvolvimento dessas vozes. Dessa forma, foram internalizadas algumas mensagens simples, tais como: "Nada de parques, nem de escolas, nem de *shoppings*", "Não faça isso!", "Respeite as crianças menores", "Eu me preocupo com você e acredito que você pode fazer boas escolhas", "Ligue para o Safe sempre que precisar".

Numa cena de empatia com a vítima, Andrew foi incrivelmente claro a respeito de seu esquema de agressão. Na cena, a mãe dormia diante da televisão. Ele estava bravo com a irmã porque ela tinha pegado seu aparelho de som. Ao assistir a um filme pornográfico no quarto dele, ficou sexualmente excitado, entrou no quarto da irmã e abusou dela, ameaçando-a. Na inversão de papéis, fazendo o papel da irmã, ele alcançou uma percepção interior tal que o levou a mostrar uma tristeza incomum nele. Mais tarde, pareceu ter integrado a vivência a ponto de falar sobre ela e mostrar ter compreendido a tristeza da irmã. São pequenos fragmentos de ação, num intenso período de três anos de terapia, com um garoto de desempenho muito baixo. Ficamos impressionados, entretanto, com o fato de que mesmo um jovem tão desconfiado e fechado como Andrew se beneficiou da experiência e começou a compreender as consequências de seu comportamento.

Conclusão

Aqueles que cometem abuso sexual são hábeis em manter segredo e fazem de tudo para deixar os terapeutas longe da revelação da verdade. O desafio é penetrar-lhes as almas sem causar mais traumas. Pelo fato de não gostarem de ninguém que esteja em posição de autoridade, os adolescentes são particularmente difíceis. Nesse trabalho, a terapia vivencial é um coadjuvante eficaz da abordagem cognitivo-comportamental. Enquanto a mente pode tentar mentir, o corpo não consegue fazê-lo. O psicodrama é muito visual; quando se monta uma cena, o corpo se movimenta, a voz fala. Podemos ver o que está espelhado: a verdade está ali.

Referências bibliográficas

ABEL, G. G., MITTELMAN, M. S.; BECKER, J. V. "Sexual offenders: results of assessment and recommendations for treatment". In: BEN-ARON, M. H.; HUCKER, S. J.; Webster, C. D. (orgs.). *Clinical criminology: the assessment and treatment of criminal behaviour*. Toronto: University of Toronto, 1985.

AWAD, G. A.; SAUNDERS, E. B. "Male adolescent sexual assaulters: clinical observations". *Journal of Interpersonal Violence*, v. 6, 1991, p. 446-60.

BECK, J. *Cognitive therapy: basics and beyond*. Nova York: Guilford Press, 1995.

CLAYTON, M. "Role theory and its application in clinical practice". In: HOLMES, P.; KARP, M.; WATSON, M. (orgs.). *Psychodrama since Moreno: innovations in theory and practice*. Londres/Nova York: Routledge, 1994. [Em português: "A teoria de papéis e sua aplicação na prática clínica". In: *O psicodrama após Moreno – Inovações na teoria e na prática*. São Paulo: Ágora, 1999.]

DANIELS, M.; THORNTON, D. "Using role play to develop victim empathy: experience from a large scale trial". Apresentação na ATSA (Association for the Treatment of Sexual Abusers) 17th Annual Research and Treatment Conference, Vancouver, 1998.

DAYTON, T. *The drama within: psychodrama and experiential therapy*. Deerfield Beach: Health Communications, 1994.

FEHRENBACH, P. et al. "Adolescent sex offenders: offender and offence characteristics". *American Journal of Orthopsychiatry*, v. 56, 1986, p. 225-33.

FINKELHOR, D. "Abusers: special topics". In: FINKELHOR, D. (org.). *A sourcebook on child sexual abuse*. Newbury Park: Sage Publications, 1986.

GOULD, M. A. "An empirical investigation of floodgates factors in child sexual abuse". In: SCHWARZ, B. K.; CELLINI, H. R. (orgs.). *The sexual offender: corrections, treatment, and legal practice*. Kingston: Civic Research Institute, 1995.

GREENBERG, L. S.; WATSON, J.; LIETAER, G. (orgs.) *Handbook of experiential psychotherapy*. Nova York: Guilford Publications, 1998.

HALL, G. C. "Sexual offender recidivism revisited: a meta-analysis of recent treatment studies". *Journal of Consulting and Clinical Psychology*, v. 63, n. 5, 1995, p. 802-9.

HOGUE, T. E. "Sex offense information questionnaire: assessment of sexual offenders and perceptions of responsibility, empathy, and control". *Issues in Criminological and Legal Psychology*, v. 21, 1994, p. 68-75.

HUDGINS, M. K. "Experiential psychodrama with sexual trauma". In: GREENBERG, L. S.; WATSON, J.; LIETAER, G. (orgs.). *Handbook of experiential psychotherapy*. Nova York: Guilford Publications, 1998, p. 328-48.

HUDGINS, M. K.; DRUCKER, K. "The containing double as part of the therapeutic spiral model for treating trauma survivors". *The International Journal of Action Methods*, v. 51, n. 2, 1998, p. 63-74.

HUDGINS, M. K.; DRUCKER, K.; METCALF, K. "The containing double: preliminary research results with PTSD". *British Journal of Psychodrama and Sociodrama*, v. 15, n. 1, 2000, p. 58-77.

KELLERMANN, P. F. *Focus on psychodrama: the therapeutic aspects of psychodrama*. Londres: Jessica Kingsley, 1992.

_____. "Role reversal in psychodrama". In: HOLMES, P.; KARP, M.; WATSON, M. (orgs.). *Psychodrama since Moreno: innovations in theory and practice*. Londres: Routledge, 1994. [Em português: "A inversão de papéis no psicodrama". In: *O psicodrama após Moreno – Inovações na teoria e na prática*. São Paulo: Ágora, 1999.]

LAMBIE, I.; ROBSON, M.; SIMMONDS, L. "Embedding psychodrama in a wilderness group programme for adolescent sex offenders". *Journal of Offender Rehabilitation*, v. 26, 1997, p. 89-107.

MALAMUTH, N. M. "Predictors of naturalistic sexual aggression". *Journal of Personality and Social Psychology*, v. 50, 1986, p. 953-62.

MARSHALL, W. L.; BARBAREE, H. E. "Outcome of comprehensive cognitive behavioural treatment programmes". In: MARSHALL, W. L.; LAWS, D. R.; BARBAREE, H. E. (orgs.). *Handbook of sexual assault*. Nova York: Plenum Press, 1990.

MARSHALL, W. L.; HUDSON, S. M.; HODKINSON, S. "The importance of attachment bonds in the development of juvenile sex offending". In: BARBAREE, H. E.; MARSHALL, W. L.; HUDSON, S. M. (orgs.). *The juvenile sex offender*. Nova York: The Guilford Press, 1993.

MINER, M. H.; CRIMMINS, C. L. S. "Adolescent sex offenders' issues of etiology and risk factors". In: SCHWARZ, B. K.; CELLINI, H. R. (orgs.). *The sexual offender: corrections, treatment, and legal practice*. Kingston: Civic Research Institute, 1995.

MONTO, M. *et al.* "Empathy and adolescent male sex-offenders". *Perceptual and Motor Skills*, v. 79, 1998, p. 1598.

MORENO, J. L. *Psychodrama, Volume 1*. Nova York: Beacon House, 1972. [Em português: *Psicodrama*. São Paulo: Cultrix, 1975.]

PITHERS, W. D. "Process evaluation of a group therapy component designed to enhance sex offenders' empathy for sexual abuse survivors". *Behaviour Research and Therapy*, v. 32, 1994, p. 565-70.

ROBSON, M. "Action insight: the treatment of adolescent sexual offenders". *Journal of the Australian and New Zealand Psychodrama Association*, v. 7, 1998, p. 41-57.

ROBSON, M.; LAMBIE, I. "Using psychodrama to facilitate victim empathy in adolescent sexual offenders". *Journal of the Australian and New Zealand Psychodrama Association*, v. 4, 1995, p. 13-9.

RYAN, G. *et al.* "Trends in a national sample of sexually abusive youths". *Journal of the American Academy of Child and Adolescent Psychiatry*, v. 35, 1996, p. 17-25.

SCHEWE, P. A.; O'DONOHUE, W. "Sexual abuse prevention with high-risk males: the roles of victim empathy and rape myths". *Violence and Victims*, v. 8, 1993, p. 339-51.

SCHWARTZ, B. K. (1997) "Theories of sex offenders". In: SCHWARZ, B. K.; CELLINI, H. R. (orgs.). *The sexual offender: corrections, treatment, and legal practice*. Kingston: Civic Research Institute, 1995.

STERNBERG, P.; GARCIA, A. *Sociodrama: who's in your shoes?* Nova York: Praeger, 1989.

THOMAS, D. W. *A special report on juvenile sex offenders*. Pittsburgh: National Centre for Juvenile Justice, 1992.

VAN DER KOLK, B. A. "The complexity of adaptation to trauma". In: VAN DER KOLK, B. A.; MCFARLANE, A. C.; WEISAETH, L. (orgs.). *Traumatic stress: the effects of overwhelming experience on mind, body, and society*. Nova York: The Guilford Press, 1996.

VAN DER KOLK, B. A.; MCFARLANE, A. C. "The black hole of trauma". In: VAN DER KOLK, B. A.; MCFARLANE, A. C.; WEISAETH, L. (orgs.). *Traumatic stress: the effects of overwhelming experience on mind, body, and society*. Nova York: The Guilford Press, 1996.

WHITAKER, D. S.; LIEBERMAN, M. A. *Psychotherapy through the group process*. Nova York: Atherton Press, 1964.

9 O ESPELHO DISTORCIDO DO TEMPO: TRABALHANDO O TRAUMA DE AGRESSORES SEXUAIS ADULTOS

No deserto
Eu vi uma criatura nua, bestial,
De cócoras no solo,
Tinha nas mãos o coração
E o comia.
Eu perguntei: "Está bom, amigo?"
"É amargo – amargo", respondeu,
"Mas eu gosto dele
Porque é amargo
E porque é o meu coração."

Stephen Crane, "No deserto", 1895
(*apud* Miller, 1991)

Estamos em meio a uma dramatização e Warren, o protagonista, tenta entender como cometeu a agressão – o estupro de uma conhecida do trabalho – e de que forma conseguiu sentir empatia pelos outros, particularmente sua vítima. No papel da vítima, uma mulher de 20 e poucos anos, Warren diz: "Eu me sinto encurralada. Acho que ele vai me matar". Logo depois, Warren assume o papel do filho de 8 anos da vítima, que testemunhou o estupro, e, em seguida, de seu próprio filho de 9 anos, no qual Warren batera muitas vezes. No papel de seu filho, Warren pergunta: "Por que o papai me bate? Por que ele não fala comigo? Eu gosto dele e odeio ele!"

O diretor pergunta a Warren se essas vozes de sofrimento lhe soam familiares. No papel dele mesmo, Warren meneia a cabeça, desconsolado. "Eu sou exatamente como meu pai", suspira. Ele está sentado no chão, com os braços em volta dos joelhos e apertando o peito. "Que idade você sente que tem?", pergunta o diretor. Warren responde: "Dez anos".

O psicodrama volta para a época em que Warren tinha essa idade. Inicialmente, o papel de Warren aos 10 anos é desempenhado, em espelho, por outro membro do grupo. Warren permanece em pé na beirada do palco, observando a cena. Aos poucos, e com um realismo crescente, a cena vai recriando o ritual diuturno do pai de Warren, batendo nele e em seus irmãos com uma cinta, enquanto a mãe observa. Todos os dias, na mesma hora, o ritual é praticado. Enquanto chicoteia com a cinta, o pai de Warren diz a ele que está apanhando porque é culpado, que o objetivo é dar-lhe uma lição.

Numa cena posterior muito intensa, Warren recebe a pior sova do pai, que desta vez usa um pedaço de pau, com as pancadas atingindo a cabeça e as costas de Warren a ponto de ele ter certeza de que vai morrer. Somente no último minuto, antes que ele perdesse a consciência, é que a mãe intervém. Quando essa cena é reproduzida em espelho, Warren se põe a chorar. Ele grita: "Merda, merda, isso dói!" Warren continua a observar e a relatar a cena no espelho, enquanto seu eu de 10 anos de idade é trancado, tremendo, no porão da casa. Ao se observar no porão, Warren diz que aquele foi o momento em que decidiu que nunca mais teria sentimentos de novo.

Introdução

Geralmente, as pessoas que se transformam em agressores sexuais enfrentaram abusos traumáticos graves, abandono e exploração na infância. Seu comportamento violento pode ser compreendido como uma espécie de imagem especular distorcida das experiências traumáticas precoces que não foram processadas mentalmente, dolorosas demais para ser vistas ou trabalhadas (Jefferies, 1991 e 1996; de Zulueta, 1998; Schwartz, Galperin e Masters, 1993). Esse espelho distorcido tem o poder de se infiltrar insidiosamente em todos os aspectos da função humana, criando visões distorcidas do eu e dos outros e debilitando a capacidade de regular o afeto e de tolerar os sentimentos de dor. Mesmo com o passar do tempo, a força do abuso permanece. Esta não diminui sem uma atenção deliberada e sem um trabalho que possibilite à vítima do trauma agregar um sentido simbólico à experiência e conseguir alívio por meio de uma catarse, do luto, de uma nova compreensão e de uma adaptação (Winn, 1994; Goldman e Morrison, 1984; Briere, 1996; Scheff, 1979; Langs, 1999).

Este capítulo descreve minha experiência psicodramática na abordagem de temas traumáticos com homens que cometeram atos de abuso sexual – estupro de adultos, abuso sexual de crianças e estupro seguido de morte. O trabalho é desenvolvido em uma prisão especial que funciona como comunidade terapêutica e proporciona o apoio essencial e um contexto seguro para sessões de psicodrama. Neste capítulo, os molestadores são referidos no masculino, uma vez que o material teórico e as descrições do programa se baseiam no trabalho dirigido a homens.

A utilização do psicodrama com essa população proporciona um método altamente acessível, concreto e eficiente para se movimentar no tempo, para a frente e para trás, considerando simultaneamente o comportamento molestador e suas origens. Subjacente ao trabalho está a convicção de que a agressão sexual é um comportamento aprendido (Jefferies, 1991 e 1996) e, na maioria dos casos, um sintoma de pensamentos, sentimentos e padrões de comportamento inadequados do molestador, desenvolvidos na maior parte das vezes em reação a um trauma anterior.

O trabalho pós-traumático com agressores sexuais não difere muito daquele que se faz com qualquer grupo de vítimas de trauma. As diferenças-chave estão no contexto do trabalho e nos fatores de risco envolvidos – que demandam segurança e sigilo –, além da duração da terapia. Levando-se em conta as exigências do sistema jurídico criminal e, por extensão, das regras de segurança pública, é importante ressaltar que o trabalho com a história traumática dos próprios agressores não acontece nunca para justificar seus crimes ou absolver sua culpa. O equilíbrio entre esses dois imperativos terapêuticos demanda uma enorme capacidade de tolerância e uma cuidadosa aplicação das evidências dos campos da psicobiologia, da psicologia, do aconselhamento de traumas, da sociologia e da criminologia (van der Kolk, 1994a e 1994b; Kipper, 1998).

A prevalência de histórias de trauma entre agressores sexuais

A maioria dos agressores sexuais sofreu, quando jovem, algum abuso significativo – sexual, físico ou emocional – ou, então, abandono, exploração ou ruptura traumática de vínculos primários, numa intensidade tal que desenvolvem um sistema emocional distorcido e corrompido (Schwartz *et al.*, 1993 e 1995; Briere, 1996; Wallis, 1995). Um estudo recente, por exemplo, constatou que 93% dos componentes de um grupo de agressores sexuais foram sexualmente molestados quando crianças (Briggs, 1995, p. xii). Grubin (1998) mapeou estudos que mostram a incidência de histórias de abuso sexual entre agressores com índices que vão de 18% a 79%. Esse dado pode ser comparado com um consenso de pesquisas, normalmente aceito, que indica uma prevalência de 10% de abuso sexual (sem contar outras formas de violência) entre crianças do sexo masculino na população geral.

À luz desses e de outros resultados citados na literatura (Salter, 1988; Morrison, Erooga e Beckett, 1994), é razoável acreditar que os indivíduos que cometeram agressões sexuais automotivadas e repetidas vivenciaram algum trauma significativo e debilitante, seja por abuso físico ou sexual, seja por abandono prolongado ou outras rupturas sérias nos vínculos primários precoces. Quem trabalha com esses indivíduos, lida com alguém cuja experiência de estar vivo é a de ser desvalorizado, impotente excluído, detestado, explorado, desumanizado e envergonhado – em síntese, uma vítima. Esse princípio se aplica mesmo nos casos em que o agressor não reconhece, conscientemente, estar prejudicado pelo próprio trauma. Muitos, na verdade, acabam vendo seu abuso como uma coisa boa, que "não me afetou de maneira alguma" (Briggs, 1995; Burt, 1980; Marshall e Maric, 1996; Salter, 1988).

Os traumas ocorridos precocemente na vida do agressor precisam ser levados em consideração no seu tratamento, a despeito das reservas comuns a respeito da abordagem desse tema. Na opinião de Jefferies (1991), o abuso cometido contra esses indivíduos é muitas vezes pior do que os que eles cometeram posteriormente. É importante relembrar aos céticos, que podem desqualificar essa abordagem por considerá-la suave ou condescendente para com os agressores, que a gravidade do trauma relacionado com esse fato vai muito além dos traumas normais da infância. São traumas, por exemplo, do garoto cuja mãe lhe dá pauladas na cabeça enquanto grita que gostaria que ele morresse; do menino que, ao longo da infância, presencia o tempo todo seu pai estuprando sua mãe, muitas vezes com uma faca no pescoço dela; do garoto que foi várias vezes estuprado por um grupo de marmanjos e forçado a ver como os homens injetam relaxantes musculares em outros garotos, antes de estuprá-los; ou, como no caso de Warren, o trauma do garoto que apanha diariamente, até que um dia decide nunca mais ter sentimentos.

Essas são algumas das mais hediondas atrocidades, cometidas em segredo e a portas fechadas contra crianças silenciadas. À medida que permanecem não ditos, esses horrores conservam seu poder debilitante. O fato de esses garotos terem se tornado homens que cometem outras agressões torna ainda mais crucial compreender seu sofrimento e iniciar o processo de cura na esperança de ajudá-los a desenvolver e a praticar comportamentos seguros.

Mirando o espelho distorcido: de vítima a agressor

De que forma, então, uma vítima de violência e trauma se transforma em molestador? É fundamental ressalvar, em primeiro lugar, que a maioria dos indivíduos que sofrem estresse severo ou traumas infantis não se torna molestador (Briggs, 1995; Tedeschi e Calhoun, 1995; Webb e Leehan, 1996; Wallis, 1995). Embora o trauma aumente a probabilidade de distúrbios psicológicos, há um grande número de fatores que favorecem a cura. Entre eles, uma rede de familiares e amigos amorosos e protetores e o nível de desenvolvimento social e egoico da vítima no momento do trauma, além de fatores biológicos e genéticos (Bannister, 1991; Tedeschi e Calhoun, 1995; Whitfield, 1995).

Mesmo quando a cura não acontece e a vítima do trauma continua a viver em um sistema baseado no trauma, isso não leva necessariamente a uma comportamento agressivo. Em vez de partirem para a violência, alguns indivíduos apelam para comportamentos compensatórios e de enfrentamento – entre eles, a negação, a repressão, a evitação ou várias formas de automutilação e autodestruição, entre elas o uso de drogas, para mencionar apenas algumas das estratégias que podem ser utilizadas (veja o Capítulo 13 e Langs, 1999).

Focalizando a etiologia do ato ofensivo, a neurobiologia e a teoria do vínculo explicam como os efeitos do trauma infantil levam, em alguns casos, a uma futura agressão. A pesquisa no campo da neurobiologia explica que graves incidentes de trauma físico e sexual, assim como outras experiências terríveis, têm o efeito de congelar processos normais, sejam eles bioquímicos, físicos, perceptuais, cognitivos, emocionais, psicológicos ou comportamentais (Kipper, 1998). A pesquisa com primatas e com bebês demonstra que traumas graves e prolongados transcendem a capacidade do cérebro de processar informações, forçando o indivíduo a recorrer à dissociação, ao entorpecimento psíquico e ao bloqueio de sentimentos para sobreviver (van der Kolk, 1994a). Langs (1999) observou que, na verdade, essas reações de enfrentamento podem ser profundamente incorporadas na seleção evolucionária como recurso de autopreservação. Para sobreviver, o cérebro reduz o conhecimento em vez de adquiri-lo e armazená-lo.

Em consequência disso, a memória dessas vivências traumáticas não é codificada nem recebe explicação, como acontece com a maior parte das experiências, sendo, ao contrário, travada no nível sensoriomotor. Isso cria o que Hudgins descreve, no Capítulo 13 deste livro, como "bolhas traumáticas" – elas contêm a informação sensorial e as emoções relacionadas com a experiência, mas estão em geral fora do alcance da consciência, da compreensão e da explicação intelectual ou verbal. Alguns desses bolsões de energia carregam lembranças de sons e fragmentos de vozes; outros contêm memórias visuais, olfativas e táteis.

A confusão que cerca a violência sofrida pelos molestadores pode ser comparada, muitas vezes, com a confusão deles em torno da agressão que cometeram. Muitos declaram querer descobrir as razões de seus atos. Não é estranho que os agressores estejam confusos, ou mesmo enganados, a respeito da violência que cometeram se levarmos em conta que eles aprenderam, precocemente, a separar a sensação fisiológica da compreensão mental. Na realidade, eles sempre dissociam enquanto cometem atos de violência. A reencenação do abuso que sofreram permanece inconsciente, e vai continuar assim até que eles sejam ajudados a entender o vínculo existente entre o que fizeram e sua experiência como vítimas (Schwartz *et al.*, 1993).

Estudos da neurobiologia apontam que o trauma ocasiona danos profundos nos circuitos neurais e na estrutura do cérebro. Um exemplo: as partes do córtex cerebral e do sistema límbico são em média 20% a 30% menores em crianças que foram molestadas em comparação com aquelas que não o foram (Perry e Pate, 1994). Os efeitos sobre o sistema límbico são particularmente significativos, pois essa área está associada à regulação emocional e ao estabelecimento de vínculos. Essas crianças mostram também uma regulação reduzida do tronco cerebral e uma quantidade menor de sinapses nas áreas afetadas do cérebro. Além disso, um estudo da atividade cerebral em crianças molestadas constatou que 55% apresentavam eletroencefalogramas anormais em comparação com os 27% encontrados num grupo de controle de crianças não molestadas (Ito *et al.*, 1993).

Para muitos indivíduos assim traumatizados, o menor estresse pode liberar uma superabundância de cortisóis e outros hormônios estressantes, levando a uma atuação impulsiva, ao aumento da ansiedade, à diminuição da concentração, à autodestrutividade e à perda de autocontrole. Nos casos em que os fatos da vida liberam as lembranças traumáticas, uma reação do tipo "tudo ou nada", induzida pela adrenalina, levará a uma desregulação crônica do afeto e do comportamento (Hunter, 1995; van der Kolk, 1994a e 1994b).

Para lidar com essa desregulação crônica, muitos sobreviventes de trauma se adaptam por meio de uma total evitação de sentimentos. Eles se anestesiam psiquicamente a fim de anestesiar todo o sistema e, assim, minimizar as chances de sentir dor e perder o controle (Greenberg e Paivio, 1998). No caso dos agressores sexuais, sua incapacidade de regular emoções os leva a sobrecarregar suas inibições internas. Essa é uma das principais deficiências dos agressores sexuais e uma das áreas mais enfatizadas nos programas cognitivo-comportamentais (Finkelhor, 1984; Beckett, 1994). É interessante notar que a maioria dos agressores sabe, em nível cognitivo, mesmo por ocasião da agressão, que o que estão fazendo é errado. Por isso, é inútil querer mostrar-lhes que agressão sexual é um erro. Os benefícios de uma abordagem como essa são limitados, já que não se ataca diretamente o problema subjacente, ou seja, a desregulação que permite ao agressor se sobrepor aos seus inibidores (van der Kolk, 1994a).

A teoria do vínculo oferece uma contribuição extra que ajuda a explicar como as vítimas de abuso podem tornar-se, mais tarde, agressoras. Segundo essa teoria, durante experiências traumáticas, a regressão a um nível primitivo de funcionamento, como forma de defesa, cria uma necessidade imperiosa de vinculação, equivalente à necessidade do bebê de ser protegido pela mãe (Bowlby, 1988).

O estado regressivo induzido pelo trauma exige, via de regra, que a mãe ou cuidadora tome conhecimento do sofrimento da criança e mostre sinais emocionais que sintonizem com essas emoções e as realimentem de forma segura, leve e contida, a fim de que a criança internalize um recurso por meio do qual a emoção danosa seja regulada (van der Kolk, 1994a).

Quando, entretanto, a fonte do trauma é exatamente a pessoa que deveria proteger, a natureza faz seu lance mais cruel, que é tornar a fonte de terror ainda mais necessária e aumentar também a vinculação a ela (Bowlby, 1984). Tal padrão se aplica mesmo quando o molestador não é o cuidador, mas conseguiu manipular a criança e o meio em volta dela de tal forma que acaba sendo a pessoa com quem a criança se sente mais ligada – uma conhecida estratégia de molestadores de crianças (Finkelhor, 1984). Em consequência disso, algumas vítimas defendem ardorosamente seu algoz, com base na crença distorcida – muitas vezes inculcada durante o processo de sedução pelo próprio molestador – de que elas merecem o que aconteceu por causa de sua maldade, ou de que gostavam do que acontecia e de que o agressor pensava no interesse delas.

Nos casos em que a vítima passa a violentar, essa distorção se torna a justificativa para seus atos: "Aquela criança gostava disso, eu realmente a amava", ou "Ele merecia". Essas são crenças distorcidas, ou justificativas, frequentemente ouvidas dos agressores. Esse sistema de crença distorcida foi descrita como identificação com o agressor (van der Kolk, 1989; de Zulueta, 1998). Pode ser visto também como uma estratégia inadequada de enfrentamento que permite ao agressor evitar os aspectos mais tensos e dolorosos das lembranças da agressão que sofreu, contornando-os e convertendo-se em molestador.

Para se recuperar dos traumas, as pessoas utilizam os recursos disponíveis em sua cultura. Quando, entretanto, não existe um senso moral relativo ao trauma, não há apoio. Se a vítima foi corrompida e seduzida e sua raiva acumulada foi suprimida, uma das possibilidades de alívio para essa raiva é a agressão sexual. O poder e o sexo se transformam na maneira de se sentirem melhores e vivos. Na experiência da vítima infantil, "há apenas dois tipos de pessoa no mundo: as vítimas e os molestadores. Quando alguém não consegue mais ser vítima, sua única escolha é se tornar molestador" (Sanford, 1993, p. 12). Miller (1995) também descreveu a possibilidade de o molestador reencenar a maldade cometida contra ele na esperança de um resultado melhor, aprendendo que dentro da agressão, que é um sintoma de uma necessidade subjacente, está a necessidade de reencenar a experiência precoce de ser, entre outras coisas, desvalorizado como criança.

O trabalho com o trauma na terapia de agressores sexuais

O campo do tratamento de agressores sexuais é atualmente dominado pela abordagem cognitivo-comportamental, cujo foco é ajudar os molestadores a modificar suas crenças distorcidas, aumentar sua empatia com a vítima, assumir responsabilidade por seus atos e controlar seu comportamento, ao mesmo tempo que mantêm um estilo de vida mais saudável (Beckett, 1994; Barker e Morgan, 1993; Simpson, 1994; Clark e Erooga, 1994; Jenkins, 1997). Vários programas focalizam também a diminuição da atração sexual do agressor pela vítima-alvo e da agressão sexual como ato-alvo (Wyre, 1999). Embora o tratamento do agressor sexual tenha avançado bastante nos últimos quinze anos, o campo é ainda muito novo. Ainda que o tratamento cognitivo-comportamental tenha mostrado muitos méritos, é fundamental ampliar a abordagem terapêutica, evitando a ideia injustificada de que já se conseguiu a abordagem perfeita (Hanson, 1999).

Tendo em mente esse fato, é importante notar que a bibliografia a respeito do tratamento do agressor sexual ainda não incorporou mais do que quatro décadas de pesquisa acerca dos efeitos do trauma, das reações ao estresse pós-traumático e o efeito de autorregulação dele decorrente. Além do mais, a literatura adverte contra a focalização no trauma precoce dos agressores, afirmando que talvez isso seja visto como justificativa para seus crimes, exoneração da culpa ou complacência (Samenow, 1984; Jenkins, 1997; Salter, 1995).

Entretanto, focalizar o comportamento agressor negando os vínculos históricos com o trauma inicial pode ser prejudicial tanto para o prognóstico do tratamento quanto para a própria relação terapêutica. A bem dizer, em muitos casos, ignorar ou menosprezar a história do trauma do agressor implica desconsiderar o fator-chave que influencia sua decisão de agredir, assim como o desenvolvimento de seu esquema mental distorcido e centrado na agressão (Schwartz *et al.*, 1993). Em qualquer outro grupo de cliente, o terapeuta seria considerado negligente se ignorasse ou minimizasse a relevância de um trauma precoce na história de vida do sujeito, ou se insistisse em considerar irrelevantes, para a modificação do comportamento atual do cliente, os efeitos emocionais debilitantes desse trauma. Uma abordagem como essa implica o alto risco de que, ao silenciar novamente o agressor, ele volte a ser molestado.

É bastante frequente também que os agressores deixem a terapia cognitivo-comportamental com um perfil de paciente tratado, ou seja, que tenham colaborado no decorrer do tratamento, aprendido o "dialeto" (Salter, 1988) e conseguido mostrar melhoras nos testes psicométricos apenas para continuar a molestar posteriormente. Isso se deve, pelo menos em parte, ao fato de que o agressor não foi ajudado a se recuperar do próprio trauma. Enquanto ele não fizer isso, a terapia vai apenas lhe oferecer estratégias para enfrentar e controlar seus impulsos, em vez de ajudá-lo a diminuí-los. Em outras palavras, a terapia cognitivo-comportamental é em geral mais útil para ajudar os agressores a identificar seu ciclo comportamental de agressão e intervir nele, ao passo que o trabalho com o trauma diminuiria o potencial do ciclo de agressão.

O trabalho com emoções: as vantagens de utilizar o psicodrama para focalizar os traumas de agressores sexuais

Há pouquíssimas referências, na literatura, à importância de permitir e trabalhar sentimentos decorrentes de experiências traumáticas, especialmente no que diz respeito a agressores sexuais adultos (Jefferies, 1991 e 1996; Schwartz *et al.*, 1993, 1995; Baim, *et al.*, 1999; Corsini, 1951a e 1951b). Segundo Greenberg e Paivio (1998), a principal razão para isso é que um dos processos de cura psicológica mais carentes de documentação é o processo de transformação que acontece quando sentimentos dolorosos são expressos.

A maioria dos programas com agressores sexuais fala da importância de obter uma compreensão intelectual das experiências precoces do agressor (Beckett, 1994; Erooga, 1994), em particular no caso de experiências de abuso e abandono. Ao mesmo tempo, há uma considerável falta de ênfase no trabalho com as emoções, nunca se mencionando a necessidade de revivenciar a emoção no aqui e agora, que acabou sendo um pressuposto central no trabalho com sobreviventes de abuso ou de incidentes traumáticos (Hudgins e Drucker, 1998; Schwartz e Masters, 1993).

Uma concepção equivocada que aparece frequentemente na literatura é a de que a agressão precoce é acessível no nível verbal e de compreensão intelectual, e de que o agressor seria capaz de analisar a agressão – e tirar lições dela – mesmo sem antes trabalhar a experiência no nível emocional. Como assinalam Greenberg e Paivio (1998), o significado do fato traumático normalmente não se altera para a vítima a menos que ela tenha acesso, primeiro, à lembrança desse fato – o que pode ser problemático em si – e, na sequência, consiga permitir e aceitar os sentimentos dolorosos associados à experiência do trauma. Kellermann (1992, p. 129) sustenta essa mesma posição, ao afirmar que

> o ato repetitivo e a reencenação de experiências reprimidas são necessários para assegurar a recordação e traduzir para pensamentos conscientes algumas das fantasias inconscientes mais inaceitáveis [...] [com] o objetivo de diminuir o fosso entre a experiência consciente (de descarga motora e afetiva) e os significados inconscientes desses mesmos atos.

Van der Kolk (1994a, p. 9) sintetiza esse ponto quando escreve: "Enquanto o trauma é experimentado como terror sem palavras, o corpo continua segurando a onda".

Dependendo de quanto a lembrança do trauma ficou escondida na memória corporal – e, portanto, inacessível à consciência cognitiva –, a agressão sexual pode ser entendida, pelo menos em parte, como uma projeção dos sentimentos dolorosos intoleráveis e não resolvidos associados ao trauma precoce (de Zulueta, 1998; Jefferies, 1991 e 1996; Miller, 1995; Sanford, 1993). A vítima (agora o agressor) pode permanecer para sempre traumatizada e emocionalmente incapaz, a menos que os sentimentos dolorosos sejam revivenciados num contexto seguro que permita compreensão e identificação.

Entretanto, talvez seja otimista demais pensar que um sobrevivente de abuso infantil, que mais tarde se transformou num molestador de terceiros, consiga ver de que forma ele aprendeu aquele tipo de comportamento, principalmente se ele estiver num estado mental traumatizado ou até mesmo totalmente seduzido.

Para que a cura seja completa, é necessário que o sofrimento das vítimas seja conhecido e respeitado pelos outros. Também é preciso que aconteça uma resolução: a cena do trauma tem de ser revisitada de modo estruturado, proporcionando uma nova experiência acolhedora e fortalecedora que ajude a domar o terror e permita o luto e as necessárias adaptações – para que a lembrança se torne mais tolerável.

O retorno no tempo serve também como uma oportunidade de examinar diretamente e modificar a necessidade destrutiva de molestar. O papel de molestador deve ser examinado na fonte, em seu *locus nascendi* (Moreno, 1946; Bustos, 1994), sendo tratado e modificado nessa origem. Tanto o papel de molestador quanto o de vítima derivam do mesmo fato original, razão pela qual é fundamental percorrer o caminho de volta do papel perigoso até o seu ponto de origem e dar fim à repressão emocional que tanto contribuiu para o comportamento agressivo (Corsini, 1952).

O ideal seria englobar, em uma única sessão de psicodrama, o trabalho focalizado na agressão e o trabalho pós-traumático. Quando o psicodrama é conduzido dessa forma, os papéis de molestador e de vítima adquirem a mesma importância. Essa estratégia resolve também o equívoco generalizado a respeito do trabalho com o trauma de agressores sexuais, especialmente quando se afirma que eles apenas focalizam a agressão que sofreram, eximindo-se da responsabilidade por seus crimes. Nesse formato, eles são estimulados a ter em mente ambos os papéis ao mesmo tempo.

Aplicações clínicas: técnica e intervenção

Para começar um módulo de trabalho pós-traumático num grupo de agressores sexuais adultos, pede-se aos participantes que criem esculturas sociodramáticas, ou fotos congeladas, de famílias hipotéticas. O grupo pode ser dividido em subgrupos menores, cuja tarefa é criar imagens de uma família que se comunique bem e se apoie mutuamente, e de uma família na qual a raiva e o medo estejam sempre presentes. As esculturas são então discutidas a fim de que os pacientes identifiquem que aspectos ajudam e quais prejudicam as crianças. As imagens podem ser trabalhadas numa perspectiva de tempo, avançando ou retrocedendo, permitindo a compreensão de como comportamentos e atitudes se transmitem de uma geração a outra.

Inevitavelmente, os membros do grupo estabelecem conexões com seu processo educativo. Essas esculturas podem ser utilizadas também para demonstrar os princípios tanto da vinculação funcional quanto da disfuncional (Jefferies, 1991 e 1996). Por exemplo, "Observem essa dupla de pai e filho, o que aconteceria com o relacionamento deles se o pai abusasse do filho e este não pudesse contar à mãe?" Quando for o caso, estimule os membros do grupo a buscar a ligação entre o seu comportamento adulto e o seu comportamento como criança. Esse recurso pode ser bastante útil para diminuir a quantidade de negação e a vergonha, na medida em que os membros do grupo vão compreendendo, durante a discussão das famílias fictícias, o sentido da abordagem do diretor.

Aquecimento para a inversão de papéis

A potência do psicodrama tem sido atribuída à técnica de inversão de papéis, na qual os participantes de uma interação trocam seus respectivos papéis. É a melhor habilidade, de que mais necessitam os membros do grupo. Serve como uma ferramenta poderosa para desenvolver a empatia (entre outras utilidades), na medida em que estimula os participantes a irem além de "seu egocentrismo e de suas habituais limitações" (Blatner, 2000, p. 175).

Os clínicos podem introduzir a técnica da inversão de papéis quando entrevistam os membros do grupo, propondo a eles que façam o papel de "alguém que tem interesse no meu sucesso neste programa, cuja opinião eu valorizo e respeito". Quando for o caso, cada membro do grupo pode criar uma folha pessoal de *flip chart*, com o nome dessa pessoa em letras bem grandes. Uma parte dos procedimentos de abertura de cada sessão terapêutica pode ser a fixação desses papéis na parede, reforçando a ideia de que cada um tem ao seu lado, na sala, uma testemunha pessoal, alguém que o contém e o observa.

Quando os membros do grupo estiverem familiarizados com o processo de entrar no papel e responder "como personagem", eles conseguirão fazer inversões de papel completas.

A sequência psicodramática da vítima ao agressor

Trata-se de uma sequência de três encontros psicodramáticos. Eles não precisam acontecer na exata sequência mostrada, mas devem constituir uma estrutura subjacente a todo o trabalho psicodramático com abusadores sexuais. Em outras palavras, em algum momento, no decorrer do processo, cada um dos agressores deve ter sua oportunidade de estabelecer as seguintes conversações (Taylor, 1999, comunicação pessoal):

1. Eu, como vítima da agressão, conversando com quem abusou de mim.
2. Eu, como agressor, conversando com quem abusou de mim.
3. Eu, como vítima da agressão, conversando com as minhas vítimas.

As conversas acima são facilitadas pela ênfase na permissão para que emerjam o melhor eu e o melhor crítico do agressor. Independentemente da sequência, as conversações devem ser conduzidas de tal modo que o agressor possa sentir que está sendo ouvido e não julgado. A sugestão é de que, em algum momento, toda conversação seja observada, em espelho, pelo próprio protagonista, que fica em pé atrás e pode obter, assim, uma compreensão mais objetiva de como os vários papéis se entrelaçam e como eles se influenciaram mutuamente ao longo do tempo. Ele estará, dessa forma, aprendendo como se desenvolveu seu espelho distorcido.

Quando for o caso, o agressor pode ser estimulado a pedir desculpas (psicodramaticamente) às pessoas que ele feriu, e a se perdoar a si mesmo por seus atos, de tal forma que ele possa seguir a vida (Miller, 1995). No contexto da sequência acima das três conversas, essa seria uma quarta: "Eu, como abusador, conversando com as vítimas de meu abuso". Além disso, as conversas internas, tais como "Eu, como vítima de abuso, conversando comigo como abusador", ou "Uma parte de mim que deseja molestar conversando com a parte que não deseja", podem estimular a motivação e o sentimento de autodeterminação e de escolha.

Confrontando o papel de molestador

Quando se facilita um psicodrama em que o agressor está desempenhando o seu próprio papel, o diretor pode se comprometer com ele da mesma maneira que o faz com qualquer outro papel inadequado. Ou seja, o facilitador pode permitir que o protagonista se sinta seguro na representação desse aspecto, sem medo de julgamento ou de que esse papel seja considerado alvo de eliminação. Além do mais, alguns aspectos do papel foram, em algum momento, necessários para a sobrevivência do protagonista, de modo que a ameaça de eliminação desse papel pode criar uma resistência compreensível (Mercalf, 1997). Trazendo o papel para a luz do dia, explorando suas origens e permitindo que seja atuado de forma segura, a energia e o aquecimento diminuem e o papel perde sua potência, chegando mesmo a se dissipar (Kipper, 1998).

Há, entretanto, um risco real de retraumatizar o agressor quando ele desempenha esse seu papel. Muitos molestadores não querem ser superidentificados com esse papel e de alguma maneira se paralisam novamente nele. Outros têm muita vergonha desse papel. Portanto, deve-se seguir uma progressão estrutural que minimize a possibilidade dessa traumatização, permitindo ao protagonista controlar o seu grau de identificação com o personagem (veja Hudgins, Capítulo 13). As etapas seguintes podem ser um guia útil.

1. Depois que o protagonista identifica seus recursos intrapsíquicos, interpessoais e transpessoais (veja Hudgins, Capítulo 13), e depois que ele tem o apoio de um dublê que o contenha, peça a ele que descreva o personagem molestador.
2. O protagonista localiza o personagem no espaço cênico (por ex., a cena da agressão), identificando e descrevendo sua postura física e as ações daquele momento.
3. O protagonista representa o personagem com objeto(s), colocando-o(s) no espaço cênico.
4. Ainda fora da cena, o protagonista faz a voz, repetindo as palavras que ele proferiu na ocasião. Quando apropriado, essa parte pode ser feita por auxiliares.
5. O protagonista entra na cena e assume seu papel, encenando o papel de molestador e os momentos-chave da agressão. Com o recurso de inversão de papéis com o seu eu atual, com a vítima e com outros papéis internos e externos, o protagonista é levado a diminuir a força do seu papel de molestador e a alcançar um equilíbrio interno de papéis mais saudável.

Pós-teste – Treinamento de papel utilizando o "Sr. Autoconsciente"

Depois de bem-sucedido o trabalho focado na agressão e no pós-trauma, pode ser interessante, como parte dos objetivos de treinamento de papel, pedir aos membros do grupo que assumam, um a um, o papel do "Sr. Autoconsciente". Trata-se de um personagem hipotético que andou cometendo agressões, mas acaba de completar um programa de tratamento. Ele é tão autoconsciente quanto possível. Ele conhece as situações de risco, treinou estratégias de enfrentamento e consegue fazer amizades na comunidade compatíveis com sua idade. No fundo, ele não é um "certinho". Pelo contrário, ele se parece mais com um presidiário veterano, condenado a prisão perpétua, que fez de tudo no passado, pensando ser suficientemente durão e esperto para driblar o sistema ou então vencê-lo. Agora, o Sr. Autoconsciente devota suas energias ao baixo risco, mantendo um estilo de vida equilibrado e saudável, livre de agressões. Dê condições ao grupo de assumir esse papel e experimentar ser o Sr. Autoconsciente por um bom tempo. Eu cheguei a propor aos membros do grupo que permanecessem nesse papel por uma semana, até a sessão seguinte. Em alguns casos, essa prática de um novo modo de estar no mundo pode ser uma experiência profunda para os molestadores.

Estudo de caso

O exemplo clínico que se segue mostra bem o psicodrama que eu tenho feito com agressores sexuais masculinos adultos. Esses psicodramas sempre relacionam os efeitos da experiência nodal traumática do agressor com o comportamento ofensivo posterior, tomando o cuidado de garantir que o agressor não reforça sua condição de vítima, antes, remove-a completamente, dando a ele condições emocionais para trabalhar sua experiência como vítima. A estratégia básica do psicodrama é levar os papéis de vítima e de abusador até o seu ponto original a fim de proporcionar uma modificação, no plano psicodramático, dos eventos que determinaram os dois papéis. O psicodrama abaixo foi dirigido pelo autor, de acordo com os princípios e métodos do psicodrama "clássico" (Moreno, 1946; Hollander, 1978), do psicodrama "espiral" (Goldman e Morrison, 1984) e da espiral terapêutica (veja Hudgins, Capítulo 13), um modelo construído especificamente para o trabalho psicodramático com sobreviventes de trauma.

Os detalhes biográficos foram alterados por questão de sigilo.

Adriano

Adriano, 47 anos, estava preso por ter abusado sexualmente de uma garota (parente remota) que tinha entre 9 e 11 anos por ocasião da agressão. Antes de entrar no grupo de psicodrama, ele já tinha participado de um programa prisional de tratamento de agressores sexuais e possuía o que ele chamava de uma boa compreensão do seu ciclo ofensivo. Ele participava do grupo de psicodrama com o objetivo de examinar eventos precoces de sua vida, mais particularmente os atos de violência cometidos pelo pai. Ele mencionou a existência de diversos vazios de memória de sua infância.

Adriano se apresentou para trabalhar o tema do abuso físico paterno. Ele queria rever um incidente específico acontecido com ele aos 8 anos de idade, quando ele estava brincando com seus amigos e teve a camisa rasgada. Ele chorou durante todo o caminho de volta para casa porque sabia que o pai iria bater muito nele.

Antes de retornar a essa cena do passado, era necessário fixar Adriano no presente, para que ele tivesse uma realidade concreta para onde voltar. Isso era particularmente importante no caso dele porque havia evidências de que Adriano utilizava a dissociação como forma de lidar com o abuso daquela época, o que implica que havia um risco de que ele dissociasse em algum ponto do psicodrama. Isso realmente veio a acontecer em alguns poucos momentos-chave. Adriano identificou diversas forças internas, pessoais, que poderiam ajudá-lo a retornar ao episódio do abuso: seu cuidado e sua preocupação com os outros, seu desejo de conhecer seu verdadeiro eu, sua capacidade de ouvir e de fazer amigos. Ele identificou também sua mãe como uma força interpessoal essencial. Foi necessário algum tempo para ter certeza de que a presença da mãe ali seria completa, para ele, no psicodrama, e de que essa versão da mãe não teria medo de fazer o que fosse preciso para proteger o filho. Adriano quis, também, que alguém vivesse o papel do dr. Martin Luther King Jr., pois sabendo da presença dele ali isso lhe daria uma boa dose de força espiritual. No papel do dr. King, Adriano falou sobre a importância da descoberta da verdade e de proteger todos os oprimidos, inclusive as crianças abusadas pelos pais. Depois disso, Adriano escolheu um dos membros do grupo para ser um dublê continente (Hudgins e Drucker, 1998), que ficaria do seu lado, no decorrer da cena traumática, para apoiá-lo e ajudá-lo a conter sua dissociação e sua tendência a regredir quando atingido pelo choque tóxico de suas recordações.

A cena foi direcionada para crianças brincando com um trator quebrado e Adriano rasgando sua camisa. Ao caminhar em direção à sua casa, no papel de uma criança de 8 anos, Adriano começou a relembrar algumas coisas que tomaram conta dele e levaram seu corpo a se sentir nauseado e se contorcer. Ele se abaixou até o chão, em lágrimas. Depois de uma intervenção do diretor e do dublê, que o impediram de entrar em regressão descontrolada, Adriano conseguiu narrar os eventos ocorridos no vestíbulo de sua casa, onde ele recebeu uma dura sova do pai, que chegou a lhe socar o rosto e a lhe dar chutes no estômago. Com voz forte e ameaçadora, ele repetiu as palavras do pai e, medida que ia falando, ia tendo várias explosões repentinas de memória. Estava muito aflito, mas quis prosseguir.

A etapa seguinte da reencenação foi a cena do abuso, desempenhada por dois auxiliares, com Adriano na escuta. Nessa altura, o diretor fez uma intervenção e deu um nome ao que estava acontecendo na sala, chamando-o explicitamente de um ato de terrível violência. Adriano também deu nome ao abuso pelo que ele foi, assim como o fizeram os demais membros do grupo. Houve um consenso absoluto de que se tratava de uma cena de abuso e de forma alguma uma cena de punição razoável. Depois de ter continuado a chorar e a ouvir seu dublê, Adriano se sentiu em condições de passar ao próximo passo, que foi testemunhar os dois auxiliares fazendo a cena de violência. Ele ficou responsável pela cena, com permissão para parar e começar, na medida em que se sentisse pronto para enfrentar o próximo passo da sequência. Ele utilizou o botão parar/começar várias vezes. Precisou se esforçar para conseguir ver a cena. Quando se viu com 8 anos de idade, atirado ao chão e chutado na cabeça, ele espontaneamente saiu em defesa do garoto, levando-o em segurança até a cadeira da mãe. Foram feitas várias inversões de papéis, com Adriano no lugar da mãe, confortando o pequeno Adriano, e depois como ele mesmo ainda criança, sendo confortado pela mãe. Nessa altura, ele se atracou com o membro do grupo que desempenhava o papel de mãe e caiu em choro convulsivo. Ele se permitiu ser carregado e confortado, e falou da dor que sentiu pelo que aconteceu.

Adriano ganhou condições, então, de participar da cena do abuso, fazendo o papel dele mesmo com 8 anos de idade, para revivenciar e reintegrar a cena de seu trauma central, vivenciando-a novamente porém de forma contida e também reinventada, com outro resultado. A fim de separar a realidade suplementar da cena do abuso real, recém-testemunhada, foi criada uma cena hipotética de uma sova semelhante. Antes de entrar na cena, Adriano fez uma revisão das forças de que dispunha, e dos vários personagens que estavam ao seu redor. Foi criada uma versão reformada da mãe, com força suficiente para proteger o filho. Adriano entrou no palco e, em meio a terrível cena de violência, foi resgatado por uma mãe nova, forte e justa (desempenhada por outro interno). A mãe o afastou da cena de abuso. Ela o abraçou e deixou-o chorar, dizendo que se ela soubesse da violência contra ele ela o teria protegido. Adriano chorou muito, colocando a cabeça no ombro do companheiro de grupo que fazia o papel da mãe.

Depois dessa catarse, Adriano conseguiu se colocar em pé, forte, ao lado da mãe, e dizer ao pai o quanto aquilo o tinha ferido. Fez então uma cena projetiva na qual disse ao pai que gostaria de conversar com ele de novo (o pai ainda vive) e tentar falar sobre o passado e a história de vida do próprio pai. Isso, mesmo sabendo que seu pai jamais admitiria o quão mal ele lhe havia feito.

Foi importante um dos auxiliares ser trazido para representar Débora, a vítima de Adriano. No meio dessa conversa com o pai, Adriano disse: "Eu era uma criança indefesa, e isso se refletiu no que eu fiz com Débora, que era também uma criança indefesa. Você não tem o direito de fazer o que fez comigo, e eu não tinha o direito de fazer o que fiz a ela. Eu estava tentando fazer com que ela se sentisse tão má quanto eu".

Durante os meses seguintes, Adriano foi se tornando cada vez mais ativo, participando da terapia dos outros companheiros, menos retraído e preocupado. Ele relatou que estava muito mais relaxado e com menos medo de suas recordações e sentimentos. Em particular, sem mais medo do pai. Ele sentia também que havia menos lacunas nas lembranças de sua infância. Mais de um ano depois da liberdade assistida, ele continuou a fazer avanços e a manter um estilo de vida não abusivo.

Conclusão

Trabalhar com o trauma nunca vai ser nem o único nem o principal modo de tratar agressores sexuais. Mesmo assim, será relevante para um grande número de agressores sérios e contumazes. A pesquisa sobre o trabalho terapêutico com vítimas de traumas infantis prolongados e inevitáveis sugere que o psicodrama deve fazer parte do tratamento-padrão de agressores sexuais. O psicodrama pode ajudar na abordagem e modificação do lado vítima do agressor, lócus externo de controle e desregulação afetiva, e nos efeitos do abuso precoce, da sexualização traumática, da aprendizagem e funcionamento desadaptativos, além de história de vinculação precária. O trabalho psicodramático com o trauma também complementa os objetivos das abordagens-padrão cognitivo-comportamentais, focalizando diretamente as distorções cognitivas, a empatia com a vítima e a prevenção das recidivas (Baim *et al.*, 1999; Robson e Lambie, 1995).

Para algumas pessoas deve ser difícil até mesmo considerar a hipótese de levar em conta a história traumática pessoal do molestador – num primeiro momento, isso pareceria a maior injustiça contra as vítimas. No entanto, se tomarmos a agressão como um sintoma, poderemos ver que muitas vezes ela atua como um espelho distorcido, ou uma ponte afetiva (Schwartz e Masters, 1993), ao longo do tempo, deformando e reformatando a experiência anterior em novos episódios de abuso. Não importa muito que o molestador tenha estado uma vez do outro lado do espelho, porque ao longo do tempo o espelho distorce, como a fita de Möbius, de modo que tudo é apenas uma superfície. Como os papéis são recíprocos, o vínculo é bidirecional, de uma pessoa a outra. Uma boa paternagem pode levar a uma boa paternagem, um gestor bem-sucedido vai servir como modelo para os trabalhadores quando estes se tornarem gestores, e o molestador eficaz, seja qual for sua estratégia, de delicadezas, de ameaças ou de pura brutalidade, vai ensinar a desempenhar esse específico tipo de abuso. Essa é a razão pela qual a observação da agressão, ou das fantasias de um molestador, pode oferecer a melhor pista a respeito do trauma subjacente.

O trabalho terapêutico com agressores sexuais deve ser um trabalho de alma, porque em quase todos os casos os próprios agressores sofreram danos dolorosos em suas almas antes de prosseguir na tentativa de destruir as almas alheias. Uma qualidade verdadeiramente básica da natureza humana é que achamos difícil sentir pena da dor alheia quando parece que ninguém sente pena de nós. Precisamos desse reconhecimento para que sejamos livres e para satisfazer uma demanda fundamental do ego: ser ouvido, visto e respeitado (Miller, 1995). Do contrário, recorreremos à raiva e ao ressentimento, ou internalizamos a raiva e nos tornamos deprimidos ou ansiosos. No extremo, se os sentimentos são completamente ignorados, pode ocorrer uma falta de empatia mesmo em relação àqueles que alguém fere diretamente. O mesmo princípio se aplica: "Eu não me importo com você porque você não se importa comigo". Ele está radicado no trauma precoce do abusador, nas experiências em que ele não conseguiu dizer "não" e negou a capacidade de fazê-lo. O trabalho pós-traumático vai ajudá-lo a resgatar esse "não", sabendo que quando nós podemos dizer "não" o lugar para a raiva e a violência deixa de existir.

Referências bibliográficas

BAIM, C. et al. "The use of psychodrama to enhance victim empathy in sex offenders: an evaluation". *The Journal of Sexual Aggression, v. 4*, n. 1, 1999, p. 4-14.

BANNISTER, A. "Learning to live again: psychodramatic techniques with sexually abused young people". In: HOLMES, P.; KARP, M. (orgs.). *Psychodrama: inspiration and technique.* Londres: Tavistock/Routledge, 1991. [Em português: *Psicodrama – Inspiração e técnica.* São Paulo: Ágora, 1992.]

BARKER, M.; MORGAN, R. *Sex offenders: a framework for the evaluation of community based treatment.* (Report to the Home Office). Bristol University: Faculty of Law, 1993.

BECKETT, R. "Cognitive-behavioural treatment of sex offenders". In: MORRISON, T.; EROOGA, M.; BECKETT, R. (orgs.). *Sexual offending against children: assessment and treatment of male abusers.* Londres: Routledge, 1994.

BLATNER, A. *Foundations of psychodrama – History, theory and practice.* 4. ed. Nova York: Springer, 2000. [Em português: *Uma visão global do psicodrama – Fundamentos históricos, teóricos e práticos.* São Paulo: Ágora, 1996.]

BOWLBY, J. "Violence in the family as a disorder of the attachment and caregiving systems". *The American Journal of Psychoanalysis, v. 44*, 1984, p. 9-27.

_____. *A secure base: clinical applications of attachment theory.* Londres: Routledge, 1988.

BRIERE, J. "A self-trauma model for treating adult survivors of severe child abuse". In: BRIERE, J. et al. (orgs.). *The APSAC handbook on child maltreatment.* Thousand Oaks: Sage Publications, 1996.

BRIGGS, F. (org.). *From victim to offender. How child sexual abuse victims become offenders.* St. Leonards: Allen and Unwin, 1995.

BURT, M. R. "Cultural myths and supports for rape". *Journal of Personality and Social Psychology, v. 38*, n. 2, 1980, p. 217-30.

BUSTOS, D. 'Wings and roots: locus, matrix, status nascendi and the concept of clusters.' In: HOLMES, P.; KARP, M.; WATSON, M. (orgs.). *Psychodrama since Moreno: innovations in theory and practice.* Londres/Nova York: Routledge, 1994. [Em português: "Lócus, matriz, *status nascendi* e o conceito de grupamentos – Asas e raízes". In: *O psicodrama após Moreno – Inovações na teoria e na prática.* São Paulo: Ágora, 1999, p. 91-106.]

CLARK, P.; EROOGA, M. "Groupwork with men who sexually abuse children". In: MORRISON, T.; EROOGA, M.; BECKETT, R. (orgs.). *Sexual offending against children: assessment and treatment of male abusers.* Londres: Routledge, 1994.

CORSINI, R. J. "Psychodramatic treatment of a pedophile". *Group Psychotherapy, Journal of Sociopsychopathology and Sociatry, v. 4*, n. 3, 1951a, p. 166-71.

_____. "The method of psychodrama in prison". *Group Psychotherapy, v. 3*, n. 4, 1951b, p. 321-6.

_____. "Immediate therapy". *Group Psychotherapy*, v. 4, 1952, p. 322-30.

DE ZULUETA, F. *From pain to violence. The traumatic roots of destructiveness.* Londres: Whurr Publishers, 1998.

EROOGA, M. "Where the professional meets the personal". In: MORRISON, T.; EROOGA, M.; BECKETT, R. (orgs.). *Sexual offending against children: assessment and treatment of male abusers.* Londres: Routledge, 1994.

FINKELHOR, D. *Child sexual abuse – New theory and research.* Nova York: The Free Press/Collier Macmillan, 1984.

GOLDMAN, E.; MORRISON, D. *Psychodrama: experience and process.* Dubuque: Kendall/Hunt, 1984.

GREENBERG, L. S.; PAIVIO, S. C. "Allowing and accepting painful emotional experiences". *The International Journal of Action Methods*, v. 51, n. 3, 1998, p. 47-61.

GRUBIN, D. "Sexual offending against children: understanding the risk". In: *Police Research Series, Paper 99.* Londres: Policing and Reducing Crime Unit – Research, Development and Statistics Directorate, 1998.

HANSON, K. "Work with sex offenders: a personal view". *The Journal of Sexual Aggression*, v. 4, n. 2, 1999, p. 81-93.

HOLLANDER, C. E. *A process for psychodrama training: the Hollander psychodrama curve.* Denver: Snow Lion Press, 1978.

HUDGINS, M. K.; DRUCKER, K. "The containing double as part of the therapeutic spiral model for treating trauma survivors". *The International Journal of Action Methods*, v. 51, n. 2, 1998, p. 63-74.

HUNTER, M. *Child survivors and perpetrators of sexual abuse: treatment innovations.* Londres: Sage, 1995.

ITO, Y. *et al.* "Increased prevalence of electrophysiological abnormalities in children with psychological, physical and sexual abuse". *Journal of Neuropsychiatry and Clinical Neurosciences*, v. 5, 1993, p. 401-8.

JEFFERIES, J. "What we are doing here is defusing bombs". In: HOLMES, P.; KARP, M. (orgs.). *Psychodrama: inspiration and technique.* Londres: Tavistock/Routledge, 1991. [Em português: *Psicodrama – Inspiração e técnica.* São Paulo: Ágora, 1992.]

_____. "A psychodramatic perspective". In: CORDESS, C.; COX, M. (orgs.). *Forensic psychotherapy.* Londres: Jessica Kingsley, 1996.

JENKINS, A. *Invitations to responsibility – The therapeutic engagement of men who are violent and abusive.* Adelaide: Dulwich Centre Publications, 1997.

KELLERMANN, P. F. *Focus on psychodrama.* Londres: Jessica Kingsley, 1992. [Em português: *O psicodrama em foco.* São Paulo: Ágora, 1998.]

KIPPER, D. "Psychodrama and trauma: implications for future interventions of psychodramatic role-playing modalities". *The International Journal of Action Methods: Psychodrama, Skill Training and Role Playing*, v. 51, n. 3, 1998, p. 113-21.

LANGS, R. *Psychotherapy and science.* Londres: Sage, 1999.

MARSHALL, W. L.; MARIC, A. "Cognitive and emotional components of generalized empathy deficits in child molesters". *Journal of Child Sexual Abuse*, v. 5, n. 2, 1996, p. 101-10.

METCALF, K. "Role theory and eating disorders". *Psychodrama Network News*, newsletter of the American Society of Group Psychotherapy and Psychodrama, jan. 1997.

MILLER, A. *The drama of being a child.* Londres: Virago, 1995.

MILLER, J. E. (org.). *Hertiage of American literature, vol. 2.* Nova York: Harcourt Brace Jovanovich, 1991.

MORENO, J. L. (1946) *Psychodrama, vol. 1.* Beacon: Beacon House. [Em português: *Psicodrama.* São Paulo: Cultrix, 1975.]

MORRISON, T.; EROOGA, M.; BECKETT, R. (orgs.). *Sexual offending against children: assessment and treatment of male abusers.* Londres: Routledge, 1994.

PERRY, B. D.; PATE, J. E. "Neurodevelopment and the psychobiological roots of post-traumatic stress disorder". In: KOZIOL, L. F.; STOUT, C. E. (orgs.). *The neuropsychology of mental disorders: a practical guide.* Springfield: Charles C. Thomas, 1994.

ROBSON, M.; LAMBIE, I. "Using psychodrama to facilitate victim empathy in adolescent sexual offenders". *Journal of the Australian and New Zealand Psychodrama Association*, v. 4, 1995, p. 13-9.

SALTER, A. *Treating child sex offenders and victims.* Londres: Sage, 1988.

_____. *Transforming trauma – A guide to understanding and treating adult survivors of child sexual abuse.* Londres: Sage, 1995.

SAMENOW, S. *Inside the criminal mind.* Nova York: Times Books/Random House, 1984.

SANFORD, L. T. *Strong at the broken places – Overcoming the trauma of child abuse.* Londres: Virago, 1993.

SCHEFF, T. J. *Catharsis in healing ritual and drama.* Londres: University of California Press, 1979.

SCHWARTZ, M. F.; MASTERS, W. H. "Integration of trauma-based, cognitive behavioural, systemic and addiction approaches for treatment of hypersexual pair-bonding disorder". In: CARNES, P. J. (org.). *Sexual addiction and compulsivity, vol. 1.* Londres: Brunner Mazel, 1993.

SCHWARTZ, M. F.; GALPERIN, L. D.; MASTERS, W. H. "Dissociation and treatment of compulsive re-enactment of trauma: sexual compulsivity". In: HUNTER, M. (org.). *The sexually abused male, vol. 3.* Lexington: Lexington Books, 1993.

_____. "Sexual trauma within the context of traumatic and inescapable stress, neglect, and poisonous pedagogy". In: Hunter, M. (org.). *Adult survivors of sexual abuse.* London: Sage, 1995.

SIMPSON, L. *Evaluation of treatment methods in child sexual abuse: a literature review.* Bath: University of Bath and Dorset Area Child Protection Committee, 1994.

TEDESCHI, R. G.; CALHOUN, L. G. *Trauma and transformation – Growing in the aftermath of suffering.* Londres: Sage, 1995.

VAN DER KOLK, B. "The compulsion to repeat the trauma: re-enactment, revictimisation and masochism". *Psychiatric Clinics of North America,* v. 12, 1989, p. 389-411.

_____. "Childhood abuse and neglect and loss of self-regulation". *The Bulletin of the Menninger Clinic,* v. 58, n. 2, 1994a, p. 1-14.

_____. "The body keeps the score – Memory and the evolving psychobiology of post-traumatic stress". *Harvard Review of Psychiatry,* v. 1, n. 3, 1994b, p. 253-65.

WALLIS, K. "Perspectives on offenders". In: BRIGGS, F. (org.). *From victim to offender: how child sexual abuse victims become offenders.* St. Leonards: Allen and Unwin, 1995.

WEBB, L. P.; LEEHAN, J. *Group treatment for adult survivors of abuse – A manual for practitioners.* Londres: Sage, 1996.

WHITFIELD, C. L. *Memory and abuse – Remembering and healing the effects of trauma.* Deerfield Beach: Health Communications, 1995.

WINN, L. *Post-traumatic stress disorder and dramatherapy.* Londres: Jessica Kingsley, 1994.

WYRE, R. *The aware culture and arena of safety.* Milton Keynes: Ray Wyre Associates, 1999 (manuscrito não publicado).

10 TRATAMENTO PSICODRAMÁTICO DO TRANSTORNO DISSOCIATIVO DA IDENTIDADE

Kerry Paul Altman

As terapias expressivas têm sido utilizadas para proporcionar tanto informação diagnóstica quanto tratamento direto de indivíduos diagnosticados com transtorno de personalidade múltipla (MPD[1]) e com transtornos dissociativos (Cohen e Cox, 1989; Chess, 1990). Vários autores propuseram a terapia expressiva como tratamento primário para adultos em recuperação do impacto de abuso traumático na infância (Chu, 1991).

Embora o psicodrama seja, há muito tempo, considerado uma terapia expressiva e utilizado em diversos contextos terapêuticos (Buchanan e Dubbs-Siroka, 1980), não aparecem na literatura relatos específicos a respeito de tratamento psicodramático de indivíduos com transtorno de personalidade múltipla (MPD) ou com transtorno dissociativo. Desde o outono de 1990, a terapia psicodramática faz parte do tratamento de adultos em recuperação de abuso traumático infantil, a maioria deles com MPD ou com transtorno dissociativo. Este capítulo apresenta um relato preliminar da aplicação do psicodrama para trabalhar com esse tipo de paciente, pretendendo ser uma introdução ao uso do psicodrama no tratamento do MPD e de transtornos dissociativos.

Uma síntese histórica do psicodrama

Antes de examinar as aplicações específicas do psicodrama no trabalho com essa população especial, vamos a algumas informações gerais. O psicodrama foi uma criação do dr. Jacob Levy Moreno, psiquiatra vienense que emigrou para os Estados Unidos nos anos 1920 (Fox, 1987). Na Europa e nos Estados Unidos, Moreno explorou novas áreas no campo emergente da saúde mental e foi pioneiro no desenvolvimento da

---

1.   Em inglês, *multiple personality disorder*. [N. T.]

teoria dos papéis, da sociometria e dos métodos de ação em psicoterapia (Moreno, 1961). Em 1931, ele cunhou o termo "psicoterapia de grupo" enquanto desenvolvia sua teoria e sua prática do psicodrama (Blatner, 2000). Por solicitação do dr. William A. White, Moreno ajudou a instalar a seção de psicodrama do Hospital St. Elizabeths, em Washington DC, em 1937, que continua sendo um importante centro de treinamento de psicodrama (Buchanan, 1981).

O psicodrama emprega métodos de ação para proporcionar aos membros do grupo a oportunidade de investigar problemas de modo interativo. A teoria de papéis de Moreno é um elemento essencial da abordagem psicodramática, e várias técnicas – como a inversão de papéis, a dublagem e o espelho – são frequentemente utilizadas para explorar o repertório de papéis existentes e potenciais do indivíduo (Moreno, Z., 1959).

O uso dos membros do grupo como agentes terapêuticos ativos é outra característica da abordagem psicodramática (Buchanan, 1984; Moreno, Z., 1965). Este capítulo não pretende apresentar uma descrição completa da teoria e da metodologia do psicodrama, mas o leitor pode consultar, para uma visão mais abrangente, alguns dos diversos livros sobre o assunto (Blatner, 1989; Fox, 1987; Moreno, 1946).

Estrutura do psicodrama

Toda sessão psicodramática consiste em três partes. A primeira é conhecida como o aquecimento e enfoca a exploração verbal de problemas e preocupações individuais. Durante o aquecimento emergem os temas e desenvolve-se um problema central, que será explorado na segunda parte, a ação. Durante essa fase, o problema central é investigado com a utilização de técnicas específicas de ego-auxiliar. Geralmente um indivíduo desponta como protagonista e explora uma manifestação pessoal do problema. Se a fase do aquecimento se completou, cada membro do grupo se conecta emocionalmente com o problema central e se beneficia do trabalho do protagonista individual (Buchanan, 1980).

Em geral, os participantes assumem papéis de apoio, favorecendo a coesão grupal e aumentando a consciência do repertório pessoal de papéis. Às vezes, a sessão psicodramática focada no grupo envolve todos os membros numa investigação mais genérica ou sociodramática de um tema central (Sternberg e Garcia, 1989). A etapa final do grupo é o compartilhamento, no qual os integrantes do grupo têm a oportunidade de expressar as reações e associações pessoais, ou outros sentimentos estimulados pelo trabalho durante a fase da ação. Despir-se dos papéis é um aspecto importante da fase do compartilhamento, quando então os participantes são estimulados a se desengajar conscientemente dos papéis assumidos durante a dramatização, protegendo-se de uma contaminação e garantindo a integridade do papel e do ego (Holmes e Karp, 1991, p. 12 e 58; Altman e Hickson-Laknahour, 1986).

Expressão *versus* retenção

Um equívoco bastante comum na compreensão do psicodrama é a ideia de que, orientado para a ação, o método estimula cada vez mais a expressão, em detrimento da necessidade do indivíduo de conter as emoções intensas e de desenvolver papéis adequados para o seu alívio (Moreno, Z., 1965). Na verdade, embora o psicodrama seja, de fato, uma ferramenta terapêutica eficaz, a expressão emocional catártica é apenas uma pequena parte dessa abordagem. Antes que os problemas e as preocupações de uma pessoa sejam investigados por meio da ação, toma-se o cuidado de estabelecer uma estrutura de ação, ou seja, uma forma geral e uma forma cênica para explorar um problema.

No trabalho com sobreviventes de abuso dissociativo, a estrutura geral proporciona os limites necessários para que se proceda ao trabalho terapêutico de forma organizada. Uma das vantagens do psicodrama é que esses limites são externados simbolicamente e se tornam tangíveis no "palco" ou no espaço destinado ao trabalho psicodramático (Williams, 1989). Por exemplo, um indivíduo que luta contra mensagens conflitantes introjetadas de um genitor agressivo pode ter a chance de criar uma estrutura de ação na qual cada uma dessas mensagens é concretizada e apreendida, utilizando-se outros membros do grupo ou ego-auxiliares como atores. Uma vez estabelecida a estrutura da ação, o conflito interno ganha forma tangível e um trabalho terapêutico seguro e inteligente ocorre (Williams 1989). Assim, o psicodrama oferece a oportunidade de expressão de afetos reprimidos e, ao mesmo tempo, uma estrutura de contenção da expressão emocional dentro de parâmetros seguros e terapêuticos (Moreno, Z., 1965).

A fome de atos e os sistemas abertos de tensão

Um dos princípios do psicodrama que influenciam o trabalho terapêutico com sobreviventes de trauma infantil é o conceito de fome de atos, assim como o de sistemas abertos de tensão (Buchanan, 1980; Sternberg e Garcia, 1989). Moreno formulou a teoria de que o desejo ou "fome" de agir é um elemento básico da experiência humana (Williams, 1989). A fome de atos engloba a maioria das ações humanas básicas, como a necessidade de rir, chorar ou de reagir adequadamente aos estímulos emocionais.

A fome de atos complexa dos sobreviventes de trauma pode levar à necessidade de criar um sentimento de segurança, ao desejo de falar sobre uma experiência de abuso ou de fazer alguma coisa para aliviar o desconforto emocional. Quando a fome de atos não é satisfeita, cria-se um sistema internalizado de emoções complexas que se agregam em torno dessa fome de atos frustrada: é o sistema aberto de tensão (Sternberg e Garcia, 1989).

Qualquer pessoa que tenha trabalhado com sobreviventes de abusos repetidos sabe que a fome de atos frustrada resulta em sistemas abertos de tensão, que limitam a espontaneidade e inibem o potencial de crescimento e desenvolvimento emocional. Por exemplo, uma criança que é repetidamente frustrada em suas tentativas de encontrar segurança pode vivenciar, quando adulta, um medo generalizado de experiências e de pessoas. A "necessidade de falar" não expressa de uma criança molestada pode levar ao segredo patológico e à desconfiança em relações potencialmente íntimas na vida adulta (Courtois, 1988).

O fato de o psicodrama ser orientado para a ação permite-nos entrar na realidade do sobrevivente, no nível da fome de atos e dos sistemas abertos de tensão. Começando com uma cena específica e buscando alcançar a fome de atos por meio da ação, a abordagem psicodramática inicia um processo de desafiar a realidade aceita do sistema aberto de tensão do sobrevivente. Fomes de atos há muito bloqueadas podem ser expressas com segurança numa sessão de psicodrama, convidando ao fortalecimento por intermédio de novas reações ao sistema de crenças internalizado.

Estudos de caso

Os exemplos que se seguem baseiam-se em minha experiência como diretor de grupos de psicodrama num programa de recuperação do abuso voltado para pacientes internados. O primeiro caso ilustra como o psicodrama é utilizado para facilitar a comunicação interna num paciente com MPD, com ênfase mínima na expressão catártica. O segundo demonstra como o psicodrama pode ser usado para facilitar a expressão emocional e uma ab-reação controlada, num contexto seguro e apoiador. O grupo do qual esses exemplos foram retirados se reúne duas vezes por semana em sessões de noventa minutos. O grupo comporta um máximo de oito pacientes mais o terapeuta, tradicionalmente chamado de "diretor" (Holmes e Karp, 1991, p. 2, 5, 8 e 9).

Um terapeuta extra muitas vezes comparece às sessões, servindo como coterapeuta e ator profissional – ou como ego-auxiliar, quando necessário. Nos casos que se seguem, nomes e informações pessoais foram alterados para proteger o anonimato do paciente.

Jean

Jean é uma mulher de 41 anos de idade que foi hospitalizada para tratar de problemas de ansiedade, confusão e depressão, relacionados com conflitos internos entre personalidades que se alternam. Em uma internação ocorrida um ano antes, ela começou a tomar conhecimento da realidade do abuso sexual por parte de familiares durante sua infância. Na sequência, Jean passou por um tratamento para pacientes externos, que permitiu o diagnóstico de MPD. Ela se deu conta da realidade de seu transtorno, mas teve dificuldade em trabalhar terapeuticamente com as personalidades alternadas sem ficar muito perturbada, com um sentimento geral de desesperança e ideias suicidas. Durante três semanas de hospitalização, o foco do trabalho com Jean foi a melhoria da comunicação interna e a cooperação para facilitar seu tratamento como paciente externa.

A alta foi planejada para dois dias depois de sua última sessão de psicodrama, e as Jeans alternativas – ou seja, os estados dissociados do ego que ela consegue ou deseja acessar em dado momento – assinaram um documento para garantir sua segurança pessoal, concordando em evitar comportamentos autodestrutivos. Jean participou do grupo, para seu psicodrama final, junto com outros sete companheiros, a maioria dos quais frequentava o programa de tratamento havia duas ou três semanas. O tema da fase de aquecimento era o dos problemas de autoaceitação em consequência de acontecimentos passados, vivenciados pelos membros do grupo como vergonhosos. Jean trouxe uma preocupação pessoal, o medo de que seu *alter* que assinara o compromisso de segurança não cumprisse a palavra e não conseguisse evitar a autoagressão. O *alter* temido, chamado de Alice, foi identificado como uma mulher raivosa que no passado tinha infligido lacerações superficiais em Jean. O grupo apoiou o pedido de ajuda de Jean e ela foi escolhida como protagonista. Formalizou-se um contrato verbal entre Jean, o diretor do psicodrama e o grupo, estabelecendo como objetivo da sessão aumentar o sentimento de segurança pessoal.

Jean escolheu um membro do grupo para fazer o papel do seu *alter*. Ela descreveu Alice como uma mulher que estava sempre zangada, verbalmente agressiva, que a ameaçava. Depois de descrever sua percepção de Alice, pedimos a Jean que invertesse papéis com o membro do grupo que fazia Alice, mudando fisicamente de lugar e falando com o grupo como ela imaginava que Alice o faria, descrevendo-a na primeira pessoa e discutindo a relação de Alice com Jean.

Eu sabia que a assunção do papel de um *alter* por uma personalidade hospedeira costuma facilitar o acesso à personalidade do *alter*. Para evitar a sensação da protagonista de estar sendo enganada na troca ou trapaceada pelo diretor, essa possibilidade é sempre discutida com antecedência, antes da dramatização, dando-se ao protagonista o direito de descontinuar ou de renegociar o contrato da sessão. Entretanto, os protagonistas raramente optam por descontinuar o trabalho e conseguem, invariavelmente, estabelecer os limites de segurança necessários para que o trabalho possa prosseguir.

Assumindo o papel de Alice, Jean rapidamente acessou seu *alter*, conseguindo expressar suas preocupações para o diretor e ao grupo. Em resumo, Alice mostrou que sentia raiva de Jean por ela negar a sua existência e se recusar a aceitar as lembranças dolorosas do abuso sexual que Jean havia sofrido na infância. A percepção de Alice era de que só ela tinha de sofrer com as recordações, e expressava ressentimento e ódio de Jean por ela se recusar a aceitar a verdade.

O diretor pediu uma nova inversão de papéis, convidando a protagonista a retornar ao seu papel original como Jean, no qual ela poderia ouvir e responder ao ator que apresentava as preocupações de Alice.

Considerando que toda inversão de papéis, na essência, implica trocar de personalidade dentro do sistema, a atenção do diretor para com a vivência do protagonista representa um cuidado fundamental. As questões relacionadas com o apaziguamento, com o tempo e com a clareza no assumir papéis devem ser analisadas individualmente com cada protagonista.

Por meio de uma série de inversões de papéis, Jean chegou a um diálogo aquecido com Alice no qual as preocupações de cada uma delas foram manifestadas completamente. Além disso, sua interdependência para atingir os objetivos do sistema como um todo se tornou mais evidente para ambas. A raiva que Alice sentia de Jean pela não aceitação dos abusos foi expandida, permitindo que a frustração, a solidão e o cansaço de Alice se revelassem. O medo de Jean, subjacente à sua aparente não aceitação, foi expressado completamente, assim como seu sentimento de negação como estratégia para lidar com o abuso.

Durante as trocas de papéis, foram escolhidos dublês terapêuticos (Hale, 1985; Buchanan, 1980) para estimular a expressão e apoiar a realidade de cada posição, sem julgamento de valor. A fase de dramatização da sessão terminou com um acordo negociado entre Alice e Jean no qual esta concordou em começar a tomar conhecimento da presença de Alice e da realidade das recordações que ela lhe trazia; Alice, por sua vez, concordou em parar de se cortar e em agir com Jean de maneira menos beligerante.

Foram atingidos tanto o objetivo geral do tratamento de Jean – melhorar a comunicação interna – quanto o objetivo da sessão – aumentar a segurança pessoal. A etapa do compartilhamento proporcionou uma oportunidade para que os membros do grupo, que tinham assumido papéis auxiliares importantes, se desvinculam desses papéis. Além disso, todos os participantes puderam discutir reações, sentimentos e pensamentos mobilizados pela sessão. Como sempre acontece, as questões levantadas no compartilhamento foram correlacionados com preocupações específicas surgidas no decorrer da sessão, assim como com o problema central que emergiu durante o aquecimento – nesse caso, a autoaceitação.

Sandy

Sandy, 35 anos, casada e mãe de três filhos, foi hospitalizada para tratar uma depressão aguda. Sandy tem um longo histórico de hospitalizações e de outros diagnósticos psiquiátricos. Os diagnósticos anteriores incluíam distúrbios afetivos, orgânicos e psicóticos, mas um dos objetivos da internação atual foi esclarecer o quadro diagnóstico. Os psiquiatras que a atenderam levantaram a hipótese de ela ter sido mal diagnosticada anteriormente e de que o diagnóstico correto seria o de MPD. Por ocasião da internação, Sandy estava ingerindo altas doses de uma combinação de antidepressivos, ansiolíticos e antipsicóticos, e os médicos pretendiam retirar a medicação gradualmente.

Acreditávamos que a rigidez e o embotamento afetivo que ela apresentava, dando a impressão de que fosse uma esquizofrênica crônica, se deviam ao excesso de medicamentos. Ao final da segunda sessão de psicodrama, durante a primeira semana de internação, Sandy surpreendeu o grupo ao pedir um psicodrama para trabalhar temas relacionados com raiva reprimida, que era o problema emergente central da sessão. Sandy disse que tinha observado o psicodrama de outro membro do grupo, uns dias antes, e achou que aquela abordagem a ajudaria a lidar com a raiva que ela sentia da mãe. O grupo manifestou forte apoio, e estabeleceu-se um contrato cujo objetivo era dar a Sandy uma oportunidade de se expressar com segurança e se apropriar de sentimentos há muito tempo guardados, ligados aos abusos cometidos por sua mãe.

Apesar do aspecto físico rígido e do afeto aparentemente constrito, Sandy falou aberta e livremente a respeito do abuso da mãe. Mostrou um bom relacionamento de trabalho com seu sistema interno de personalidades e um alto grau de coconsciência. Ela tinha condições de garantir segurança tanto intrapessoal quanto interpessoal, parecendo pronta para promover sua cura por meio do trabalho psicodramático.

No aquecimento para a ação, Sandy descreveu uma cena típica de sua infância em que a mãe voltaria para casa tarde da noite. Contou que a mãe estava sempre embriagada e era muito agressiva, insistindo que a filha de 9 anos preparasse o jantar, servisse bebidas alcoólicas a ela e atendesse a todos os seus pedidos. A punição para a recusa ou para uma resposta lenta era a coerção física, embora a ameaça de surrar a irmã mais nova fosse considerada por Sandy o aspecto mais assustador da situação relembrada. Os membros do grupo se dispuseram a assumir os vários papéis necessários para a reencenação do trauma.

Sandy descreveu as características físicas de sua casa e usou a mobília da sala onde se reunia o grupo para simular o espaço no qual aconteceria o encontro com a mãe. Ela descreveu, então, como a mãe voltaria para casa e faria exigências e ameaças, aterrorizando Sandy e sua irmã. Sandy foi orientada a fornecer ao companheiro de grupo que assumiria o papel da mãe informações detalhadas, descrevendo o tom de voz, os gestos corporais e as falas específicas.

Diversas técnicas psicodramáticas foram utilizadas para promover a precisão e a intensidade emocional adequada dos papéis assumidos. Logo em seguida ao aquecimento para o espaço e para os papéis, a cena foi representada com pouca interrupção. Sandy rapidamente acessou o estado emocional ansioso e medroso que caracterizava suas interações infantis com a mãe. O tom de voz de Sandy, as verbalizações infantilizadas, os movimentos corporais, tudo combinava com a criança assustada, e ela então contou que havia mudado para uma criança alternativa que passara pelas mesmas situações. A cena foi interrompida e Sandy mostrou sentimentos de vergonha, tristeza e medo, que ela associou à cena. Para honrar o contrato original, Sandy decidiu revisitar a cena, porém com a opção de expressar algo da raiva antes não expressada diante do tratamento que lhe dispensava a mãe. Um ator da equipe serviu como dublê, apoiando Sandy para que ela se sentisse suficientemente segura para expressar sua raiva. Ela conseguiu acessar uma personalidade alternativa que tinha contato mais direto com a raiva adequada. Na cena dramatizada, a *alter* raivosa de Sandy confrontou diretamente a mãe, expressando com força a raiva que estava acumulada havia muito tempo por causa da violência física contra ela e a irmã e do sexo forçado com os amigos da mãe. A fase da dramatização terminou com Sandy tomando consciência da adequação de sua raiva e identificando áreas para trabalhar posteriormente. Apesar da gritaria para expressar a raiva, todos os membros do grupo disseram que se sentiram seguros no decorrer do psicodrama. Sandy foi apoiada em seu trabalho e esse acolhimento continuou durante a fase do compartilhamento – que girou em torno de problemas que os demais participantes enfrentavam, tanto no que diz respeito à raiva não expressada quanto ao papel do medo no processo de recuperação.

Os casos apresentados foram escolhidos para ilustrar dois diferentes aspectos da abordagem psicodramática no trabalho com indivíduos diagnosticados com MPD. O primeiro exemplo demonstrou como o método pode ser utilizado para estimular a comunicação interna e desenvolver um sistema interno cooperativo que sustente os objetivos maiores do tratamento. O segundo focalizou o uso do psicodrama na expressão segura de emoções fortes num contexto ab-reativo controlado. Os casos demonstram que o psicodrama proporciona ao protagonista uma estrutura e um contexto que estabelecem limites claros para um acordo em torno da experiência da terapia ativa.

Resumo e recomendações

Este capítulo mostrou a maneira pela qual a psicoterapia grupal psicodramática foi eficazmente utilizada no tratamento de recuperação do abuso. Foram introduzidos alguns princípios teóricos bastante amplos e gerais a fim de ajudar na compreensão da metodologia. Sem dúvida, a leitura deste texto suscitou vários questionamentos relativos a aspectos teóricos, técnicos e práticos do uso do psicodrama com sobreviventes adultos de abuso traumático infantil. Inúmeros livros e artigos fazem descrições específicas a respeito de técnicas psicodramáticas disponíveis (Moreno, Z., 1959; Blatner, 1989; Fox, 1987). Entretanto, é importante assinalar que o psicodrama é muito mais que uma coleção de técnicas, sendo necessários treinamento longo e experiência, além de uma avaliação feita pelo American Board of Examiners in Psychodrama, Sociometry and Group Psychotherapy[2]. O tratamento psicodramático dessa população deve ser conduzido por psicodramatistas certificados ou cuidadosamente supervisionados.

É necessária também uma pesquisa controlada para avaliar, no caso dessa população, as vantagens específicas e possíveis contraindicações da abordagem psicodramática. A pesquisa e os relatos pontuais são também necessários para determinar, posteriormente, as variações e adaptações da metodologia psicodramática tradicional, necessárias ao trabalho com grupos de recuperação de abuso de pacientes internados e ambulatoriais.

O psicodrama tem sido utilizado em pacientes com vários distúrbios, internados ou não. Ainda assim, os objetivos do tratamento variam de acordo com a população atendida, podendo ser necessária uma adaptação das técnicas para trabalhar com segmentos especiais (Holmes e Karp, 1991, Capítulos 6, 7, 9 e 10). É importante ter em mente que o psicodrama é uma forma de terapia de grupo, e todos os cuidados relativos à capacidade do paciente de participar e de se beneficiar de um grupo psicoterápico tradicional são igualmente importantes num grupo psicodramático (Yalom, 1985). Da mesma forma, embora o tratamento psicodramático seja adequado para indivíduos em todas as fases do processo de recuperação de abuso traumático, os potenciais membros do grupo devem ser considerados à luz de suas necessidades individuais e de seu funcionamento psicológico. Pacientes com temores sociais generalizados agudos, incapacidade de tolerar o menor conflito interpessoal ou com narcisismo extremo podem não ter a força egoica exigida para um trabalho grupal orientado para a ação. Eles podem precisar de um tratamento mais individualizado antes de ser encaminhados a um grupo de psicodrama. De qualquer forma, recomenda-se, a essa população, uma psicoterapia individual paralela.

---

2. Entidade certificadora que atribui titulação aos profissionais do psicodrama nos Estados Unidos. [N. T.]

Referências bibliográficas

ALTMAN, K.; HICKSON-LAKNAHOUR, H. "New roles for psychodramatists in counter-terrorism training". *Journal of Group Psychotherapy, Psychodrama, and Sociometry*, v. 39, n. 2, 1986, p. 70-7.

BLATNER, A. *Acting-in: practical applications of psychodramatic methods*. Nova York: Springer, 1996.

_____. *Foundations of psychodrama – History, theory and practice*. 4. ed. Nova York: Springer, 2000. [Em português: *Uma visão global do psicodrama – Fundamentos históricos, teóricos e práticos*. São Paulo: Ágora, 1996.]

BUCHANAN, D. "The central concern model, a framework for structuring psychodramatic production". *Group Psychotherapy*, v. 33, 1980, p. 47-62.

_____. "41 years of psychodrama at St Elizabeths Hospital". *Journal of Group Psychotherapy, Psychodrama and Sociometry*, v. 34, 1981, p. 134-37.

_____. "Psychodrama". In: KARASU, T. B. (org.). *The psychiatric therapies: part 2, the psychosocial therapies*. Washington: American Psychiatric Association, 1984.

BUCHANAN, D.; DUBBS-SIROKA, J. "Psychodramatic treatment for psychiatric patients". *Journal of the National Association of Private Psychiatric Hospitals*, v. 11, 1980, p. 27-31.

CHESS, J. "Creative arts: keys to remembering, exploring, and regulating early traumatic memories". Palestra apresentada na conferência da International Society for the Study of Multiple Personality and Dissociation [Sociedade Internacional para o Estudo da Múltipla Personalidade e da Dissociação], Chicago, 11 nov. 1990.

CHU, J. "Critical issues task force report: the use of expressive therapies in MPD". In: *International Society for the Study of Multiple Personality and Dissociation Newsletter*, v. 9, n. 4, 1991, p. 6-8.

COHEN, B.; COX, C. "Breaking the code: identification of multiplicity through art productions". *Dissociation*, v. 2, n. 3, 1989, p. 132-7.

COURTOIS, C. *Healing the incest wound: survivors in therapy*. Nova York: W.W. Norton, 1988.

FOX, J. *The essential Moreno*. Nova York: Springer, 1987. [Em português: *O essencial de Moreno – Textos sobre psicodrama, terapia de grupo e espontaneidade*. São Paulo: Ágora, 2002.]

HALE, A. *Conducting clinical sociometric explorations*. Roanoke: Royal Publishing Company, 1985.

HOLMES, P.; KARP, M. (orgs.). *Psychodrama: inspiration and technique*. Londres/Nova York: Tavistock/Routledge, 1991. [Em português: *Psicodrama – Inspiração e técnica*. São Paulo: Ágora, 1992.]

MORENO, J. *Psychodrama: volume I*. Beacon: Beacon House, 1946. [Em português: *Psicodrama*. São Paulo: Cultrix, 1975.]

_____. "The role concept, a bridge between psychiatry and sociology". *American Journal of Psychiatry*, v. 118, 1961, p. 518-23.

_____. "Therapeutic vehicles and the concept of surplus reality". *Group Psychotherapy*, v. 18, n. 4, 1965, p. 211-6.

MORENO, Z. "A survey of psychodramatic techniques". *Group Psychotherapy*, v. 5, n. 1, 1959, p. 12-4.

_____. "Psychodramatic rules, techniques, and adjunctive methods". *Group Psychotherapy*, v. 18, n. 1-2, 1965, p. 73-86.

STERNBERG, P.; GARCIA, A. *Sociodrama: who's in your shoes?* Nova York: Praeger Publishers, 1989.

WILLIAMS, A. *The passionate technique: the strategic psychodrama with individuals, families, and groups*. Londres/Nova York: Tavistock/Routledge, 1989. [Em português: *Psicodrama estratégico – A técnica apaixonada*. São Paulo: Ágora, 1994.]

YALOM, I. *The theory and practice of group psychotherapy*. Nova York: Basic Books, 1985. [Em português: *Psicoterapia de grupo – Teoria e prática*. 5. ed. Porto Alegre: Artmed, 2006.]

11 SURGIMENTO E TRATAMENTO PSICODRAMÁTICO DE ESTADOS DISSOCIATIVOS DA CONSCIÊNCIA

Grete A. Leutz

Os estados dissociativos da consciência podem surgir como reação adaptativa às lembranças do Holocausto. Este capítulo descreve como tais estados aparecem e são tratados com psicodrama. Essa abordagem se baseia na visão da importância da representação cênica espontânea de situações de vida do paciente e sua integração, como sugerido por J. L. Moreno (1923, p. 76-7).

> As pessoas [protagonistas] representam perante si próprias a mesma vida, novamente, como o fizeram antes em decorrência da necessidade de um autoengano consciente. O lugar do conflito e de seu teatro é único e o mesmo. A vida e a fantasia assumem a mesma identidade e temporalidade. Elas não querem superar a realidade (cindi-la), querem levá-la adiante. Elas a revivem; são donas de sua verdadeira existência. Porque é exatamente isso que elas fazem. O todo da vida é desdobrado, com todas as complicações mútuas; nenhum momento, nenhum aspecto é dele excluído; cada questão, cada ajuste de ansiedade, cada momento de retiro interior, tudo retorna. Não só elas retornam e reencenam seus diálogos, mas também seu corpo retorna, rejuvenescido. Seus nervos, seus batimentos cardíacos... Todos os seus poderes, atos e pensamentos aparecem no palco, na sequência e no contexto originais, réplicas das fases pelas quais passaram em algum momento. Todo o passado [...] chega a um chamado do momento [...] Mas essa revelação da vida no domínio da ilusão não funciona como renovação do sofrimento; pelo contrário, confirma a regra: toda e qualquer segunda vez verdadeira é a libertação da primeira. (1973, p. 90-1)

Além disso, essa abordagem está de acordo, também, com a bibliografia clínica a respeito do tratamento do transtorno de estresse pós-traumático (TEPT), "que menciona, reiteradamente, a importância da recuperação e integração das lembranças traumáticas com os afetos associados a elas" (van der Kolk, 1987, p. 119).

Os estados dissociativos são caracterizados por alterações significativas do eu e por grandes mudanças nas funções integradoras da memória de pensamentos, sentimentos e ações (Ludwig, 1983; Nemiah, 1981). De acordo com Putnam (1989, p. 53),

> eles vêm sendo considerados, há tempos, como reação adaptativa ao trauma agudo, porque propiciam: 1) fuga às pressões da realidade; 2) continência para as lembranças e afetos traumáticos fora da consciência normal; 3) alteração ou descolamento do sentido do eu (de modo que o trauma acontece com outra pessoa ou com um eu "despersonalizado"; e 4) analgesia (ausência de dor).

Nos casos descritos a seguir, a dissociação ocorreu de forma totalmente inesperada. Por isso, pode ser entendida como reação adaptativa ao trauma, ou seja, às lembranças traumáticas do Holocausto.

O caso de Ruth

Ruth, uma bela mulher de cerca de 40 anos, viúva de um médico, mãe de uma filha adulta, psicóloga em atividade, participou de uma oficina de psicodrama de cinco dias que dirigi. A oficina era destinada aos membros da equipe de um hospital público sueco. Ela me pareceu meiga, inteligente e séria. Quase ao final dos trabalhos, Ruth contou, claramente constrangida, que no terceiro dia ela começou a ter uma estranha sensação que se impunha de maneira constante e crescente. Era algo já conhecido, mas até então experimentado apenas como um sonho recorrente. No sonho que ela tinha relatado várias vezes, sem associá-lo a nada, ela caminha por uma ponte, sem destino, a esmo, em meio a um intenso nevoeiro. "Desde ontem, exceto nos momentos em que estou observando o psicodrama, sinto-me cada vez mais neste estado de não reconhecimento do ambiente nem de mim mesma. Mesmo à noite, nas ruas, estou em 'intenso nevoeiro' e demoro muito para encontrar minha casa. É terrível. Estou contando isso porque preciso de ajuda."

Desnecessário dizer, esse sintoma de dissociação requeria uma intervenção psicodramática imediata. Com a concordância de Ruth e do grupo, começamos a dramatizar o sonho. Aplicando a técnica do dublê, caminhei ao lado dela na ponte imaginária e fui pronunciando frases incompletas que faziam referência ao seu ambiente, tais como: "Quando eu olho para o lado direito, vejo..." e Ruth completava a sentença:

> *Ruth:* ... neblina, uma neblina densa.
> Aí eu continuava:

Grete: À minha esquerda há...

Ruth: ... somente neblina.

Grete: E na frente...

Ruth: ... também.

Grete: A ponte leva para...

Ruth: ... lugar nenhum.

Grete: Atrás de mim eu percebo...

Ruth: ... nada além da neblina.

Grete: Sob a ponte...

Ruth: ... a mesma coisa.

Grete: E acima de minha cabeça...

Ruth: ... neblina, só neblina.

Pela primeira vez, senti-me totalmente perdida no psicodrama e pensei em desistir. Em uma última tentativa de intervenção, fiz que Ruth girasse o corpo 180 graus, enquanto dublava.

Grete: No começo da ponte, agora eu vejo...

E Ruth, como se tivesse sido atingida por um raio, lágrimas nos olhos, continuou:

Ruth: ... minha mãe e meu irmãozinho, Sam.

Grete: Mas onde você está?

Ruth: Estou num lugar que leva a um pequeno buraco na cerca do Gueto de Varsóvia, saindo com dois homens desconhecidos, colaboradores poloneses dos nazistas, a quem minha mãe havia presenteado com joias para que me tirassem de lá.

Caminhando espontaneamente na direção da mãe e do irmão, ela explodiu numa torrente de lágrimas.

Ruth: Mãe, mãe, eu não quero ir, não, não, eu não quero. Por que você fez isso?

E então, com grande emoção:

Ruth: Mas esse é seu último desejo, eu preciso ir.

Em seguida, ela caiu novamente em desespero.

Ruth: Fui embora sem saber o que poderia acontecer com você. Eu deveria ter ficado. Você não tinha o direito de me mandar embora. Para que eu vivo?

Depois desse desabafo, continuei dublando, mencionando fatos da vida de Ruth, e ela seguiu respondendo:

Grete: Eu vivo para minha família.

Ruth: Não é verdade, meu marido também morreu.

Grete: Mas minha filha precisa de mim.

Ruth: Não, ela se vira muito bem sem mim.

Grete: Eu posso fazer muito pelos meus pacientes.

Ruth: E daí?

Grete: Eu tenho amigos.

Ruth: E daí?

A protagonista estava tão chocada pela culpa remanescente que tive de apoiá-la, abraçando-a delicadamente. Naquele momento, dois membros do grupo com experiência psicodramática, comunicando-se comigo silenciosamente, colocaram-se numa cadeira diante de Ruth. Assumiram os papéis da mãe e do irmão dela. O que fazia o papel do irmão disse: "Que milagre, mãe, que você conseguiu ajudar Ruth a fugir". Nesse momento, para que a reação emergisse do inconsciente de Ruth, por meio de uma ação espontânea, pedi a ela que invertesse papéis.

Depois de um momento de silêncio, o jovem colocou a cabeça novamente no ombro da mãe – agora, Ruth – e repetiu sua afirmação. No papel da mãe, Ruth acariciou a cabeça do jovem e respondeu calmamente: "Sim, isso nos dá paz".

Voltando ao seu papel, Ruth parecia mais calma. Por isso terminei a fase dramática da sessão e a convidei a sair do palco. Colocando-me atrás dela, comecei a recitar em alemão o poema "Caminhando na neblina"[1], de Hermann Hesse. Quando cheguei aos versos que diziam algo como "O mundo era cheio de amigos na minha juventude e a vida era calma. Agora, a neblina baixou e eu não vejo ninguém", Ruth ficou muito comovida. Entre risos e lágrimas, exclamou: "Deixando o gueto, eu não fiquei vagando por aí. Encontrei um mundo novo, meus amigos, minha família, meu trabalho, eu mesma. Tenho certeza de que era isso que mamãe e Sam esperavam de mim. Tenho certeza. Eu cumpri o desejo deles. Tenho certeza absoluta disso".

No encerramento da sessão, os membros do grupo expressaram, emocionados, que se sentiram extremamente próximos de Ruth.

No dia seguinte, Ruth disse para o grupo que estava aliviada: "Não consigo entender o que aconteceu ontem. Como pude ver minha mãe e meu irmão em dois homens tão diferentes? Mas foi assim. No entanto, hoje eu sei que vocês me acompanharam nesses terríveis momentos da minha vida, a separação de minha mãe e de meu irmão, que eu perdi. Poucos dias antes, vocês eram estranhos para mim. Agora, são as únicas pessoas que sabem o que aconteceu comigo. Eu nunca tinha conseguido contar essa experiência a ninguém, nem mesmo meu marido e minha filha. Na verdade, eu nem me lembrava disso. Mas às vezes eu tinha aquele pesadelo de cami-

---

1. Em inglês, "In the fog". [N. T.]

nhar na ponte nebulosa, a ponte sem fim que me levava a lugar nenhum. Ontem eu atravessei a neblina. Cheguei".

O grupo continuou, a intervalos longos, por mais de três anos. O sonho de Ruth no qual ela caminhava eternamente sem objetivo na neblina nunca reapareceu. Nem qualquer sintoma de TEPT.

Discussão do caso de Ruth

Em primeiro lugar, somos levados a perguntar o que desencadeou o estado dissociativo de consciência de Ruth, caracterizado por um sonho recorrente, no qual caminhava sem orientação em névoa densa, e por um "sonho diurno" com a mesma imagem.

Os psicodramatistas não sentem necessidade de interpretar essas imagens porque, de acordo com Moreno (1969, p. 244), "a interpretação está no próprio ato". Assim, a ação psicodramática de Ruth levou à cena crucial da ponte primitiva que cruzava o buraco da cerca que a separava para sempre das pessoas que lhe eram mais queridas. Ela recuperou o trauma original subjacente a suas lembranças dolorosas, que antes precisavam ser blindadas pela dissociação. No entanto, a ação psicodramática foi mais além.

A inversão de papéis que Ruth fez com a mãe a liberou do papel fixo de "sobrevivente ilegítima". Buscando no "coinconsciente" (Moreno, 1959, p. 59), no papel da mãe, Ruth literalmente conseguiu olhar para si e para sua vida através dos olhos da mãe. Isso resultou numa mudança de atitude em relação a si mesma. Retornando ao seu papel, o sentimento doloroso de culpa foi substituído pelo sentimento de gratidão e pela constatação de ter cumprido o último e mais profundo desejo de sua mãe. Isso permitiu que o trauma fosse integrado à história de vida de Ruth. Mas como se deu a reativação dos afetos?

O mais provável é que isso tenha sido desencadeado pelo impacto emocional que os psicodramas iniciais de nossa oficina provocaram em Ruth. A atuação dos outros protagonistas, revolvendo temas familiais, deve ter reativado lembranças reprimidas. Concomitantemente a essas lembranças, entretanto, estavam as lembranças traumáticas da separação de Ruth de seus parentes mais próximos, que foram mortos no Holocausto. Mais tarde, as lembranças traumáticas foram tão dolorosas que Ruth nunca conseguiu falar nem pensar nelas. Elas foram colocadas à margem da consciência por intermédio da dissociação; tratou-se de uma "reação adaptativa ao trauma".

No caso de Ruth, o trauma atual não eram suas lembranças ao nível cognitivo, mas sim a revivência de afetos que acompanharam o trauma original de trinta e tantos anos atrás. Van der Kolk (1996, p. 296) explica esse processo da seguinte maneira: "As lembranças traumáticas voltam como estados sensoriais e emocionais, com pouquíssima representação verbal. Essa falha no processo de informação, no nível simbólico, que é essencial para a categorização e a integração com outras experiências está no cerne da patologia do TEPT". Mais adiante, ele se refere à distinção feita por Janet entre memória normal e memória traumática, segundo a qual "a memória traumática consiste em imagens, sensações, estados afetivos e comportamentos que são invariáveis e não mudam com o decorrer do tempo. Por sua vez, a memória narrativa (explícita) é semântica e simbólica, ajustada à demanda social" (Janet, 1925). Essas lembranças podem ser expandidas e sintetizadas.

A importância do psicodrama no tratamento do TEPT reside exatamente no fato de que as lembranças traumáticas não precisam ser descritas pelo paciente, sendo primeiro atuadas nas estruturas da cena que é representada no palco. Esse contexto seguro é continente para as expressões física, emocional e mental simultaneamente, o que ajuda o protagonista a revivenciar holisticamente a cena. Entretanto, toda memória afetiva, quando atuada no psicodrama, também acaba sendo verbalizada, ou seja, processada no nível simbólico. Essa fusão é então integrada. Assim se consegue, por meio da terapia psicodramática, uma "fusão-integração", que é o objetivo último da psicoterapia nos casos de transtornos dissociativos da consciência (Putnam, 1989).

O caso de Birgit e Selma

Em outro grupo de psicodrama que dirigi muitos anos mais tarde na Suécia, uma colega dirigiu a primeira sessão por questões organizacionais. Durante a fase do aquecimento, uma jovem chamada Birgit relatou que seu relacionamento com o filho de 12 anos se tornou difícil depois do suicídio do marido, que se enforcara. Ela manifestou esperança de que o psicodrama a ajudasse na comunicação com o menino. O grupo compartilhou sua preocupação e Birgit foi a protagonista da sessão seguinte.

Antes de começar, ela escolheu um ego-auxiliar para o papel de seu filho. Apesar de estarem presentes no grupo vários homens jovens, sua escolha, estranhamente, recaiu sobre Selma, uma psiquiatra de 50 anos de idade, que ela não conhecia.

A cena começou com Selma no papel do garoto, em sua escrivaninha, fazendo a lição de casa. A mãe, a protagonista Birgit, colocou suavemente a mão no ombro do filho e disse, com a voz trêmula: "Eu quero contar uma coisa muito triste, seu pai morreu!" Selma, no papel do garoto, demonstrou estar chocada, mas ficou em silêncio. Num primeiro momento, seu comportamento pareceu adequado. Mas quando Birgit continuou a falar, sem ter recebido nenhuma resposta, a terapeuta e os membros do grupo se deram conta de que o estado de Selma havia mudado profundamente durante esses primeiros minutos de interação psicodramática. Isso foi ainda mais surpreendente porque Selma já sabia da história da Birgit e, como psiquiatra, sem dúvida já deveria ter lidado com suicídios diversas vezes. No entanto, a atuação no papel do garoto produziu uma amnésia em Selma, que não sabia onde estava, por que estava ali nem com quem. Obviamente, Selma, ego-auxiliar na dramatização de Birgit, se havia tornado a protagonista de um fato desconhecido.

Como intervenção imediata numa situação de crise, a terapeuta fez parar o psicodrama e voltou, com Selma e Birgit, para a realidade do aqui e agora do grupo, saindo da metarrealidade da dramatização. Com os membros do grupo, ela tentou reorientar Selma, relembrando o que acontecera desde que todos tinham entrado na sala, mas isso não deu resultado. O checape de emergência feito em Selma não deu indícios de nenhum problema orgânico. Então, a terapeuta sugeriu que Selma fosse dormir e pediu que um membro do grupo passasse a noite com ela.

Na manhã seguinte, quando tive de assumir a direção, a situação de Selma não mudara. O grupo estava alarmado, e eu – nem é preciso dizer – também me sentia mal. Além de tudo, os sintomas de Selma sugeriam que ela tinha caído num estado de dissociação da consciência.

Tendo em vista que isso aconteceu no palco, quando Selma estava atuando como ego-auxiliar de Birgit, no papel de filho, achei que a intervenção na crise deveria focalizar a metarrealidade da dramatização, mais do que a realidade do aqui e agora do grupo. Pedi que se montasse a cena como na noite anterior e coloquei Selma, novamente, na escrivaninha e no papel do garoto. Quando Birgit informou o filho da morte do pai, Selma reagiu com uma pequena mudança de postura. Coloquei a mão no ombro dela, suavemente, e pedi que fechasse os olhos, para entrar em contato com seus sentimentos, e descrevesse a situação em que ela se via. Como dublê, eu pronunciava frases incompletas, do tipo "Eu me vejo...", às quais Selma respondeu dizendo que se via num trem parado, lotado de crianças. Ela tinha 12 anos, e seu irmão, 9. Por causa de cartazes pregados nas janelas do trem, ela não conseguia ver os pais, do lado de fora.

Esses detalhes foram dados em reação à minha dublagem cuidadosa. Para conseguir mais informações, e não prejudicar o estado de interdependência entre a protagonista e o dublê, continuei me referindo à preparação da viagem, quando Selma ainda estava em casa; ela parecia querer revivenciar esse episódio na interação psicodramática.

A sala de estar da família, montada no palco, assim como a técnica de inversão de papéis, logo exerceu seu impacto. Selma parecia "sentir-se em casa". Na troca de papéis com os membros da família, ela retratou vividamente cada um deles em palavras, gestos e movimentos: a indiferença do irmão e a agitação da mãe ao preparar as malas.

No papel da avó, ela colocou uma foto da família no alto da mala aberta e conseguiu da neta a promessa de olhar sempre para a foto, junto com o irmãozinho, quando estivessem fora de casa. Finalmente, assumindo o papel do pai, sentado numa poltrona como se estivesse petrificado, ela caiu num pranto convulsivo.

Quando me aproximei dela, Selma saiu do papel e disse, chorando: "Depois disso, eu nunca mais vi meu pai. Ele morreu num campo de concentração. O trem foi o último que levou crianças de Viena para a Suécia". Ela foi se acalmando devagar e, parecendo aliviada, deixou o palco junto comigo e retornou à realidade do grupo para o encerramento da sessão. Depois dessa experiência catártica no psicodrama, Selma voltou a estar tão presente e a ser tão coerente quanto antes da dissociação. O grupo ficou mobilizado e profundamente impressionado, e alguns participantes compartilharam suas perdas dolorosas de pessoas próximas ocorridas na infância.

A terceira fase, ou encerramento, de toda sessão psicodramática é crucial. Deve-se estabelecer um equilíbrio entre as necessidades do protagonista e as necessidades dos demais membros do grupo. Isso se alcança melhor por meio do compartilhamento, indispensável depois de um psicodrama catártico de um trauma. De um lado, ele apoia o protagonista; de outro, revela a situação dos participantes, em especial daqueles que foram particularmente afetados. Estes podem, em outras sessões, querer dramatizar e investigar as experiências que compartilharam. Por último, embora não menos importante, o compartilhamento reforça a confiança mútua e a coesão do grupo como um lugar seguro para as vítimas.

Discussão do caso de Birgit e Selma

A súbita e inesperada dissociação de consciência de Selma ocorreu quando ela, como ego-auxiliar de Birgit, no papel do filho desta, foi informada da morte cruel do pai. Considerando-se que, antes de assumir esse papel, Selma tinha sido informada a respeito da história de Birgit e não tinha mostrado nenhuma reação extraordinária, a dissociação foi obviamente precipitada pela força do contexto daquela cena no palco (um simulacro do filho de 12 anos de Birgit) e do papel, mais exatamente o papel do garoto em interação com a mãe, durante o qual ele vivenciou a perda do pai. Cena, papel e interação em psicodrama são os agentes que, em contraste com a cognição, induzem imagens, sensações, estados afetivos, comportamentos e catarse. Na verdade, são as razões pelas quais, na vida, nós não nos contentamos em conhecer uma peça teatral escrita, mas deixamos que a representação dela, no teatro, nos fascine.

A intervenção psicodramática na crise, no caso de Selma, consistiu em criar uma situação segura na qual houve uma repetição deliberada da cena que precipitou a dissociação. Além disso, ela foi provavelmente criada por minha mão no ombro de Selma, que pareceu reforçar a sugestão de Putnam (1989, p. 250) de que "o paciente deve vivenciar o terapeuta como cuidadoso e sensível em relação ao material recuperado e seu efeito sobre a terapia". Nessa situação de segurança, a regressão etária gradativa, a serviço da recuperação do trauma e da integração, foi facilitada pela aplicação da técnica psicodramática da dublagem, possibilitando ao protagonista recuperar o trauma original mediante uma "ponte afetiva", como Watkins (1971, p. 21-7) denomina os procedimentos equivalentes da hipnoterapia.

Como o papel de Selma mostrou, a inversão de papéis com a avó teve o efeito de conscientizá-la da influência positiva duradoura que a família exerceu sobre ela, enquanto a inversão de papéis com o pai querido induziu a catarse. Na recuperação do material dissociado, a inversão de papéis psicodramática tem um valor inestimável. De um lado, oferece ao protagonista os mesmos mecanismos de "adaptação ao trauma" propiciados pela dissociação da consciência. De outro, promove a fusão/integração, devido à experiência emocional do protagonista, com caráter de simultaneidade, uma vez que ele vivencia no papel do outro as lembranças traumáticas que estavam dissociadas.

Discussão geral da dissociação de consciência no psicodrama

Em mais de trinta anos de experiência com psicodrama, presenciei somente a ocorrência inesperada de três situações de estados dissociativos durante uma sessão, isso sem considerar as inúmeras reações psicossomáticas relacionadas. Assim como as dissociações, tais reações psicossomáticas geralmente ocorrem não nos protagonistas, mas nos membros do grupo que estão assistindo às dramatizações centradas no protagonista, como no primeiro caso apresentado.

Foi apenas no segundo caso descrito neste capítulo que vi uma dissociação acontecer num ego-auxiliar. Entretanto, não deveriam ser desconsiderados os sentimentos passageiros de confusão de ego-auxiliares – como os referentes à sua identidade etária – no momento em que retornam da metarrealidade da cena psicodramática para a realidade do aqui e agora do grupo. Esses sentimentos podem acontecer se o processo de desvinculação do papel do auxiliar, depois da cena, for esquecido ou realizado de maneira insuficiente.

O compartilhamento dessas pessoas geralmente revela uma correspondência surpreendente entre cenas e papéis que elas vivenciaram em algum momento da vida e os papéis que desempenharam na dramatização. Devido ao seu caráter semântico e simbólico, o compartilhamento imediato promove um alívio de seus sintomas afetivos. Já os membros da plateia que reagem com sintomas psicossomáticos a uma dramatização em geral não fazem nenhum compartilhamento significativo, embora mencionem sensações físicas e se queixem delas. Esse comportamento é muito semelhante ao que muitos autores descrevem como alexitimia ("não existem palavras que expressem os sentimentos"), característica dos pacientes psicossomáticos.

Os participantes que estão na plateia podem apresentar reações dissociativas e psicossomáticas quando determinada cena e determinado papel são apresentados pelo protagonista. Isso se deve, provavelmente, a uma ressonância de lembranças traumáticas reprimidas ou cindidas de cenas e papéis similares vivenciados pela pessoa afetada. Em minha experiência, quando se faz uma intervenção psicodramática de crise e o cliente recupera seus traumas, aceitando-os e integrando-os como um fato do passado, as reações dissociativas ou psicossomáticas desaparecem tão rapidamente quanto surgiram. Atribuo esse efeito a uma reversão de "reações adaptativas ao trauma agudo", de tal forma que se entra ativamente nas restrições traumáticas em vez de fugir delas. Revivenciam-se ativamente as lembranças traumáticas em vez de mantê-las fora da consciência normal. Também se realizam uma catarse e recuperação do sentido do eu em vez de analgesia ou de atribuição do trauma a um eu despersonalizado (Leutz, 1996).

Referências bibliográficas

JANET, P. *Psychological healing 1-2*. Nova York: Macmillan, 1925.

LEUTZ, G. A. "Uber den psychodramatherapeutischen Umgang mit dissoziativen Stoerungen" [Remarks on the psychodramatherapeutic approach to dissociative disorders]. In: PETERS, U. H.; SCHIFFERDECKER, M.; KRAHL, A. (orgs.). *150 jahre psychatrie. Band 1*. Koln: Martini, 1996.

LUDWIG, A. M. "The psychological functions of dissociation". *American Journal of Clinical Hypnosis*, v. 26, 1983, p. 93-9.

MORENO, J. L. *Psychodrama, volume 2*. Beacon: Beacon House, 1959. [Em português: *Fundamentos do psicodrama*. São Paulo, Summus, 1983.

_____. *The theatre of spontaneity*. Beacon: Beacon House, 1973. [Em português: *O teatro da espontaneidade*. São Paulo: Summus, 1984.]

_____. *Psychodrama, volume 3*. Beacon: Beacon House, 1969. [Em português: *Psicodrama – Terapia de ação e princípios da prática*. São Paulo, Daimon, 2006.

NEMIAH, J. C. "Dissociative disorders" In: FREEMAN, A. M.; KAPLAN, H. I. (orgs.). *Comprehensive textbook of psychiatry*. Baltimore: Williams and Wilkins, 1981.

PUTNAM, F. *Multiple personality disorders*. Nova York/Londres: The Guilford Press, 1989.

VAN DER KOLK, B. *Psychological trauma*. Washington: American Psychiatric Press, 1987.

_____. "The body keeps score: approaches to the psychobiology of post-traumatic stress disorder". In: VAN DER KOLK, B.; McFARLANE, A. C.; WEISAETH, L. (orgs.). *Traumatic stress: the effects of overwhelming experiences on mind, body and society*. Nova York: Guilford Press, 1996.

WATKINS, J. G. "The affect bridge: a hypnoanalytic technique". *International Journal of Clinical and Experimental Hypnosis*, v. 19, 1971, p. 21-7.

12 PSICODRAMA COM SOBREVIVENTES DE ACIDENTES DE TRÂNSITO

JÖRG BURMEISTER

> "Não basta falar sobre o trauma. Os sobreviventes de trauma precisam executar algum ato que simbolize o triunfo sobre o desamparo e o desespero."
>
> van der Kolk, 1995b, p. 12

Lesões corporais e psíquicas graves dão origem a uma reação biopsíquica em cadeia que aumenta as chances de sobrevivência. Essa reação inclui não pensar a respeito, não relembrar, não falar, não se identificar com ele e não sentir o mesmo terror novamente. Significa também estar sob efeito de uma superexcitação fisiológica constante que informa a pessoa instantaneamente de uma possível repetição da experiência traumática. Todas essas reações tendem a se estabilizar e dão origem a emoções desagradáveis relacionadas com o trauma: vergonha, culpa, ansiedade (inclusive pesadelos), depressão e outras mudanças de personalidade.

Enquanto o transtorno de estresse pós-traumático que se segue a experiências terríveis está entre os transtornos psiquiátricos mais comuns (van der Kolk, 1995a), também pode ocorrer uma retraumatização em consequência do próprio tratamento, especialmente nas intervenções ativas e nas grupais. Por outro lado, nem todos os incidentes traumáticos provocam TEPT, e muitas reações de enfrentamento "normal" têm aspectos semelhantes aos do TEPT (Horowitz, 1993, p. 49-60).

Este capítulo irá apresentar as exigências básicas de uma abordagem terapêutica integrativa do trauma, com ênfase especial nos elementos psicodramáticos. Pretendo explicar alguns dos fundamentos neurobiológicos básicos do transtorno e focalizar, especificamente, a aplicação desse modelo no tratamento de vítimas de acidentes de carro, revisando os conceitos-chave, as estratégias específicas e a bibliografia a esse respeito. Relacionei as diferentes fases do modelo de tratamento com aspectos distintivos da população em questão, ilustrando-as com estudos de caso.

Na medida em que o psicodrama investiga três princípios importantes – ação, imaginação e cooperação (Buer, 1989) –, tem um papel proeminente no modelo integrativo da terapia do trauma. Não é apenas uma das abordagens básicas da psicoterapia de grupo; também focaliza especificamente os aspectos criativos da natureza humana que são de especial interesse no quadro da terapia do trauma.

Sintomas e fundamentos neurobiológicos do TEPT

O TEPT é um transtorno de ansiedade (por exemplo, CID-10) no qual uma experiência horrível, inesperada, imprevisível e incontrolável não pode ser integrada adequadamente no quadro de referência biopsicossocial de um indivíduo. A despeito da enorme variedade de origens traumáticas e reações individuais, o transtorno inclui intrusões, comportamento de evitação e hiperexcitação fisiológica. Além disso, as pessoas com TEPT podem apresentar mudanças significativas no senso de identidade. Acima de tudo, tendem a processar as informações de tal forma que se tornam propensas a se expor novamente a situações reminiscentes do trauma.

Quando o TEPT é originado por um estresse extremo, ou é por ele complicado (Herman, 1992; van der Kolk, McFarlane e Weisaeth, 1996), pode ser associado também a uma desregulação impulsiva e afetiva (raiva, autodestrutividade), a conceitos distorcidos a respeito da identidade (culpa e vergonha permanentes), a transtornos interpessoais (sentimentos de vingança inespecífica) e a uma perda geral do sentido (desesperança, falta de valores e de convicções).

A experiência traumática interfere no sistema normal de processamento de informações. As partes evolutivas mais jovens do cérebro (áreas específicas do córtex com funções complexas, como pensamento abstrato ou processos de simbolização) ficam desconectadas devido ao impacto da ansiedade extrema sobre todo o sistema nervoso central. Já as partes evolutivamente mais velhas (base do cérebro, cérebro médio e sistema límbico) armazenam as informações no nível sensoriomotor e afetivo, conhecido como sistema de memória implícita (Squire, 1993; Schachter, 1987; Le Doux, 1992; van der Kolk, 1994). Com estímulos emocionais extremos, as funções da memória do alto hipocampo deixam de trabalhar e o indivíduo pode começar a dissociar. Esse mecanismo é reproduzido em benefício das necessidades de enfrentamento do indivíduo e aumenta sua probabilidade de desenvolver TEPT (van der Kolk, 1995). Tomografias da atividade neuronal no processo de recordação de fatos traumáticos demonstram claramente a maior implicação das estruturas do cérebro direito e a atividade muito menor das áreas de simbolização do cérebro esquerdo. Esses achados neurobiológicos assinalam a importância de abordagens terapêuticas como o psicodrama, que atuam nos aspectos motor, sensorial e afetivo, promovendo ainda atividade mais intensa no cérebro direito.

Descreverei a seguir um modelo de abordagem terapêutica integrativa aplicada ao TEPT, com ênfase especial nas intervenções psicodramáticas, centradas na ação. O modelo sintetiza a experiência de mais de quinze anos de tratamento de grupos e clientes portadores do TEPT. Leva em conta, ainda, diferentes referências no tratamento do TEPT (Antonovsky, 1987; Herman, 1992; van der Kolk, 1995b e 1996; Williams e Sommer, 1997).

O modelo consiste em quatro estágios básicos. O primeiro estágio, de preparação, reafirma ao cliente e ao terapeuta os requisitos básicos do encontro terapêutico, antes que o tratamento propriamente dito comece. O estágio seguinte tem três objetivos:

1. Interromper o sentimento de insegurança e perda de autodeterminação. É a fase do fortalecimento do poder.
2. Controlar o efeito do estresse traumático e integrá-lo num sistema de coerência pessoal. É a fase de reescrita da experiência traumática.
3. Redefinir suas consequências para a vítima e para o mundo. É a fase de reavaliação dos papéis e da rede social, assim como de restabelecimento da confiança e da intimidade.

A Tabela 12.1 fornece uma visão de conjunto do modelo. Informações mais detalhadas a respeito do tratamento de vítimas de acidentes são apresentadas em seguida.

Tabela 12.1 Modelo de tratamento integrativo do TEPT

Fase I: Preparação
1. Segurança garantida
2. Informações/educação
3. Enquadramento cultural e avaliação
4. Estabelecimento da relação terapêutica
• Aceitação, empatia, validação, não neutralidade;
• Velocidade determinada pelo cliente
• Triângulo psicodramático – supervisão, necessidade de autoexperiência
5. Planejamento terapêutico conjunto

Fase II: Segurança, fortalecimento do poder

1. Descondicionamento por meio de técnicas de relaxamento
2. Autogestão e autocontrole

   - exercício de escolha
   - eco no grupo
   - efeito e controle sobre situações
   - experiência corporal autodeterminada
   - simbolização e criatividade
   - expressão não verbal: música, dança, pintura, voz
   - narração de um mito de cura
   - técnica da loja mágica

3. Esperança, regulação da ansiedade e da agressão (respiração, visualização, objetos)
4. Enquadramento e validação de imagens espontâneas do cliente

Fase III: Reorganização da cena traumática

1. Criação de um lugar seguro: recuperação de recursos pré-traumáticos, imagens, objetos, símbolos, pessoas, sentimentos, atmosferas, música, cheiro, ídolos etc. Tal criação é feita no nível simbólico e/ou imaginário e/ou hipnótico.
2. Ancoragem com marcadores físicos e reforço
3. Administração de mudanças cognitivas. Escala ABC – fato provocativo, crença/convicção/cognição que o acompanha, sentido e cognição alternativa. Cinco áreas-alvo: segurança, confiança, poder/influência, autoestima e intimidade
4. Estabelecimento de fantasias de resgate
5. Reexposição passo a passo, escudada no lugar seguro. Técnicas especiais de descondicionamento. Marcadores concretos, fazendo coro com cognições autônomas positivas/alternativas, controle por meio de aproximação desencadeada pelo papel
6. Introdução de mudança, nova distribuição de poder e nova saída
7. Nível de agressão varia (lealdade)
8. Ego-auxiliar e auxiliar grupal despem papéis
9. Compartilhamento em diferentes níveis, incluindo as dimensões arquetípica e espiritual
10. Diferença entre realimentação de papel e capacidade de proteger o protagonista

Fase IV: Reconexão com o mundo

1. Inventário da rede social: novos papéis? Modificação de velhos papéis?
2. Convite à família (questões inter e transgeracionais)
3. Novas questões terapêuticas: transtorno psicossomático? Descontrole afetivo?
4. Relato de testemunha e de sobrevivente
5. Questões judiciais
6. Assumir uma missão
7. Nível existencial, espiritual

Vítimas de acidentes de trânsito

Na Alemanha, acontecem anualmente mais de 2 milhões de acidentes de trânsito. Mais de 500 mil pessoas ficam feridas, das quais mais de 100 mil gravemente. As consequências desses acidentes transcendem o mero prejuízo físico e econômico. De acordo com estudos recentes, entre 20% e 30% das vítimas desenvolvem problemas psicológicos, que vão de TEPT, evitação fóbica, outros transtornos de ansiedade e depressão até síndromes orgânicas (Malt, 1988). O sistema público de saúde em geral subestima a incidência, assim como o grau dos danos psíquicos resultantes desses acidentes (Green *et al.*, 1993; Mayou, 1993; Stallard, 1998). A incidência de síndrome de TEPT completo chega a 18,4%; o TEPT subsindrômico (que preenche apenas uma ou duas das categorias B, C e D do DSM-IV) ocorre em 29% do total de casos (Frommberger *et al.*, 1997). Outro levantamento da incidência do TEPT após acidentes de trânsito mostra que cerca de 41% das vítimas são afetas. Esse número cai para cerca de 21% depois de seis meses (recuperação espontânea; Blanchard *et al.*, 1995). Entre 10% e 30% de todas as vítimas afetadas pelo TEPT depois de acidentes de trânsito desenvolvem TEPT crônico (Taylor e Koch, 1995). Em média, 35% das crianças expostas a acidentes de trânsito, especialmente como testemunhas, têm a doença (Stallard, 1998). Além do TEPT, o estado psíquico do sobrevivente pode se complicar com o surgimento de dor crônica e síndromes depressivas, em especial quando acontece uma lesão no pescoço ou outras lesões mais graves no cérebro (Smith, 1989). O início dos sintomas é precoce e independe da gravidade do trauma somático (Mayou e Radanov, 1996).

Os clientes reclamam de lembranças intrusivas do acidente. Isso é mais comum quando são expostos a estímulos relacionados com o acidente. Por exemplo, quando estão dirigindo pela mesma rodovia ou outra similar, sob condições climáticas parecidas com as da ocasião do acidente, aproximando-se de um carro semelhante ao envolvido no acidente; o mesmo efeito pode ocorrer em função de notícias de acidentes na imprensa e da data de aniversário do acidente. Pesadelos provocam distúrbios do sono. A percepção do trânsito normal é afetada por sentimentos de ansiedade e de ameaça. Reações de alerta constantes, irritabilidade e menor tolerância à frustração acompanham o comportamento no tráfego de vítimas de acidente (Burstein *et al.*, 1988). Quando a pessoa assume a responsabilidade pelo acidente, pode sofrer de sentimentos de culpa. Por sua vez, a perda permanente da integridade corporal (por exemplo, perda de membros ou de funções cognitivas), assim como a morte de amigos ou familiares no acidente, complica o processamento dos prejuízos psíquicos, especialmente se restam ainda implicações jurídicas pendentes. As estratégias terapêuticas devem ser capazes de abordar e trabalhar de maneira flexível esses aspectos diferenciais do sobrevivente de acidente.

Avaliação e aspectos diagnósticos

O tratamento é acompanhado por uma avaliação processual que explora os desejos, as expectativas e necessidades – assim como os recursos e as deficiências – do cliente, numa escala multidimensional de critérios pessoais e interpessoais. O psicodrama adota nesse processo uma atitude "humanística" específica: atribuir ao protagonista o papel de condutor e entregar explicitamente ao cliente o controle do processo (Kellermann, 1992).

Do ponto de vista da validação científica dos procedimentos diagnósticos, merecem especial atenção os trabalhos de Foa e Cashman (1996) e Gunkel (1996). No nível psicodramático, a avaliação da rede social (por exemplo, o "Inventário de redes sociais", de Treadwell, Leach e Stein, 1993) e os mapas de papéis (Clayton, 1994; Williams, 1989) fornecem informações básicas para um planejamento conjunto do tratamento psicodramático. Mas a avaliação, no caso de vítimas de acidentes, não pode focalizar apenas o TEPT. Setenta e dois por cento das vítimas de desastres naturais também desenvolvem outros transtornos psiquiátricos que não o TEPT, principalmente depressão (McFarlane, 1989). Técnicas de confronto diminuem o TEPT, mas não conseguem reduzir a depressão (Keane, 1989; Boudewyns, 1990).

A dissociação, como recurso de reparação – ou ao menos de proteção – biopsíquica, não se aplica à maioria das vítimas de acidente. A dinâmica da perda radical e da mortificação podem, entretanto, atingir diretamente as vítimas. A terapia deve lidar com fenômenos de reação patológica ao luto, aspectos agressivos e/ou depressivos não resolvidos, implicações de culpa especiais – a vítima e o causador podem ser a mesma pessoa (se o acidente foi provocado pela vítima, com ou sem consequências desastrosas para terceiros) –, danos somáticos, dores e comprometimentos severos, distúrbios psicológicos, temas jurídicos. O comprometimento cognitivo, em particular, reduz a qualidade de vida em longo prazo (Oddy, 1985).

A tabela a seguir delineia alguns dos principais temas abordados no processo de avaliação. Se alguns desses aspectos estão presentes, o plano de tratamento deve estabelecer cuidadosamente a sequência adequada para lidar com eles. Alguns dos estudos de caso que se seguem mostram critérios concretos para decidir acerca da estratégia de escolha. O consentimento do cliente sempre condiciona o processo.

Tabela 12.2 Avaliação de influências comórbidas em vítimas de acidentes, além do TEPT

Indicador de
• perda proeminente ou severa de: a) funções corporais; b) pessoas específicas, emocionalmente relevantes
Com reações de luto patológico e
• depressão
• raiva/agressão não resolvida
• embotamento, dissociação
Dinâmica culposa
Comprometimentos cognitivos/dor somática
Pendências judiciais

Tratamento: estudos e contexto

Não há pesquisas controladas a respeito da eficácia da psicoterapia no caso de TEPT decorrente de acidentes. Alguns estudos de caso, entretanto, sugerem intervenções bem-sucedidas feitas com métodos cognitivo-comportamentais, como técnicas de relaxamento, dessensibilização sistemática, reestruturação cognitiva ou exposição *in sensu* e *in vivo* (McCaffrey e Fairbank, 1985; Kuch, Swinson e Kirby, 1985; Muse, 1986; McMillan, 1991; Horne, 1993; Horton, 1993). Esses estudos mostram a eficácia do tratamento mesmo em tipos crônicos de TEPT e em casos com depressão, síndrome dolorosa ou comprometimentos neuropsicológicos comórbidos. Indicam, ainda, que a existência de pendências judiciais não interfere no resultado positivo do tratamento. Todos os estudos de caso utilizam contextos individuais para a intervenção psicoterápica. Já os parágrafos seguintes discutem dois tipos diferentes de contexto, além do individual, para a abordagem terapêutica do TEPT no caso de acidentes: o trabalho com grupos homogêneos de vítimas e o trabalho com famílias. Alguns estudos de caso descrevem intervenções individuais complementares no contexto de grupos heterogêneos.

Tratamento: teoria do psicodrama e eficácia específica

O psicodrama como um todo reconstrói as vivências em diferentes níveis de papel e de realidade. Não apenas mobiliza, por meio da ação, o comportamento manifesto do papel, mas também possibilita que lembranças associadas à cena ressoem internamente (feixe de papéis, memória cênica; Petzold e Matthias, 1982), ao mesmo tempo que ativa todas as dimensões do papel (Burmeister e Schwinger, 1995). A ação, portanto, pode habilitar e reforçar o poder da reescrita cênica no tratamento do TEPT, aumentando o impacto das emoções e abrindo caminho para reações catárticas. O trabalho com o corpo estimula funções implícitas da memória, bem mais que um mero diálogo verbal, que não consegue ativá-las nem modificá-las. A restauração do corpo com exercícios baseados na ação (inclusive com danças como o flamengo, exercícios de movimento do tipo tai-chi, ou métodos de defesa como o caratê), assim como a realocação de imagens intrusivas por intermédio de exercícios baseados na visualização, pode constituir o alicerce para uma transformação reparadora. Por fim, a catarse facilita o processo de luto e separação, bem como a integração da agressão.

Contexto individual, primeira etapa: estabelecimento da relação terapêutica

A relação terapêutica é crucial para o processo de tratamento e precisa ser estabelecida cuidadosamente. A diferença de poder entre o papel do terapeuta e o do cliente reproduz a experiência traumática da impotência. Mesmo quando o trauma não é provocado por um ser humano, a diferença de poder pode prejudicar o tratamento da vítima de acidente. Um dos deveres do terapeuta, portanto, é fazer uma revisão de seu próprio complexo de poder no nível da experiência pessoal. Todavia, o terapeuta pode facilmente receber o papel de vítima ou de agressor, na medida em que a experiência traumática está sempre presente e sendo reencenada em diferentes níveis no contexto do encontro terapêutico (Reddemann, 1998). Portanto, uma supervisão constante, durante o processo de tratamento, também é recomendável.

Desde o início, o relacionamento deve garantir segurança, construção de confiança, confiabilidade, respeito e empatia. O terapeuta não testemunha a experiência traumática de forma neutra, e sim de maneira ativa e validadora, o que inclui o papel de aliado com contornos emocionais claros. Essa atitude pode facilmente oscilar, nas etapas posteriores do tratamento, entre uma escuta ativa – que valida o significado da experiência traumática e formata imagens espontâneas do cliente – e uma dublagem ativa. O cliente regula a velocidade do processo – uma pressão demasiada do papel de terapeuta pode levar apenas a um bloqueio do tratamento. A forma de expressão ansiosa e esquiva do cliente frequentemente reflete um espectro de emoções difíceis: vergonha de expor um "defeito pessoal", sentimentos de culpa (não ter conseguido evitar) e medo de sofrer novas experiências traumáticas. Por isso, o terapeuta precisa dar tempo ao cliente, a fim de que ele crie confiança na relação terapêutica.

Porém, as vítimas de acidente costumam ter pouca informação sobre a natureza do TEPT, embora estejam sofrendo suas consequências. Assim, uma das primeiras intervenções no processo de tratamento seria fornecer informações a respeito do transtorno, assim que confirmada sua presença (completa, complicada ou subsindrômica). Pesquisas mostram que essas informações têm efeito benéfico sobre os clientes (Broda e Muthny, 1990). Finalmente, estes são informados a respeito das possíveis estratégias terapêuticas e etapas da terapia, tendo em vista o tipo de TEPT. Pede-se a eles que concordem com a duração do tratamento. Se as vítimas de acidente apresentam um aspecto clínico mais complicado, abarcando perdas mais significativas (funções corporais, amigos ou familiares), esses aspectos precisam ser abordados em separado. O planejamento do tratamento significa, então, decidir com o cliente aonde ir primeiro. Embora o tratamento do TEPT possa trazer à tona outros temas, eles não são escolhidos, em geral, como os problemas a serem trabalhados. Se o cliente vem de outra cultura, o significado cultural da perda e do luto precisa ser esclarecido, assim como a existência de rituais tanto de enfrentamento como de cura (Williams e Sommer, 1997).

Além de enfrentar perdas importantes ou o TEPT, a vítima de acidente atravessa um nível psicodinâmico de tristeza, com mortificação do eu narcísico e dependência forçada após o acidente (Burmeister, 1991). Inúmeras pesquisas têm demonstrado que o medo de perder a autonomia pode superar o medo de morrer. Portanto, a perda da liberdade e da autodeterminação deve ser trabalhada antes que se aprenda a lidar com a perda.

Caso 1: primeira fase

Um suíço de 19 anos sofreu um acidente de carro por culpa própria. Seu braço direito ficou parcialmente paralisado devido a uma grave lesão neurológica. No primeiro encontro, quatro meses após o acidente, ele reclama de constantes dores de cabeça, pesadelos ligados ao acidente e uma ansiedade generalizada em situações de trânsito normais, que o levam a evitar dirigir. Mais que tudo, mostra claros sintomas depressivos – como falta de energia, distúrbios do sono e perda do sentido da vida. Fala sobre seu braço direito deficiente de forma raivosa e amargurada. Sua vida social mudou muito depois do acidente. Ele não consegue mais fazer o que fazia antes e precisa fazer fisioterapia para encontrar uma nova ocupação. Ele se retraiu e guarda distância em relação a outras pessoas. Também se isolou dos amigos, pois se sente inútil e com vergonha de sua deficiência. Não é fácil estabelecer uma relação terapêutica, uma vez que o terapeuta, por não ser deficiente, estimula e intensifica a mortificação pelo dano físico.

Caso 2: primeira fase

A paciente muçulmana, vinda da Croácia, atravessava a rua quando foi atingida por um carro. Ela se recupera sem mais danos somáticos, mas desenvolveu um claro caso de

TEPT com intrusões vívidas, pesadelos, lembranças do acidente, medo de sair de casa e "nervosismo" constante, como se estivesse sendo ameaçada por "quase tudo". O marido a acompanha à primeira consulta, três meses depois do acidente, como tradutor. Por motivos culturais, uma tradutora mulher deve participar das sessões, enquanto nenhum outro homem, à exceção do terapeuta, teria permissão para ouvir o que ela tem a dizer. Embora o terapeuta suspeite de conflitos conjugais, o contexto cultural e um conflito de lealdade impedem a exploração imediata direta do tema. Entretanto, o terapeuta e a cliente concordam em começar o tratamento do TEPT já na segunda sessão.

Contexto individual, segunda fase: fortalecimento

As experiências traumáticas pulverizam a confiança num meio estável e previsível. Na mesma proporção, enfraquecem a crença na capacidade da pessoa de determinar as situações e de se proteger ou ser protegida de qualquer ameaça à integridade corporal ou psíquica. Na verdade, a reação biológica em cadeia provocada pelo impacto traumático dá início à reação psicológica. O fenômeno do processamento afetivo-cognitivo secundário do trauma parece até mesmo ser prevalente no escopo das recentes investigações a respeito das consequências de longo prazo do trauma (van der Kolk, 1995b). A terapia deveria incluir a "busca dos fragmentos dissociados da identidade pessoal do paciente, trazendo-os à consciência e facilitando a descarga emocional das lembranças patogênicas" (Nemiah, 1995, p. 305). Por outro lado, nas vítimas de acidente de trânsito o impacto do trauma se dá em sua capacidade de se autoproteger, em sua visão do próprio destino e na sensação de falta de sentido para a vida. Uma das perguntas mais comuns das vítimas de acidente de trânsito é: "Por que eu?" Elas questionam suas convicções em relação a si mesmas e de sua história traumática.

Ao lado do estabelecimento de uma comunicação positiva e validadora, de técnicas de relaxamento e respiração (Basler, 1989), a estratégia básica da segunda fase do tratamento inclui exercícios e interações que impulsionam a capacidade de escolher, de decidir, de ter uma influência real e de ser novamente eficiente (Burmeister e Diebels, 1999). O início das intervenções centradas na ação sempre depende da aprovação do cliente e pode ser preparado por meio de intervenções imaginárias. Outros iniciadores para abrir o nível espontâneo do processo promovem a variação da distância e da proximidade de relações emocionalmente relevantes, simbolizadas por pequenos objetos (Ziegler, 1987) ou cadeiras, ou a aplicação de uma variante específica da loja mágica na qual os desejos são cumpridos sem custo (método antiesgotamento). Em geral, o cliente tem dificuldade de sentir que existe pelo menos uma chance. Nesses casos, a conexão com o passado e com momentos de escolha já vividos contribui para a atualização do *modus vivendi* existencial da escolha e, portanto, aumentam o sentimento de eficiência. Essa estratégia de tratamento do trauma e as estratégias básicas de tratamento da depressão caminham, portanto, lado a lado e também se integram na prática clínica (Burmeister e Diebels, 1999).

Caso 1: segunda fase

A incapacitação do jovem é abordada por intermédio de uma dublagem cuidadosa, e explica-se claramente o que é o TEPT. Praticamente na segunda sessão o cliente consegue admitir que odeia seu braço paralisado, que se tornou inútil. A análise da dor de cabeça (é fácil transformar em vinhetas os sintomas relatados em um formulário preenchido pelo paciente) revela que ela muda sob estresse e é desencadeada particularmente por sentimentos conectados com o braço direito. Sua rede social, retratada por símbolos, confirma seu quase completo isolamento depois do acidente, devido à reação hostil diante dos "outros saudáveis". Apenas seu irmão ainda é aceito (imaginado como um cavaleiro sobre um cavalo). O cliente simboliza o objetivo da terapia (levantamento psicodramático dos objetivos terapêuticos também em nível simbólico) como a eliminação de um animal escuro que o persegue. Ao formular o projeto terapêutico, prefere primeiro trabalhar a questão do braço direito "danificado" e só depois o TEPT.

Caso 2: segunda fase

No início de cada sessão, pede-se à paciente que escolha uma cor para representar sua expectativa sobre como será o clima da sessão. A seguir, ela busca, ativamente, lembranças de seus aniversários quando criança, associando desejos do passado. Esse tema traz de volta a dimensão cultural e reforça esse nível de identidade que foi dissipado pela imigração. Ela imagina sua paisagem favorita, situada em seu país de origem, inserindo o cheiro do campo e as mudanças de estação. Monta também uma rede transgeracional com pequenos objetos, que ela trouxe de casa e fazem-na relembrar sua cultura. Finalmente, ela e o terapeuta escutam juntos a música favorita da paciente. A dimensão cultural serve como respaldo, conectando a etapa de fortalecimento à do lugar seguro. Em vez de permanecer como obstáculo, ela transforma a relação terapêutica num encontro real. A paciente sempre se recusa a fazer exercícios que envolvam ação, em virtude da vergonha relacionada com o contexto cultural e com questões de gênero. Entretanto, o "psicodrama em miniatura" funciona muito bem. Assim se torna possível avançar de modo natural e orgânico para a fase de reconstrução do lugar seguro.

Tratamento individual, terceira fase: a técnica do lugar seguro

As experiências traumáticas tendem a contaminar o significado de outras experiências ao longo da vida do indivíduo. Embora até mesmo vivências seguras sejam aparentemente eliminadas e desapareçam devido às consequências emocionais avassaladoras do trauma, algumas delas se preservam. A abordagem centrada na ação de reconstruir o lugar seguro estimula as experiências boas, íntegras, das situações passadas e presentes do indivíduo, por meio de exercícios corporais, imaginários ou simbólicos. O lugar seguro contém sensações corporais, experiências sensoriais em diferentes níveis de percepção, situações ou cenários emocionalmente relevantes e relações interpessoais significativas, inclusive as desejadas ou fantasiadas (por exemplo, o herói favorito do conto de fadas, um personagem da literatura ou do cinema, personagens históricos, e assim por diante).

A elaboração do lugar seguro requer o mesmo monitoramento completo que se exige no trabalho com relato de casos. Pode ser interessante listar todos os tópicos relevantes para que sejam abordados (Bisbey, 1998). Mesmo porque os recursos mobilizados no processo de reconstrução do espaço seguro, até por sua inegável existência, podem ser muitas vezes suficientemente fortes para superar as consequências de um TEPT menos grave. Esse tipo de resolução depende, em primeiro lugar, da gravidade da experiência traumática (as vítimas de tortura, por exemplo, precisam de muito mais tempo para se aquecer a ponto de recuperar as experiências). Em segundo lugar, da gravidade das síndromes depressivas comórbidas (a depressão também inibe a recordação ativa de experiências positivas). E, em terceiro, da interferência dos processos de perda e mortificação (desencadeados por uma personalidade instável preexistente ou pelo dano real às funções corporais, especialmente quando as chances de recuperação são baixas). As vítimas de acidentes de trânsito frequentemente sofrem também dessas últimas consequências. À medida que o afeto agressivo é dirigido principalmente para o indivíduo ou para o meio, na forma de ressentimento, pode prejudicar, de maneira oculta, a recordação de experiências positivas. O papel da perda e da agressão deve portanto ser examinado cuidadosamente durante a avaliação e o planejamento do tratamento (veja a seção sobre avaliação no caso 1).

Caso 2: terceira etapa

A cliente reconstruiu o lugar seguro introduzindo alguns dos elementos que ela havia escolhido na fase do fortalecimento: parentes como a avó e o irmão, o aroma de sua paisagem favorita e um pequeno alaúde como símbolo da música de seu lugar de origem. Além dos objetos escolhidos anteriormente, acrescentou um antigo rei místico da Croácia, representado por um cavaleiro invulnerável, para protegê-la e restabelecer o sentimento de segurança e confiança. Ficou logo evidente, para ela, que as cores atribuídas a esse rei e ao marido eram muito parecidas. Seguindo essa percepção, o relacionamento entre eles e seu vínculo emocional foi novamente fortalecido, melhorando muito sua intimidade. Em apenas quatro sessões, e sem abordar o trauma diretamente, ela se recuperou por completo de todos os sintomas de TEPT. Nos retornos, depois de seis e doze meses, o resultado se mostrou estável.

Tratamento individual – terceira fase: reescrita da cena traumática e substituição por uma versão terapêutica alterada

O resultado do trabalho num lugar seguro e sua resolução no nível do papel podem ser transformados ou ancorados por modalidades corporais, sensoriais e imagéticas. Combinadas com técnicas de relaxamento ou respiração, capacitam o indivíduo a controlar a estimulação fisiológica. Uma aproximação gradual da experiência traumática contribui para um manejo flexível da dimensão de proximidade e distância. Para garantir a segurança durante a fase de reenquadramento do trauma, é vital que o terapeuta monitore o corpo e as reações interativas do cliente durante a reaproximação (Reddemann, 1998). O protagonista nunca deve abordar a cena psicodramaticamente de forma direta porque isso comprometeria ou ultrapassaria sua capacidade de controlar a experiência: ele deve entrar aos poucos na cena, começando por um lugar seguro dentro da sala (junto do diretor ou em espelho). Depois de conseguir observar a representação cênica da sequência traumática e/ou introduzir novos elementos, o protagonista pode reviver a cena com menor estimulação emocional e fisiológica. Isso corresponde aos princípios básicos das intervenções terapêuticas de confronto (Foa e Cashman, 1996). Pode-se chamar a atenção para objetos que estão no cenário, vinculados ao papel (por exemplo, uma mesa, um quadro), construindo passos intermediários na aproximação da cena. As reações fisiológicas e emocionais devem ser acompanhadas e conferidas pelo terapeuta o tempo todo, caso ocorram uma dissociação ou reações emocionais excessivas. Nesse caso, devem ser aplicadas imediatamente técnicas de relaxamento, utilizando estratégias de respiração e de distanciamento cênico. A estimulação excessiva interfere na aquisição de novas informações. O principal objetivo do protagonista, nessa fase, é manter seu poder sobre a reexposição ao trauma. Do contrário, a retraumatização pode comprometer o efeito terapêutico e saneador do trabalho. Um coro instruído com mensagens verbais, no lugar seguro do protagonista, vai estimulá-lo durante o processo de reescrever a sequência traumática. Essa reescrita muitas vezes se beneficia do fato de as vítimas terem conseguido sofrer o impacto do trauma pela primeira vez sem evitá-lo ou sem se dissociar dele. Manejar a experiência permite à vítima empreender a nova representação.

No caso de experiência traumática violenta provocada por outro ser humano, é comum que entre em cena um novo personagem, ou um novo papel, mudando o equilíbrio de poder em favor da vítima e interrompendo o trauma. A revivência do trauma pode provocar fortes reações corporais, que vão de diferentes síndromes dolorosas ao vômito, à dispneia e à hiperventilação. Essas reações corporais em geral apontam para conflitos interpessoais mais profundos no nível de lealdade, culpa ou desconfiança. Devem ser abordadas e esclarecidas depois, somente se persistirem na ausência da experiência traumática.

O protagonista nunca deve assumir o papel do agressor; isso impede o estabelecimento de delimitações claras e pode, até mesmo, facilitar a identificação com o agressor (Dhawan, 1992). Se a vítima está atuando em seu papel, pode ser acompanhada por pelo menos um ego-auxiliar em outro novo papel (fora da reescrita da cena traumática; por exemplo, uma fada; Reddemann, 1998). Se a vítima quiser, também pode assumir o novo papel de defensor, manejando a interrupção do trauma. O protagonista nunca deve ser forçado a fazer isso; tal alternativa precisa ser oferecida abertamente antes da sessão. Somente em ocasiões raras, quando não se resolve o sentimento torturante de culpa, mediado pelo processo de identificação com o agressor, é que se faz necessário trabalhar os dois lados do agressor. Pode-se constatar a aparente divisão entre o lado bom e o lado mau da agressão, mas sem que se assuma o papel. Isso deve ser feito por intermédio de uma dublagem sensível do terapeuta, atrás de uma cadeira vazia. Esse arranjo proporciona a mesma estrutura terapêutica recomendada para a psicoterapia processual vivencial.

A dimensão básica da estratégia terapêutica ajuda o protagonista a assumir sua representação cênica. É vital encontrar, de um lado, a dimensão mortal da experiência; de outro, conectar-se com o sentimento de havê-la superado. Este último aspecto provoca uma reação catártica que ajuda a integrar a experiência como um todo. Mas a gratidão por ter sobrevivido pode ser prejudicada se outras morreram ou foram seriamente feridas. A questão da culpa não resolvida requer um método especial de diálogo entre o sobrevivente e a outra pessoa (veja a seção sobre luto patológico). Se foi um acidente muito grave, será necessário revivê-lo várias vezes para reduzir a ansiedade e controlar a reação emocional (Bisbey, 1998; Shapiro, 1989). Assim, além da experiência catártica de ter sobrevivido, muitas vezes o processo terapêutico é promovido pela reestruturação e reavaliação do eu ou de conceitos a respeito de objetos (veja a seção acerca da quarta fase do tratamento individual, p. 205).

No trabalho individual, o terapeuta também compartilha e valida a experiência, focalizando o conteúdo produzido. O compartilhamento pessoal do terapeuta é possível e até mesmo desejável, mas ao mesmo tempo difícil, pois pode diminuir a clareza da estrutura de papel do encontro terapêutico e até corresponder a conflitos não resolvidos do próprio terapeuta. Entretanto, também reforça a aliança terapêutica de modo bastante significativo para a vítima.

Caso 3

Uma menina de 13 anos quase morreu num acidente de carro. Ela ficou em coma por duas semanas e clinicamente morta por mais de doze horas. Antes do acidente, era bem-sucedida e charmosa, embora fingisse segurança. Depois do acidente e da fase de recuperação, ela mudou radicalmente, expondo-se a uma série de situações muito arriscadas sem tomar cuidado ou sem pensar nas consequências. Ela mudou seu comportamento interpessoal e agia de maneira muito pronunciada, independente, ignorando os conselhos e expectativas dos outros. Quando tinha 15 anos, seu desempenho escolar caiu muito e ela entrou rapidamente num estado de profunda ansiedade e depressão em relação à vida e a seu futuro. Em razão dos sintomas muito evidentes desse quadro clínico, ela foi internada num hospital-dia. Embora sempre reclamasse que o acidente havia mudado sua vida completamente, este não foi considerado a origem da crise.

Tendo sido estabelecido o diagnóstico de TEPT, o trabalho sobre a questão do lugar seguro evidenciou duas principais tendências e dois papéis fortalecedores: de um lado, o papel ou objeto de sua primeira infância, um ursinho de pelúcia; de outro, o papel de uma freira, uma pianista traumatizada que sobreviveu "assumindo tudo". O ursinho dava segurança à protagonista, provendo-a com ternura, compreensão e aceitação. Já a freira a encorajava a agir diretamente em benefício de sua alma. O papel cuidador do macho e o caráter mais combativo da personagem feminina refletia, em certo nível, o contexto de sua família, composta por uma mãe forte e agressiva e um pai "suave". Depois de colocar esses objetos "seguros" no tablado (eles foram preparados em sessões individuais), a menina falou do acidente, do qual não se recordava. Buscando a melhor distância em relação à cena, observou, de fora, ela mesma sendo atingida e ferida no acidente e, em seguida, levada por uma ambulância. Enquanto observava a cena, chorou apavorada. O ursinho lhe deu apoio e carinho, enquanto a freira a estimulou a "ver de novo". Ela assim o fez, utilizando agora mais conscientemente técnicas de respiração e segurando o ursinho. Terminada a segunda tentativa, ela pediu para ver novamente uma terceira vez, mas com uma nova finalização, sua alta hospitalar. Olhando para essa cena, disse a si mesma: "Agora acabou! Eu sobrevivi e estou muito grata".

Em consequência desse processo, seu relacionamento com os pais melhorou muito e, numa fase posterior da terapia, sua atitude com relação a si mesma e aos demais também foi reconstruída. Durante muito tempo ela se inspirara na ideia de "aproveitar tudo" e sobreviver, uma vez que não havia lugar seguro e cada momento poderia ser o último. Mas isso mudou. Depois de um ano, por ocasião da entrevista de acompanhamento, ela tinha conseguido retomar a escola e se aproximar dos pais de forma mais independente. Guardou a experiência de sobreviver como uma "sabedoria interior" (em suas próprias palavras) que não apenas a protegia, mas também a orientava em situações difíceis.

Tratamento individual, quarta fase: reconexão com a vida

Depois do trabalho direto com o trauma e do esperado efeito de alteração do resultado da experiência traumática – ou seja, depois que, preenchendo os critérios propostos por Antonovsky (1987), esta se torna manejável e compreensível) –, começa a última parte, com frequência igualmente decisiva, do processo terapêutico. Os novos *insights* a respeito da natureza da experiência traumática e as novas atitudes diante dela podem tocar a pessoa e abalar todos os seus conceitos e a sua maneira de viver no mundo. Podem até iniciar uma metamorfose desses aspectos. O significado da integração catártica e cênica das emoções traumáticas que foram colocadas para fora na fase anterior está conectado com o fato de que as emoções estruturam nosso ajustamento às expectativas, tanto as nossas quanto as dos outros e as do mundo (Krystal, 1978). A "repetição" do trauma em ação pelo paciente é o primeiro passo para a "recordação" e simbolização em palavras, o que por sua vez permite "trabalhar" a experiência emocional (van der Kolk e Fisler, 1995).

O "inventário da rede social" é um excelente instrumento para reavaliar os relacionamentos existentes. Essa investigação origina novas expectativas, assim como necessidades ou desejos de mudança. Além disso, relacionamentos antigos são revitalizados. Isso suscita a importância de fazer também um inventário da rede social anterior ao acidente. Tomar conhecimento de um novo "sentido" ou reforçá-lo é um primeiro passo para a restauração da personalidade do indivíduo. Mais ainda, um mapa de papéis específicos ajuda a explorar o processo de mudança em termos de papéis desempenhados, podendo inclusive auxiliar na integração de uma perspectiva axiomática (Frede, 1992). No entanto, essas estratégias talvez não sejam suficientes se o trauma for muito grave. Nesses casos – como os de vítimas de tortura –, o terapeuta deve deixar claro seu apoio ao cliente, buscando testemunhas ou recorrendo à polícia para defender as vítimas e restaurar sua dignidade. Por exemplo, o processo contra Pinochet pode economizar centenas de horas de terapia para uma vítima de seu regime autoritário.

TEPT e reações comórbidas de luto patológico

Segundo Worden (1982) e Bowlby (1980), o processo de luto normal implica quatro tarefas: 1) aceitar a perda permanente do morto, expressando abertamente raiva e tristeza; 2) vivenciar a dor pela perda da pessoa; 3) adaptar-se a um ambiente em que falta a pessoa que morreu; 4) redirecionar a energia emocional, até então voltada para o morto, para um novo relacionamento. As reações patológicas de luto aumentam quando a perda é súbita ou inesperada, quando não existe um sistema de apoio social, quando há no enlutado vulnerabilidades preexistentes e quando a natureza da relação com o morto é complicada. As vítimas de acidente tendem a desenvolver luto patológico quando as perdas as ferem de forma inesperada, sendo as reações individuais determinadas por um conflito entre desejos de autonomia e as óbvias restrições ocasionadas pelo acidente. Quando não existe aceitação da perda – inconformismo esse manifestado por comportamentos agressivos ou depressivos (que podem aumentar caso existam pendências judiciais referentes ao acidente, inclusive ligadas à indenização da vítima) –, a resolução dessa dimensão do trauma deve obviamente vir antes, durante o tratamento do TEPT.

No psicodrama, o trabalho com experiências de perda e com as emoções que a acompanham segue os seguintes procedimentos:

1. Focalizar e validar a existência do sentimento, no nível emocional e somático, potencializando esse processo por meio da dublagem e do espelho empático.
2. Favorecer um encontro com as emoções difíceis, no nível interpessoal, transformando tal encontro numa cena significativa.
3. Dramatizar uma cena que leve a uma ab-reação catártica das emoções difíceis.
4. Criar espaço e tempo para o processo de separação, terminando por fornecer um espaço concreto na cena para que o cliente possa se lembrar do morto.
5. Reconectar com a vida e a realidade, considerando as consequências da perda (Espina-Barrios, 1992; Filgueira Bouza, 1995; Burmeister, 1994).

Caso I: quarta etapa

No trabalho individual com o cliente, elaborou-se um mapa do corpo, no qual a mão direita mutilada foi pintada de preto e a parte boa foi colocada no coração e pintada de vermelho. Descrevendo o ponto do coração, ele disse que era especialmente quente, ardente e muito forte, mas também perigoso, explosivo e apaixonado. Olhando para a mão, ele gritou, com amargura, que ela agora não servia para nada, que era feia e repugnante. O terapeuta sugeriu que ele concretizasse essas partes colocando-as no tablado.

Aceitando a proposta, o cliente usou duas cadeiras, uma para o coração e outra para a mão. Começando o diálogo com a mão mutilada, ele a esconjurou, como tinha feito antes. Invertendo papéis com a mão, disse que realmente temia não ter mais utilidade e que esse sentimento era muito triste. Era ainda mais triste ouvir palavras pesadas. Reinvertendo, o cliente disse: "É verdade, eu realmente quero que você se sinta até mais triste e sofra o que eu sofri por sua causa". O terapeuta, aí, fez uma dublagem: "Sim, para mim é muito importante fazer você sentir até que ponto eu sofri. Ninguém mais tem pena de mim". Nova inversão de papéis, no lugar da mão, o cliente disse: "Sim, eu entendo por que você está falando comigo desse jeito. Mas você não percebe que eu também sofro muito, que ninguém mais gosta de mim, nem mesmo você?" Como ele mesmo, o cliente responde: "É verdade, muitas vezes eu também sinto solidão, mas minha única maneira de lidar com isso é odiar você. Você é a culpada. Eu odeio você por eu ser tão dependente dos outros". Reforçando esse sentimento por meio da dublagem, o terapeuta disse: "Eu quero ser independente. Eu quero construir minha vida". No papel da mão, o cliente respondeu: "Eu sei, eu entendi. Sinto por não ser útil para você agora. Mas, se você continuar me agredindo e me punindo desse jeito, vai ser muito doloroso, não só para mim, mas para você também, e para sua cabeça".

De volta ao seu papel, o cliente pela primeira vez conseguiu um *insight* vivencial a respeito da relação entre a dor emocional relacionada com a mão, uma dor que se manifestava fisicamente na cabeça, e sua atitude diante delas. Seu anseio por maior autonomia social e emocional ressoou com lembranças da infância, quando era maltratado pelos pais. Por isso ele não conseguia aceitar a perda parcial de sua capacidade. Em vez de continuar se mortificando pela mão, ele conseguiu pela primeira vez chorar essa perda, o que mudou também a imagem do coração, como ele manifestou mais tarde. E o mais importante: em vez de dirigir a agressividade para si próprio, ele voltou-a para Deus e o destino – que, aos seus olhos, permitiram que o acidente acontecesse. O jovem desenvolveu uma espécie de desafio heroico, que lhe permitiu reconectar-se com seu meio social com menos rancor autodestrutivo. Entretanto, as reações dolorosas psicossomáticas não diminuíram. Na entrevista de acompanhamento, dois anos depois, ele havia cumprido a maioria das tarefas relevantes para a reabilitação no nível social, mas ainda precisava de psicoterapia psicodinâmica de longo prazo para dar conta do processo de luto retardado, ainda não concluído.

O trabalho com grupos homogêneos de vítimas

Num contexto de grupo homogêneo com vítimas de acidente gravemente feridas, o processo grupal tem como objetivo que os múltiplos comprometimentos evoluam, por intermédio do compartilhamento social e emocional, na direção de uma nova identidade reconstruída. A qualidade do compartilhamento aumenta o fator tele, que é saneador para o eu. A eficácia da terapia de grupo está confirmada por vários estudos (Lating, Everly e Boyle, 1999) e é considerada o melhor tratamento para pacientes com histórico de traumas (van der Kolk e Fisler, 1995). Mesmo quando há comprometimento cognitivo ou de linguagem, as vítimas de acidente podem se beneficiar da solidariedade e da ajuda potencial dos grupos. O objetivo terapêutico baseia-se na busca de um caminho de aceitação do destino alterado e na procura de soluções individuais para cada situação difícil. O mais importante é que o compartilhamento de experiências traumáticas pode ser muito intenso. Para que isso aconteça, entretanto, deve haver um quadro de referência estável no qual haja apoio e continência. Por exemplo, a participação deve ser preparada e confirmada por uma entrevista individual antes do primeiro encontro do grupo. Essa entrevista preparatória não apenas inclui uma avaliação, mas também aborda aspectos motivacionais. O modelo de grupo escolhido (aberto, semiaberto, fechado) tem de buscar uma ressonância positiva de acordo com as necessidades da instituição. Um grupo estável, com duração aproximada de seis a oito semanas, com duas sessões semanais, é o melhor contexto para esse tipo de trabalho.

Se o grupo consegue coesão e confiança, o conteúdo traumático emergirá e será explicitado. Quando isso não acontece, pode-se introduzir um mito transformador, como um conto de fadas ou uma velha lenda, para acelerar o processo de revelação. Durante o ensaio da representação do mito até que se assumam os personagens nele incluídos e se representem os papéis, costuma ocorrer um profundo compartilhamento emocional de experiências pessoais. Depois da performance, outros benefícios são auferidos do projeto terapêutico, favorecendo a reinstalação de uma nova identidade.

Um dos temas que mais surgem num grupo de vítimas de acidente é: "Por que eu? Por que isso foi acontecer comigo?" Quando essa questão não aparece, os terapeutas podem introduzi-la, no decorrer do tratamento, como um meio caminho ritual. As respostas em geral evidenciam convicções existenciais, querelas axiomáticas e, especialmente, referências ao relacionamento com forças espirituais, como Deus. Embora o trabalho grupal, em si, possa ser bastante diferente da sequência individual da terapia, os membros do grupo esperam esclarecer o sentido último do trauma para eles e, conectada com esse tema, a questão do papel de Deus. O encontro direto com Deus, colocado numa cadeira vazia, como descrito por Frede (1992), pode esclarecer alguns aspectos existenciais relevantes. Além disso, esse diálogo com Deus ajuda os clientes a vislumbrar uma nova criação (Burmeister, 1994) e ilustra algumas das muitas possibilidades de abordar esse tema no grupo, com métodos centrados na ação. Qualquer que seja a técnica utilizada, a questão básica "Por que eu?" não pode ser resolvida por caminhos lógicos. É preciso explorá-la utilizando a confiança e a fé num sentido mais eleva-do, por exemplo no contexto existencial do processo grupal.

Depois de uma encenação da experiência traumática, despir o papel dos ego-auxi-liares é de extrema importância, uma vez que eles recebem muitas vezes papéis bastan-te negativos e precisam desempenhar, pelo menos em parte, ações agressivas dentro da sequência traumática. O compartilhamento, então, não apenas recupera a integridade da vítima mas também reconecta a todos com a dimensão individual, grupal e univer-sal da experiência dentro de uma visão holística da vida. Parte importante do traba-lho são temas como a injustiça, o valor e as limitações da existência humana; a possi-bilidade de contatos após a morte; e, especialmente, a proteção que se experimenta quando se faz parte de uma comunidade. Durante os comentários sobre os papéis, o terapeuta deve garantir a segurança do protagonista porque o impacto emocional po-de levar alguns participantes a se pronunciar a respeito da experiência destrutiva de ser acusado pela vítima.

Integração da família

Os acidentes alteram não apenas a vida da vítima, mas também, secundariamente, toda sua rede socioemocional. O impacto do trauma pode derrubar expectativas, dese-jos e esperanças vinculados a uma perspectiva futura da vítima. Como o resultado do processo de reabilitação e de recuperação do trauma depende diretamente do sistema de apoio socioemocional, a intervenção no nível da família é indispensável em qualquer modelo de reabilitação integradora. Depois do incidente traumático, cresce muito o investimento emocional e social na família. A mudança de perspectiva da vítima requer um processo de adaptação e de luto, para toda a família, que também influencia os re-sultados terapêuticos. Quando se trata do sistema familial, a culpa, em particular, pare-ce ir além dos limites intergeracionais e mesmo transgeracionais, necessitando de uma avaliação cuidadosa.

Todos os parentes importantes para a vítima devem receber, de imediato, informa-ções a respeito do modelo de trabalho com o TEPT, de mudanças no comportamento interpessoal da vítima e sua origem biopsicossocial, de possíveis estratégias para lidar com esses mudanças no relacionamento. Os problemas, na interação, estão relaciona-dos com o controle sobre os relacionamentos – desconfiança, antecipação e rejeição da proximidade, autodesvalorização – ou com a sensação de que o tratamento é supérfluo ou não progride, ou de que nada faz sentido (Ziehlke, 1996). Tanto a vítima quanto seus parentes tendem a ignorar os comprometimentos crônicos e suas consequências (Ro-mano, 1974; Brooks, 1984; Prigatano e Schacter, 1991). Como resultado disso, a integra-ção da família melhora diretamente o prognóstico de cura.

Depois da primeira consulta, a família é convidada a participar voluntariamente de um programa especial. São oferecidas reuniões com cada família individualmente, a cada seis semanas, e um grupo especial de parentes de vítimas de acidentes de carro, além de grupos de autoajuda de longa duração. Os procedimentos centrados na ação aumentam a qualidade das informações obtidas no nível interpessoal, introduzindo a dimensão da autoeficácia para todos os membros da família. O *status* das famílias, a referência a valores e expectativas e os vínculos emocionais entre os familiares emergem como elementos-chave no contexto de uma abordagem centrada na ação. Assim, em geral, aumentam a motivação e o engajamento. Mais ainda, a comunicação analógica pode proporcionar informações relevantes a respeito dos relacionamentos (Bateson, 1983; Watzlawick *et al.*, 1974). Elas surgem por meio de imagens, sobretudo quando concretizadas espacial e metaforicamente, sendo processadas na área direita do cérebro. Essa possibilidade de conexão induz sistemas de representação que se ligam especificamente a experiências traumáticas de modo mais adequado que a mera reflexão verbal (sistema de memória implícita). Técnicas especiais introduzidas por Satir (1988) e Hellinger (1994) completam a abordagem centrada na ação da terapia familial psicodramática elaborada recentemente por Williams (1989) e Farmer (1995).

Caso 4

Walter, 54 anos, participou de um grupo de vivência baseado em métodos centrados na ação, relacionados com o problema do TEPT. Walter compartilhou com o grupo que sua irmã se afogara, quatro décadas antes, num acidente no qual uma tia fora negligente. Walter, suas duas outras irmãs e os pais estavam em casa quando chegou a notícia. Depois de receberem a trágica informação, todo o sistema familial mudou e nunca mais se recuperou totalmente. A tia, em particular, nunca conseguiu falar sobre o acontecido e permaneceu isolada da família nos anos seguintes. Os pais de Walter não conseguiram lidar com a perda, e ele e suas irmãs também ficaram isolados. Walter transformou-se num médico bastante conhecido, especializado no tratamento de problemas psicossomáticos com etiologia traumática. Em função de sua excepcional sensibilidade e de seus conhecimentos, ele conseguiu detectar traumas esquecidos de seus pacientes e, com isso, se tornou um ótimo terapeuta. Durante o trabalho de autovivência a respeito da morte da irmã, ele conseguiu compreender, pela primeira vez, o impacto da morte dela em todo o sistema familial, inclusive o papel da tia odiada. Reconheceu que outros relacionamentos íntimos ainda apresentavam características de ansiedade e desconfiança, por ele diretamente atribuídas à experiência traumática da perda da irmã. Depois desse *insight*, ele começou a mudar seu comportamento em relação à esposa.

Por ocasião do acompanhamento, verificou-se que o relacionamento dos dois melhorara consideravelmente.

Comentário final

A recuperação do trauma pode ser um projeto para toda a vida em diferentes níveis existenciais. Ao contrário da terapia comum, o processo de reabilitação atinge todas as outras dimensões do ser humano, inclusive a espiritual.

Referências bibliográficas

ANTONOVSKY, A. *Unravelling the mystery of health*. Londres: Jossey Bass, 1987.

BASLER, H. D. "Psychologische Schmerztherapie". *Z. Klin. Psych.*, v. 18, n. 3, 1989, p. 203-14.

BATESON, G. *Okologie des Geistes*. Frankfurt: Suhrkamp, 1983.

BISBEY, S. L. *Brief therapy for post-traumatic stress disorder. Traumatic incident reduction and related techniques*. Chichester: Wiley, 1998.

BLANCHARD, E. B. *et al.* "The impact of severity of physical injury and perception of life threat in the development of PTSD in motor vehicle accident victims". *Behaviour Research and Therapy*, v. 33, 1995, p. 529-34.

BOUDEWYNS, P. A. "Physiological response to combat memories and preliminary treatment outcome in Vietnam veteran PTSD patients treated with direct therapeutic exposure". *Behaviour Therapy*, v. 21, 1990, p. 63-87.

BOWLBY, J. *Attachment and loss*. Londres: Hogarth Press, 1980. [Em português: *Apego e perda v. 1, 2 e 3*. São Paulo: Martins Fontes, 2002 e 2004.]

BRODA, M.; MUTHNY, F. *Umgang mit chronisch Kranken*. Stuttgart: Thieme, 1990.

BROOKS, N. "Head injury and family". In: BROOKS, N. (org.). *Closed head injury: psychological, social, and family consequences*. Nova York/Toronto: Oxford University Press, 1984.

BROOKS BRENNEIS, C. "Memory systems and the psychoanalytical retrieval of memories of trauma". *Journal of the American Psychoanalytical Association*, v. 44, 1996, p. 1165-87.

BUER, F. (org.). *Morenos therapeutische Philosophie. Die Grundideen von Psychodrama & Soziometrie*. Opladen: Leske & Buderich, 1989.

BURMEISTER, J. Psychodynamik und handlungsgest tzte Begleitung von schweren Unfallopfern. Bellikon: Vortrag/SUVA-Rehabilitationsklinik, 1991.

_____. *Pathologische Trauer and Psychodrama*. Embrach: Vortrag/Psychiatrischen Klinik Hard, 1994.

BURMEISTER, J.; SCHWINGER, T. "Psychodrama and konstruktivistische Ekenntnistheorie". In: BUER, F. (org.). *Jahrbuch fair Psychodrama, psychosoziale Praxis and Geselischaftspolitik*. Opladen: Leske and Buderich, 1995, p. 159--82.

BURMEISTER, J.; DIEBELS, E. *Antrag zur wissenschaftlichen Anerkennung des Psychodrama*. 1999. Manuscrito não publicado.

BURSTEIN, A. "PTSD in victims of motor vehicle accidents". *Hospital Community Psychiatry*, v. 40, 1989, p. 295-7.

BURSTEIN, A. *et al.* "Chronic Vietnam PTSD and acute civilian PTSD: a comparison of treatment experiences". *General Hospital Psychiatry*, v. 10, 1988.

CLAYTON, M. "Role theory and its application in clinical practice". In: HOLMES, P.; KARP, M.; WATSON, M. (orgs.). *Psychodrama since Moreno*. Londres: Routledge, 1994. [Em português: "A teoria de papéis e sua aplicação na prática clínica". In: *O psicodrama após Moreno – Inovações na teoria e na prática*. São Paulo: Ágora, 1999, p. 159-86.]

CRAMON, D.Y. von; MATTHES-VON CRAMON, G. "Reflections on the treatment of brain-injured patients suffering from problem-solving disorders". *Neuropsychol Rehab*, v. 2, 1992, p. 207-29.

DHAWAN, S. "Psychodrama in der therapeutischen Arbeit mit politisch Verfolgten". *J Systema*, v. 6, 1992, p. 37-49.

ESPINA-BARRIOS, J. A. "El cuerpo muerto – Psicoterapía del duelo: individual, de pareja, familiar y grupal". *Informaciones Psiquiátricas*, n. 132, 1992, p. 275-85.

FARMER, C. *Psychodrama and systemic therapy*. Londres: Karnac Books, 1995. [Em português: *Terapia sistêmica e psicodrama*. São Paulo: Ágora, 2004.]

FILGUEIRA BOUZA, M. S. "Psicodrama focal del duelo patológico". *Informaciones Psiquiátricas*, v. 140, 1995, p. 237-51.

FOA, E. B.; CASHMAN, L. *The validation of a self report measure of PTSD: the Post-traumatic Diagnostic Scale (PDS)*. Filadélfia: Medical College of Pennsylvania/Hahnemann University, 1996.

FOA, E.; ROTHBAUM, B. O. "Posttraumatische Belastungsstoerungen". In: SCHNEIDER, S.; MARGRAF, J. *Lehrbuch der Verhaltenstberapie, Band II*. Heildelberg: Springer, 1996, p. 107-20.

FREDE, U. *Behandlung unheilbarErkrankter*. Weinheim: Beltz, 1992.

FROMMBERGER, U. *et al.* "Psychotherapie und Psychopharmakotherapie in der Behandlung Posttraumatischer Belastungsstörungen". In: MUNDT, C.; LINDEN, M.; BARNETT, W. (orgs.). *Psychotherapie in der Psychiatrie*. Viena: Springer, 1997, p. 275-80.

GREEN, M. M. *et al.* "Undiagnosed post-traumatic stress disorder following motor vehicle accidents". *Medical Journal of Australia*, v. 159, 1993, p. 529-34.

GUNKEL, S. *PTSD-Fragebogen*. Berlim: Freie Universitet, Abt. fur Sozialpsychiatrie, 1996.

HELLINGER, B. *Ordnungen der Liebe*. Heidelberg: Droemer Knaur, 1994.

HERMAN, J. "Complex PTSD: a syndrome in survivors of prolonged and repeated trauma". *Journal of Traumatic Stress*, v. 5, 1992, p. 377-91.

HOFMANN, A. "EMDR: Eine neue Methode zur Behandlung posttraumatischer Belastungsstoerungen". *Psycotherapy*, v. 41, 1996, p. 368-72.

HORNE, D. J. "Traumatic stress reactions to motor vehicle accidents". In: WILSON, J. P.; RAPHAEL, B. (orgs.). *International handbook of traumatic stress syndromes*. Nova York/Londres: Plenum, 1993.

HOROWITZ, M. J. "Stress response syndromes: a review of post-traumatic stress and adjustment disorders". In: WILSON, J. P.; RAPHAEL, B. (orgs.). *International handbook of traumatic stress syndromes*. Nova York/Londres: Plenum, 1993.

HORTON, A. M. "PTSD and mild head trauma: follow up of a case study". *Perceptual and Motor Skills*, v. 76, 1993, p. 243-6.

WORLD HEALTH ORGANISATION. *International Classification of Diseases* – 10. ed. rev. (ICD-10). Genebra: WHO, 1993.

KEANE, T. M. "Implosive (flooding) therapy reduces symptoms of PTSD in Vietnam combat veterans". *Behaviour Therapy*, v. 20, 1989, p. 245-60.

KELLERMANN, P. F. *Focus on psychodrama*. Londres: Jessica Kingsley, 1992. [Em português: *O psicodrama em foco*. São Paulo: Ágora, 1998.]

KRYSTAL, H. "Trauma and affects". *Psychoanalytic Study of the Child*, v. 33, 1979, p. 81-116.

KUCH, K.; SWINSON, R. P.; KIRBY, M. "PTSD after car accident". *Canadian Journal of Psychiatry*, v. 30, 1985, p. 426-7.

LATING, J. M.; EVERLY, G. S.; BOYLE, S. H. "The effectiveness of psychological debriefing with vicarious trauma: a meta analysis". *Stress Medicine*, v. 15, n. 4, 1999, p. 229-33.

LE DOUX, J. E. "Emotion as memory: anatomical systems underlying indelible neural traces". In: CHRISTIANSON, S. A. (org.). *The handbook of emotion and memory: research and theory*. Londres: Psychology Press, 1992.

MAERCKER, A. (org.). *Therapie der Posttraumatischen Belastungsstoerungen*. Heidelberg/Nova York: Springer, 1999.

MALT, U. "The long-term psychiatric consequences of accidental injury". *The British Journal of Psychiatry*, v. 153, 1988, p. 810-8.

MAYOU, R. "Psychiatric consequences of road traffic accidents". *International Review of Psychiatry*, v. 4, 1993, p. 647-51.

MAYOU, R.; RADANOV, B. P. "Whiplash neck injury". *Journal of Psychosomatic Research*, v. 40, 1996, p. 461-74.

MCCAFFREY, R. J.; FAIRBANK, J. A. "Behavioral assessment and treatment of accident-related PTSD: two case studies". *Behaviour Therapy*, v. 16, 1985, p. 401-16.

MCFARLANE, A. C. "The aetiology of post-traumatic morbidity: predisposing, precipitating and perpetuating factors". *British Journal of Psychology*, v. 154, 1989, p. 221-8.

McMILLAN, T. M. "PTSD and severe head injury". *British Journal of Psychology*, v. 159, 1991, p. 431-3.

MORENO, J. L. *Die Grundlagen der Soziometrie*. Opladen: Westdeutsche, 1954/1974.

_____. *Gruppenpsychotherapie und Psychodrama*. Stuttgart: Thieme, 1959/1973. [Em português: *Psicoterapia de grupo e psicodrama*. Campinas: Livro Pleno, 1999.]

MUSE, M. "Stress related post-traumatic chronic pain syndrome: behavioral treatment approach". *Pain*, v. 25, 1986, p. 389-94.

NEMIAH, J. C. "Early concepts of trauma, dissociation and the unconscious: their history and current implications". In: BREMNER, D.; MARMAR, C. (orgs.). *Trauma, memory and dissociation*. Washington: American Psychiatric Press, 1995.

ODDY, M. "Social adjustment after closed head injury: a further follow up seven years after injury". *Journal of Neurology and Neurosurgical Psychiatry*, v. 48, 1985, p. 564-8.

PERRY, B. "Memories of fear: how the brain stores and retrieves physiologic states, feelings, behaviours and thoughts from traumatic events". In: GOODWIN, J.; ATTIAS, R. *Splintered reflections: images of the body in trauma*. Nova York: Basic Books, 1999.

PETZOLD, H. *Die neuen Kreativitatstherapien. Handbuch der Kunsttherapie*. Paderborn: Junfermann, 1990.

PETZOLD, H.; MATTHIAS, U. *Rollenentwicklung und Identitat*. Paderborn: Junfermann, 1982.

PIPER, W. *Adaptation to loss through short term group psychotherapy*. Nova York/Londres: Guilford Press, 1992.

PRIGATANO, G. P.; SCHACTER, D. L. *Awareness of deficit after brain injury. Clinical and theoretical issues*. Nova York: Oxford University Press, 1991.

REDDEMANN, L. "Zur Psychotherapie von Vergewaltigungsopfern. Ein ressourcen orientierter tiefenpsychologisch fundierter Ansatz". *Psychotherapy*, v. 42, 1998, p. 146-50.

ROMANO, M. D. "Family response to traumatic head injury". *Scandinavian Journal of Rehabilitation Medicine*, v. 6, 1974, p. 1-4.

SATIR, V. *Familientherapie in Aktion. Die Konzepte von Virginia Satir in der Praxis*. Paderborn: Junfermann, 1988.

SCHACTER, D. L. "Implicit memory: history and current status". *Journal of Experimental Psychology, Learning, Memory and Cognition*, v. 13, 1987, p. 510-8.

SCHNEIDER-GUREWITSCH, K. "Hirnverletzte Menschen. Gerettet and dann?". *Gazette Medicale*, v. 16, 1998, p. 743-6.

SHAPIRO, F. "Efficacy of the eye movement desensitization: a new treatment for post-traumatic stress disorder". *Journal Behavior Ther. Exp. Psychiatry*, v. 20, 1989, p. 211-7.

SMITH, R. "Psychological trauma following automobile accidents: a review of literature". *American Journal of Forensic Psychology*, v. 7, 1989, p. 5-20.

SMUCKER, M.; NIEDEREE, J. L. "Imagery rescripting: a multifaceted treatment for childhood sexual abuse survivors". *Innovations in Clinical Practice*, v. 13, 1992, p. 73-86.

SQUIRE, L. R. "Declarative and non-declarative memory. Multiple brain systems supporting learning and memory". In: SCHACTER, D. L.; TULVING, E. (orgs.). *Memory systems*. Cambridge: MIT Press, 1994.

STALLARD, P. "PTSD in children". *British Medical Journal*, v. 317, 1998, p. 1619.

TAYLOR, S.; KOCH, W. J. "Anxiety disorders due to motor vehicle accidents: nature and treatment". *Clinical Psychology Review*, v. 15, 1995, p. 721-38.

TREADWELL, T.; LEACH, E.; STEIN, S. "The social networks inventory: a diagnostic instrument measuring interpersonal relationship". *Small Group Research*, v. 24, n. 2, 1993, p. 155-78.

VAN DER KOLK, B. A. "The body keeps the score: memory and the evolving psychobiology of post traumatic stress". *Harvard Review of Psychiatry*, v. 1, 1994, p. 253-65.

VAN DER KOLK, B. A.; FISLER, R. E. "Dissociation and fragmentary nature of traumatic memories: overview and exploratory study". *Journal of Traumatic Stress*, v. 9, 1995a, p. 505-25.

VAN DER KOLK, B. A.; VAN DER HART, O.; BURBRIDGE, J. "Approaches to the treatment of PTSD". *Trauma Information Pages*, Articles, 1995b, p. 12.

VAN DER KOLK, B. A.; McFARLANE, A.; WEISAETH, L. (orgs.). *Traumatic stress: the effects of overwhelming experience on mind, body and society*. Nova York: Guilford Press, 1996.

WATZLAWICK, P.; WEAKLAND, J.; FISH, R. *Change: principles of problem formation and problem resolution*. Nova York: Norton, 1974.

WILLIAMS, A. *The passionate technique. Strategic psychodrama with individuals, families and groups*. Nova York: Tavistock/Routledge, 1989. [Em português: *Psicodrama estratégico: a técnica apaixonada*. São Paulo: Ágora, 1994.]

WILLIAMS, M. B.; SOMMER, J. F. "Towards the development of a generic model of PTSD treatment". In: WILLIAMS, M. B.; SOMMER, J. F. (orgs.). *Handbook of post-traumatic therapy*. Santa Barbara: Greenwood, 1997.

WORDEN, J. W. *Grief counseling and grief therapy: a handbook for the mental health practitioner*. Nova York: Springer, 1982.

ZIEGLER, G. "Psychodrama en miniature". *Integrative Therapie*, v. 1, 1987, p. 36-53.

ZIEHLKE, M. "Sexueller Missbrauch: Das stille Leiden als besondere Herausforderung an Selbsthilfegruppen, Psychotherapeuten and Aerzte". In: ZIELKE, M.; STURM, J. *Handbuch Stationäre Verhaltenstherapie*. Weinheim: Beltz, 1996.

PARTE IV

MÉTODOS VIVENCIAIS DE CURA

13 A ESPIRAL TERAPÊUTICA: TRATAMENTO DO TEPT POR MEIO DA AÇÃO

M. K. HUDGINS

Após seis meses num grupo de psicodrama semanal, uma protagonista e o diretor caminham pelo palco. A protagonista, "Greta", diz ao grupo que gostaria de fazer um confronto com o avô, que abusou dela sexualmente, e resgatar "os 'cinco anos' que estão emperrados dentro de mim e continuam implorando por ajuda". Ela começa a chorar, muda a voz para a entonação de uma menininha, o corpo se agita e a mente fica dissociada dos sentimentos. Ela agarra a mão do diretor, com fisionomia desamparada e assustada. Fica patente para todos que Greta está mudando, bem diante dos nossos olhos, para o papel da criança ferida. Um membro do grupo se levanta e começa a andar pela sala, agitando-se raivosamente. Outro grupo sente que começa a reviver algo do passado e diz baixinho "não, não, não", cada vez mais.

Trata-se de um momento decisivo. De que forma você dirigiria esse psicodrama nesse ponto clínico? Como impedir a retraumatização? Como utilizar o poder saneador do psicodrama? Você "dirige a cena", antes de tudo, como um profissional que toma decisões como diretor para estruturar uma regressão consciente e controlada. No caso do modelo da espiral terapêutica, você teria de seguir um roteiro, passo a passo, para o uso seguro de métodos vivenciais com sobreviventes de trauma. Este capítulo acompanha o uso que Greta faz desse modelo vivencial de cura em sua trajetória de recuperação de um trauma sexual.

Uma síntese do modelo da espiral terapêutica

O modelo da espiral terapêutica (MET[1]) foi desenvolvido com a intenção de proporcionar diretrizes clínicas claras e estruturas de intervenção, por meio da ação, para o

---

1. Em inglês, *therapeutic spiral model* (TSM). [N. T.]

psicodrama com sobreviventes de trauma. Dessa forma, o ritmo e a intensidade da terapia vivencial podem ser clinicamente controlados, de modo que a regressão seja sempre escolhida conscientemente e esteja sempre a serviço do ego.

Esse modelo foi desenvolvido ao longo de vinte anos de prática tanto clínica quanto de treinamento, utilizando métodos vivenciais com sobreviventes de abusos sexuais e físicos graves. É um método estruturado clinicamente, tendo em vista a utilização do psicodrama clássico para prevenir a retraumatização. Estruturas definidas ensinam a contenção, pontos de decisão clínica e modelos de intervenção a fim de incrementar a eficácia do tratamento do trauma com métodos ativos. A espiral terapêutica proporciona:

1. esquemas que facilitam aos clientes, sobreviventes de traumas, uma autoorganização da experiência;
2. estruturas clínicas claras para uma psicoterapia psicodramática vivencial segura; e
3. modelos avançados de intervenção ativa para contenção, expressão, reparação e integração de material traumático não processado.

Pesquisas sobre psicoterapia vivencial e trauma

Em 1997, um eminente pesquisador de Harvard da área do trauma, Bessel van der Kolk, foi o principal conferencista na American Society of Group Psychotherapy and Psychodrama. Ele afirmou que os métodos vivenciais, centrados no corpo, são o melhor tratamento para esses pacientes, sendo necessárias mais pesquisas que demonstrem as propostas do psicodrama. Além disso, van der Kolk (1996, p. 195) afirmou:

> Propensos à ação e deficientes em palavras, esses pacientes [sobreviventes de traumas], costumam expressar seu estado interno de maneira articulada por intermédio de movimentos físicos ou de pinturas, mais do que com palavras. A utilização de desenhos e de psicodrama pode ajudá-los a desenvolver uma linguagem essencial para a comunicação eficaz e para a transformação simbólica que deve ocorrer em psicoterapia.

Na verdade, a pesquisa empírica recente indica, em estudos com uma grande variedade de diagnósticos psiquiátricos, que a psicoterapia vivencial pode ser tão eficaz quanto as que se baseiam nas teorias psicoterápicas comportamental, cognitivo-comportamental e psicodinâmica (Bergin e Garfield, 1994; Greenberg, Elliott e Lietaer, 1994; Greenberg, Lietaer e Watson, 1998; Greenberg e Paivio, 1998). A utilização de métodos vivenciais de psicoterapia mostrou mudanças terapêuticas em casos de transtorno de estresse pós-traumático (Elliott, Davis e Slatick, 1998, Elliott *et al.*, 1996; Hudgins e Kipper, 1998), de distúrbios de ansiedade (Wolfe e Sigl, 1998) e de transtornos de personalidade limítrofe (Eckert e Biermann-Ratjen, 1998).

Conquanto a pesquisa em psicodrama clássico tenha sido menos prolífica por muitas razões, os estudos contemporâneos também sugerem eficácia (Blatner, 1997; Kipper, 1989; Wilkins, 1997). Além disso, há uma grande quantidade de textos sobre psicodrama que mostram ampla documentação clínica da utilidade do psicodrama com trauma (Kellermann, 1992; Moreno, 1953; Moreno e Blomqvist, 2000; Moreno e Moreno, 1969; Holmes, 1992).

Estudos específicos mostram o uso do psicodrama com TEPT (Baumgartner, 1986; Burge, 1996; Hudgins, Drucker e Metcalf, 2000; Hudgins e Kipper, 1998), abuso sexual (Bannister, 1990, 1991 e 1997; Hudgins, 1998; Hudgins e Drucker, 1998; Karp, 1991), somatização (Kellermann, 1996), distúrbios alimentares (Hudgins, 1989; Widlake, 1997), transtorno de personalidade limítrofe (Sidorsky, 1984) e transtorno dissociativo de identidade (Altman, 1992 e 1993; Raaz, Carlson-Sabelli e Sabelli, 1992; Reynolds, 1996).

Um cliente "montado"

Embora o modelo da espiral terapêutica seja fácil de entender, na prática ele precisa de um "guia", assim como todo modelo de cura, para ser traduzido em palavras. Este capítulo utiliza uma cliente fictícia, Greta, uma "montagem" para retratar vários clientes que sofreram abuso sexual e foram tratados com esse modelo. Assim, o sigilo fica garantido a todos.

Greta é uma mulher de 35 anos que foi encaminhada à psicoterapia por seu médico. Casou-se aos 18 anos com um alcoolista violento, do qual se divorciou três anos depois, e tem, dessa união, um filho de 15 anos. Ela se casou novamente há seis anos e tem, com o novo marido, uma filha de 4 anos. Greta buscou tratamento quando se viu reagindo com medo, lágrimas e regressão descontrolada às agressões e à raiva do filho adolescente. Contou que fora abusada, quando criança, pelo avô, e disse que "estranharia muito se fosse esse o problema".

Greta fez mais ou menos três meses de terapia individual vivencial, utilizando o modelo da espiral terapêutica (MET), e o relato a seguir se inicia quando deu entrada num grupo de psicodrama para sobreviventes de abuso sexual.

Auto-organização vivencial: esquemas favoráveis ao cliente

Até mesmo os clientes sofisticados psicologicamente podem levar algum tempo para entender e comunicar o desamparo e a aflição que sentem, sintomas crônicos de

TEPT. O adulto que sobreviveu a um abuso na infância pode sentir-se perturbado por distorções perceptuais, emoções intensas, lembranças corporais, reminiscências, defesas primitivas, adição e repetição compulsiva do trauma antigo (Ellenson, 1986 e 1989; Gelinas, 1983; Young, 1992). Os clientes costumam dizer que se sentem "loucos", "malucos", "fora do próprio corpo" e "sem saber se sou uma menina de 5 anos ou uma mulher adulta".

Muitas vezes os diagnósticos de transtorno dissociativo da identidade (TDI), personalidade limítrofe, psicose funcional, depressão e transtornos de ansiedade confundem ainda mais o quadro. Para ajudar os clientes a expressar suas aflições interiores, o modelo utiliza três descrições que lhe facilitam a auto-organização de suas experiências. Duas delas são representações gráficas – a imagem espiral e as bolhas do trauma – e constituem símbolos "taquigráficos" para transformar o trauma não processado em palavras que os clientes possam compreender. Além delas, utiliza o átomo intrapsíquico de papéis, espécie de mapa clínico das estruturas de personalidade para que o diretor, a equipe, o grupo e o protagonista sigam durante as dramatizações.

A espiral terapêutica

A forma espiral foi escolhida por várias razões relevantes para a prática clínica vivencial nos casos de trauma. O caos interior e as aflições interpessoais vivenciados por muitos sobreviventes assumem muitas vezes a proporção de verdadeiros furacões. A espiral terapêutica dá ao cliente uma imagem alternativa à energia descontrolada do furacão. O cliente tem a chance de aprender a se movimentar para cima e para baixo, na espiral, sempre que necessário – em vez de ser arrastado pelo caos.

Todas as culturas indígenas com as quais nossa equipe teve contato – índios norte-americanos, aborígenes australianos, os maoris da Nova Zelândia, os ilhéus do Pacífico Sul, xamãs sul-americanos e coreanos – têm a espiral incorporada ao seu simbolismo de cura.

Por fim, na teoria psicodramática clássica, o desenvolvimento da ação se dá da periferia para o centro, o que tem sido chamado de espiral psicodramática (Goldman e Morrison, 1984). A dramatização vai das cenas da vida atual do protagonista para as cenas do passado.

As três vertentes da espiral

A imagem da espiral foi, então, dividida em três vertentes para esclarecer ainda mais a representação interna do sobrevivente a respeito do trauma. Ela oferece uma lista simples para checagem tanto do terapeuta quanto do cliente. Perguntas simples, como "O cliente precisa aumentar ou diminuir a energia?", "Que papéis precisam ser experimentados mais conscientemente?", "Qual é o sentido disso?", podem abrir caminho para falar com os sobreviventes de traumas a respeito da auto-organização.

Imagine a figura tridimensional de uma espiral com forma semelhante à do modelo do DNA, com três vertentes, cada uma de cor diferente. Roxo indicaria a energia; azul significaria vivência; rosa é a cor reservada para o novo significado. Funcionando saudavelmente, a pessoa se movimentaria para cima e para baixo em cada vertente ou se movimentaria de uma vertente a outra numa trajetória consciente de reparação. Quando ocorre o trauma, todo o fluxo das vertentes fica bloqueado, distorcido, restringido e compartimentalizado.

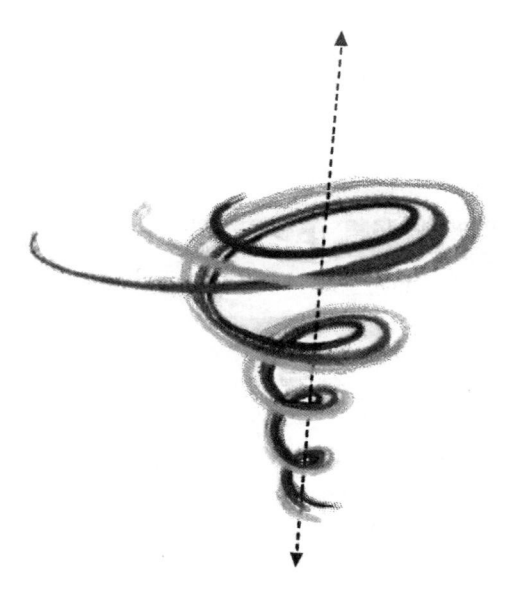

Figura 13.1   Gráfico da espiral terapêutica

Energia

A primeira vertente é chamada de "energia". No psicodrama clássico, a energia é definida como um estado sempre renovável de espontaneidade e criatividade. Demanda vitalidade física e consciência de estar vivo. Coloca os seres humanos em contato uns com os outros. No psicodrama, é também chamada de "divindade" (Moreno, 1915), e no modelo da espiral terapêutica tem o sentido de espiritualidade. A energia pode ser tanto pessoal quanto coletiva, sendo acessada por meio de uma rica fonte de papéis históricos, familiais, de gênero, raciais, culturais e espirituais. Greta descrevia sua energia como "contato com um poder maior e uma crença no fato de que eu devo estar aqui na Terra neste momento". Em diferentes dramatizações, mais tarde, ela concretizou a energia em personagens como o seu anjo da guarda, a força física e a conexão com o Poder Superior (ou Deus, no "Programa dos Doze Passos"[2]), utilizados para ajudá-la a romper barreiras ao longo do caminho.

Vivência

A segunda vertente da espiral é chamada de "vivência". A vivência ativa inclui consciência das sensações, percepções, comportamentos não verbais, intuição e nuanças emocionais. A vivência consciente de imagens não processadas, de memórias corporais, de pensamentos distorcidos e de sentimentos dissociados é estruturada de forma que não destrua a afetividade do protagonista nem desencadeie regressão descontrolada.

Greta logo aprendeu a comunicar, durante o trabalho vivencial, quando estava se sentindo vulnerável e à beira do descontrole. Ela podia dizer: "Socorro, eu preciso subir na espiral para sentir menos e pensar mais". Quando ela se reconectava com sua energia e seus papéis positivos, conseguia vivenciar, de maneira segura, os pensamentos e sentimentos que estavam dissociados em decorrência de suas experiências infantis com o avô.

Sentido

A terceira vertente é chamada de "sentido". As pessoas vivem baseadas no sentido que atribuem à experiência passada. As narrativas pessoais orientam a vida. Quando se faz a ligação entre sentidos cognitivos e uma vivência acurada, essas representações simbólicas criam objetivos e expectativas realistas a respeito de si e dos demais. Entretanto, quando o trauma distorce o sistema de crenças, é importante despender algum tempo para eliciar uma nova narrativa pessoal baseada na experiência pessoal, e não num sentido introjetado.

Um psicodrama particularmente importante levou Greta a se dar conta de que a hostilidade do filho era o desencadeador de suas interações. Quando ela ouvia o tom de voz hostil, ela "ouvia o avô". Na cena, ela conseguiu discriminar essa transferência e aprendeu novos papéis para se relacionar como uma mãe com o filho adolescente. Em psicodramas posteriores, Greta trabalhou essa transferência e expressou diretamente ao avô seus sentimentos de ódio, raiva e terror, em vez de fazê-lo com o filho.

---

2.   Estratégia de recuperação dos Alcoólicos Anônimos. [N. T.]

As "bolhas do trauma"

Como disse um cliente, "Não existem palavras para expressar o que acontece com você quando sofre abuso sexual". Assim, um dos primeiros passos na compreensão do impacto do trauma é ter palavras para descrever o que acontece com o eu. Enquanto a imagem da espiral proporciona uma chave para o funcionamento saudável, as "bolhas do trauma" constituem um meio rápido de descrever as mudanças sistemáticas que ocorrem na consciência em razão do trauma.

Para o sobrevivente de trauma, a imagem de uma bolha preenchida com fragmentos visuais, sensoriais, auditivos e emocionais do trauma faz sentido. A vivência é dividida em diferentes bolhas de trauma. Erguem-se barreiras psicológicas rígidas contra o trauma, mas, como uma bolha, elas podem explodir inesperadamente. Quando o gatilho dispara, o material traumático inconsciente irrompe no presente, assim como o ar sai de dentro de um balão quando ele explode. Essa imagem dá ao sobrevivente de trauma uma ferramenta de comunicação, assim como certo controle sobre o material não processado. Greta considerou essa imagem particularmente útil. Ela conseguiu descrever com facilidade como as bolhas do trauma estavam flutuando em volta da cabeça, com imagens dela aos 5 anos, presa num cômodo, em uma bolha, enquanto os gritos que ela ouvia dentro de si flutuavam em outra bolha. A cara de bravo do avô estava guardada ainda em outra bolha do trauma. Ela percebeu que sua vivência estava dividida e que necessitava ser reconectada para fazer sentido no presente.

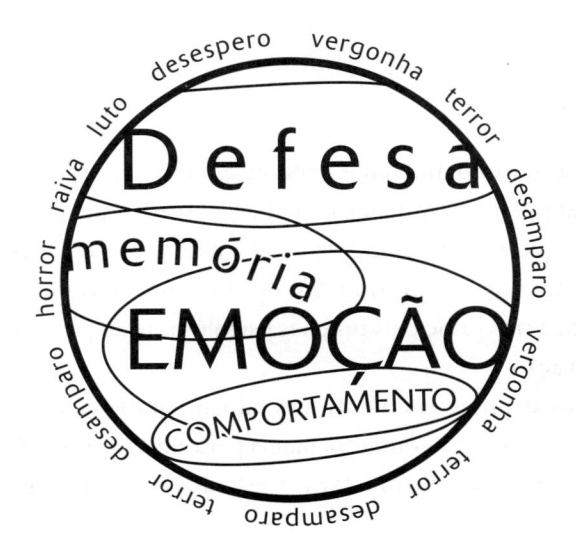

Figura 13.2 Representação da bolha do trauma

O átomo intrapsíquico de papéis do sobrevivente de traumas (AIPST[3])

Os clientes podem sentir-se perdidos quando tentam compreender "partes do eu", "alters", "subpersonalidades" e "personalidades", identificando-se demais com diagnósticos como transtorno dissociativo da identidade ou transtorno de personalidade limítrofe. A teoria de papéis, uma contribuição do psicodrama clássico, organiza a internalização do trauma em "papéis" e permite ao cliente falar de sua experiência sem sentir vergonha. O exemplo mais antigo do atual átomo de papéis pode ser encontrado no modelo de recuperação das três crianças (Hudgins e Sheridan, 1990), que divide os papéis em criança adulta, criança ferida e criança dorme-acorda.

Descrição do átomo de papéis

O átomo intrapsíquico de papéis do sobrevivente de trauma é um mapa clínico dos papéis essenciais na estrutura de personalidade de um sobrevivente de traumas em dado momento (Hudgins, 1998; Toscani e Hudgins, 1996). Ele está dividido em:

1. papéis prescritivos;
2. papéis baseados no trauma;
3. papéis transformadores.

Nesta seção, Greta apresenta seu átomo de papéis e, em seguida, esses papéis são utilizados para descrever as vinhetas cênicas ao longo deste capítulo.

Papéis prescritivos

Para prevenir a retraumatização e a regressão descontrolada, o modelo da espiral terapêutica prescreve certa quantidade de papéis positivos que precisam ser estabelecidos antes por uma questão de segurança. Esses papéis prescritivos são concretizados antes de descer a espiral para um trabalho de revivência ativa e de alívio emocional. Esses papéis servem a três principais funções psicológicas do protagonista: restauração, contenção e observação.

O objetivo é construir e sustentar um estado integrado de aprendizagem espontânea. Cossa e Hudgins (1998) criaram essa tabela para sintetizar o AIPST (Toscani e Hudgins, 1996). Yorke (1997) introduziu o termo "estado de aprendizagem espontânea".

---

3. Em inglês, *trauma survivor's intrapsychic role atom* (TSIRA). [N. T.]

PAPÉIS PRESCRITIVOS

Forças	Função I recuperação	Função I contenção	Função I observação	→	Estado integrado de espontaneidade
	Intrapsíquica	Dublagem corporal	Ego observador	→	Papel de agente de mudança
	Interpessoal	Dublagem de contenção	Papel de cliente		
	Transpessoal	Gestão de defesas			

PAPÉIS BASEADOS NO TRAUMA

Sustentação de defesas		
Função I sobrevivência	Função I compensação	Função I comunicação
Dissociação	Papéis desadaptados	Papéis de vítima
Negação	Obsessões	Papéis de molestador
Estados múltiplos de consciência	Compulsões	Abandono da autoridade
Identificação projetiva	Adições	
Identificação com o agressor		

PAPÉIS PRESCRITIVOS + PAPÉIS BASEADOS EM TRAUMAS → Revivência consciente com nomeação narrativa

→ Gestão do funcionamento saudável

PAPÉIS TRANSFORMADORES

Função I autonomia	Função I conexão	Função I integração
Criança despertada	Pai suficientemente bom	Espiritualidade suficientemente boa
Agente de mudanças	Outro significativo suficientemente bom	
Gestão do funcionamento saudável		

PAPÉIS TRANSFORMADORES ➡ REPARAÇÃO DO DESENVOLVIMENTO

Figura 13.3   O átomo intrapsíquico de papéis do sobrevivente de traumas (Cossa e Hudgins, 1999)

Papéis restauradores

O feixe de papéis restauradores busca o preenchimento do eu esvaziado pelo trauma, de modo que possa ocorrer uma mudança. Tais papéis ajudam os clientes a se sentir mais resilientes e conectados com as outras pessoas. Permitem-lhes também acessar a energia e o estado de espontaneidade. Para que o protagonista seja espontâneo e se sinta apoiado, os papéis restauradores devem estar disponíveis em todos os níveis: forças pessoais, interpessoais e transpessoais.

O diretor promove desde cedo, numa espécie de "traumadrama", a concretização de papéis restauradores, positivos, de modo que eles estejam em ação quando necessário. Quando o protagonista não sugere espontaneamente papéis positivos de recuperação durante a cena inicial, o diretor prescreve, como medida de segurança, esses papéis clínicos.

Quando Greta resolveu confrontar seu avô, a primeira cena teve como objetivo concretizar seus papéis restauradores. Naquele momento decisivo, quando Greta começava a descompensar, o diretor não seguiu com ela para a cena do trauma. Em vez disso, ele lhe perguntou: "Quem ou o que você precisa que esteja com você durante esse confronto para que se sinta segura e permaneça nos seus papéis adultos? Não queremos ir a essa cena antes que você esteja estável e possa escolher ir até ela".

Na cena 1, Greta escolheu um membro do grupo, Susan, para desempenhar o papel do seu melhor amigo de infância (interpessoal), Mike para ser seu "leão corajoso" (pessoal) e Linda para ser seu "anjo da guarda" (transpessoal). À medida que cada um desses personagens ia sendo introduzido na cena, Greta invertia os papéis e experimentava a infusão de energia e espontaneidade desses papéis positivos. Ela não se sentia mais sozinha. Caminhava com seu melhor amigo e com o anjo da guarda, e sentia coragem para prosseguir.

Papéis de contenção

"Contenção" é um termo psicológico que descreve uma sensação de "sustentação" emocional e de apoio para que os clientes possam permanecer no momento presente. A contenção proporciona limites flexíveis, porém sólidos. Os papéis de contenção buscam criar uma consciência segura do que está acontecendo, para que não haja necessidade de recorrer a defesas inconscientes primitivas como proteção contra sentimentos avassaladores. Há três papéis de contenção: o dublê corporal, o dublê de contenção e o gestor de defesas.

O dublê corporal fala na primeira pessoa e focaliza sensações positivas, comportamentos não verbais e consciência física para manter as pessoas em seu corpo. O dublê de contenção também fala na primeira pessoa e atribui rótulos narrativos à experiência traumática, tornando-a mais administrável. O gestor de defesas dirige o uso de uma adaptação de nível mais alto e de funcionamento saudável, em vez de permanecer nas defesas primitivas. Como acontece com os outros papéis prescritivos, os de contenção são de responsabilidade do clínico, que é quem deve avaliá-los.

A cena 1 prosseguiu com esses papéis. Assim que Greta foi tomada pelo terror e começou a regredir, o diretor lhe pediu que escolhesse um dublê de contenção. Ela escolheu Jeanne, que fez algumas afirmações do tipo: "Eu me dou conta de como fico assustada quando penso em me defrontar com meu avô. E no entanto... consigo respirar fundo e segurar a mão do meu anjo da guarda, sabendo que vou estar bem". Um dos membros da equipe foi encarregado de fazer uma dublagem corporal para ancorá-la no presente. O dublê corporal disse: "Eu consigo sentir minha respiração e meus pés no chão. Meus olhos estão fixados nos olhos do meu melhor amigo. Eu consigo respirar".

Papéis observadores

Um terceiro conjunto de papéis prescritivos está relacionado com a necessidade de observação durante a revivência consciente das cenas traumáticas. Quando os sobreviventes de traumas começam a se sobrecarregar emocionalmente, precisam de um lugar para ficar de fora e ver com objetividade o que está acontecendo com eles. Somente assim poderão tomar decisões bem fundamentadas para reagir baseados em informações atuais. Há dois papéis observadores que podem ser atribuídos pelo diretor na medida do necessário: o ego observador e o papel de cliente.

"Ego observador" é um termo clínico que descreve um papel que permanece emocionalmente neutro em relação ao que está acontecendo e pode simplesmente "reunir fatos" e "ver os dados sem julgamento". O papel de cliente foi criado como algo distinto do papel de protagonista, especificamente para trabalhar com pessoas que estão em estado de dissociação. Esse papel permanece estável e ligado na cena como um todo, enquanto o papel de protagonista pode fazer inversões quando necessário. O papel de cliente proporciona relações objetais estáveis nas inversões tríplices de papéis, ou seja, com os papéis de vítima e de molestador.

Para finalizar a cena 1, pedimos a Greta que escolhesse um personagem para acompanhar seu confronto com o avô e ficasse por ali para registrar o que acontecesse. Ela pediu a Tommy que fosse o seu "arquivista" e anotasse o que ela iria dizer ao avô, como testemunha do trabalho dela nesse dia. Nessa altura, Greta conseguiu permanecer consciente de seus pensamentos e sentimentos, em seu estado adulto, e tinha condições de descer a espiral para uma revivência consciente e uma reparação do desenvolvimento.

Papéis baseados no trauma

Além dos papéis clinicamente prescritos, o AIPST oferece um mapa clínico da experiência traumática e inclui papéis de estruturas defensivas e de internalização do trauma. Entre as estruturas defensivas estão os papéis de defesa propriamente ditos e um papel de "sustentador de defesas". Esses papéis têm como objetivo proteger o cliente da vivência do trauma. Os papéis de vítima, de molestador e de autoridade que negligencia representam a internalização do trauma e o conservam vivo, até que seja processado. Esses papéis servem para tornar presente a experiência do trauma passado.

Como foi dito, os papéis baseados no trauma só são concretizados e encenados pelo protagonista depois de estabelecidos os papéis prescritivos e assim que esteja garantido o suporte grupal para prevenir uma regressão descontrolada e uma eventual retraumatização. Mesmo quando o protagonista vê espontaneamente, no palco, o seu papel de vítima ou de molestador, o diretor tem a responsabilidade clínica de assegurar-se de que os papéis prescritivos estejam estabilizados antes da dramatização desses papéis traumáticos.

Defesas

A experiência de um trauma severo sobrecarrega até mesmo aqueles cuja psique funciona bem. A violência e a imprevisibilidade pulverizam as crenças cognitivas a respeito de si mesmo e do outro. Sentimentos intensos tomam conta do corpo e da mente. Quando isso acontece, as defesas egoicas são automaticamente engajadas na prevenção da morte psicológica. O espírito fica esvaziado.

Esse modelo trabalha com três níveis de defesa: primitivas, aditivas e mal adaptadas. As defesas primitivas, que são necessárias no momento do trauma, incluem a dissociação, a negação, a idealização, os estados múltiplos de consciência, as identificações projetivas e a identificação com o agressor. As obsessões, compulsões e adições aparecem à medida que essas defesas se entranham mais na personalidade e bloqueiam papéis. Os papéis mal adaptados incluem o que toma conta, o controlador, o super-realizador, a criança adulta, o salvador, e assim por diante.

O sustentador de defesas

Esse personagem nasceu da experiência de concretizar a dissociação com sobreviventes de traumas e descobrir que tanto o protagonista quanto o auxiliar estão dissociados. Assim, criou-se um papel para controlar ou sustentar a dissociação, de forma que ela possa ser utilizada quando necessário, mas não aconteça automaticamente na encenação do trauma. Mais tarde, o papel se ampliou, transformando-se no "sustentador de defesas", pois desempenha essa função rígida independentemente de que defesa esteja sendo utilizada.

Ao montar uma cena de sua infância, Greta começou a dissociar e a esquecer, momentaneamente, onde estava. Ficou parada, olhando estupefata à sua volta. Os auxiliares, assumindo papéis prescritivos, verbalizaram seus textos e ofereceram uma âncora positiva. Entretanto, foi como se Greta estivesse flutuando, sem conseguir ouvi-los nem vê-los. Então, o diretor decidiu concretizar a dissociação flutuando pela sala, com um auxiliar treinado assumindo o papel de sustentador da dissociação. Colette, uma das integrantes da equipe técnica, assumiu espontaneamente esse papel e começou a caminhar pela sala com uma faixa de tecido branco, que ela agitou no ar, dizendo: "Eu dou conta de identificar e segurar qualquer dissociação que surja na sala. Greta, você me ajuda a pegar e juntar, para eu poder mantê-la aqui? Se você precisar, eu devolvo, mas eu acho que seria uma boa, agora, ver o que está acontecendo".

O diretor apoiou essa intervenção da companheira de equipe e disse: "É isso, Greta, pegue os fragmentos que estão flutuando pela sala e coloque-os concretamente na faixa branca, ali. Diga ao sustentador o que fazer com eles". Greta respondeu: "Eu não preciso me desintegrar agora, mas você pode ficar naquele canto com a faixa, para o caso de eu ficar assustada demais".

Internalização dos papéis traumáticos

Os clientes costumam entender com certa facilidade essa categoria de papéis baseados no trauma, embora alguns lhes sejam mais familiares do que outros. O presente modelo de trabalho divide a representação interna em vítima, molestador e autoridade negligente. Para muitos sobreviventes de traumas, tanto o papel de vítima quanto o de molestador parecem ter dominado sua vida. Eles conseguem reconhecer pensamentos e sentimentos disfuncionais e a repetição desses papéis. O papel mais sutil é o da autoridade negligente. Esse personagem pode ser o pai que não intervém, bem como a escola, a igreja, ou o governo, que não proporcionam segurança nem ajuda. Muitas vezes o papel da autoridade negligente precisa ser trabalhado até mesmo antes que os outros papéis de origem traumática possam ser abordados.

Com frequência, os profissionais treinados da equipe representam esses papéis logo de início para prevenir uma eventual retraumatização dos clientes. Quando estão prontos e é clinicamente recomendado, os próprios clientes são orientados a assumir esses papéis, para que alcancem níveis de vivência mais profundos. Os papéis de vítima e de agressor podem ser encenados, explorados e vivenciados dentro dos limites de segurança oferecidos pelo modelo para recuperar todas as lembranças, expressar sentimentos dissociados e restabelecer o senso de domínio sobre o passado. Os papéis da autoridade negligente podem ser examinados e modificados como reorganização interna do eu. Em geral, o psicodrama explora um desses papéis mais do que os outros, novamente para proporcionar um sentido de limites e de contenção.

Nessa sessão, Greta disse que queria "assumir minha própria autoridade e parar de lamentar os meus 5 anos". Para a cena 2, o diretor pediu a ela que montasse uma imagem que representasse a tristeza associada aos seus 5 anos. Greta se lembrou de uma cena com o avô, quando ela tinha essa idade. Ambos estavam no estábulo quando ele a empurrou para uma baia onde ficavam alguns bezerrinhos. Ele então a forçou a fazer sexo oral, deixando-a lá e indo embora em seguida.

Como era a primeira vez que ela via essa cena e começou a se sentir fragilizada, o diretor lhe perguntou: "Onde está a autoridade que pode salvar essa criança?" Ela respondeu que não sabia e começou a chorar. Então, disse o diretor, crie "uma autoridade" do grupo e veja como você poderia conseguir ajuda para parar de se queixar. A cena baseada no trauma ficou congelada no palco, enquanto Greta criava "um espírito de compaixão" usando três cadeiras. Uma delas tinha uma echarpe dourada, simbolizando a "compaixão". A segunda foi coberta com um lenço amarelo e foi chamada de "luz". A última, que ficava atrás das outras duas, era "ação", concretizada como um espírito brilhante. Invertendo papéis com o espírito brilhante, Greta tomou a luz e a compaixão e resgatou seus lamurientos 5 anos. Esse espírito de compaixão conseguiu dar um basta no avô e confortar os lamentos da criança.

Papéis transformadores

Quando os papéis prescritivos contracenam com aqueles baseados no trauma, surge uma nova espontaneidade. Emergem papéis individualizados que, nesse modelo de trabalho, são chamados de papéis transformadores. Há três funções psicológicas saudáveis para as quais esses papéis contribuem: iniciativa e autonomia, conexão com terceiros e integração.

Considerando que esses papéis são únicos para cada pessoa, é difícil estabelecer categorias de dramatização. O mais frequente, entretanto, é que os papéis transformadores incluam pelo menos um dos seguintes personagens: um agente de mudança, uma criança que dorme e acorda, uma mãe ou pai suficientemente bons e um Deus também suficientemente bom.

Quando Greta transformou seu sentimento de desamparo no personagem "espírito de compaixão", criou um papel transformador que lhe permitiu agir de outra maneira em relação a si mesma e aos outros. Com o tempo, Greta internalizou suas experiências de ter um dublê continente no papel de "meu aliado" – um personagem único, personalizado, que promovia a integração e a conexão saudáveis com os demais.

Estruturas clínicas de segurança: diretrizes de ação

Quando se usa a psicoterapia vivencial com sobreviventes de traumas, as estruturas clínicas proporcionam outro nível de segurança. Tais estruturas buscam prevenir a regressão descontrolada e promover uma narrativa dos pensamentos, sentimentos e comportamentos não processados. São elas: uma equipe para atuar o trauma, círculos de tecido, formatos de cenas de revivência e princípios para a revivência consciente.

Equipe para atuar o trauma

Com os anos de utilização do psicodrama com sobreviventes de traumas, foi ficando cada vez mais claro que o trabalho mais seguro e mais profundo só pode ser feito com uma equipe clínica treinada. A plena revivência consciente de cenas do trauma nodal precisa do apoio de uma equipe treinada nas nuanças dos sintomas traumáticos e nas habilidades do psicodrama clássico. Esta é a razão pela qual se denomina "equipe para atuar o trauma": os membros da equipe conhecem os métodos de ação e os aplicam ao trauma de forma competente. Cada equipe tem um diretor líder, um líder assistente e pelo menos dois egos-auxiliares treinados.

Diretor líder

O diretor avalia as forças e vulnerabilidades tanto do protagonista como dos membros do grupo. Toma decisões com base em conhecimentos clínicos de diagnóstico, funcionamento adaptativo, planejamento terapêutico, tempo e objetivos da sessão. Contrata com o protagonista e o grupo o tipo de dramatização revivencial (Hudgins, 1993). Além disso, estabelece as medidas de segurança necessárias para a encenação e a expressão das emoções intensas e do material dissociado anterior à ação. O diretor promove então a concretização das cenas traumáticas utilizando, passo a passo, os princípios da revivência consciente e da reparação do desenvolvimento (Hudgins, 1993).

Líder assistente

Permitir ao protagonista encenar o caos de seu mundo interno e simbólico, integrando ao mesmo tempo os membros do grupo que podem ter seu material inconsciente mobilizado, deve ser um trabalho de equipe. O papel de líder assistente foi desenvolvido para facilitar o apoio extraclínico ao diretor, ao protagonista e aos demais membros do grupo, quando se trabalha com sobreviventes de traumas num contexto grupal. O líder assistente avalia, no decorrer da dramatização, os níveis de segurança pessoal, os papéis positivos e o apoio interpessoal dos membros do grupo, interagindo com estes para contenção, quando necessário. Ele também codirige os egos-auxiliares treinados para efetivar as intervenções do diretor quando este precisa da equipe. O líder assistente também integra os papéis de ego-auxiliar espontâneos dos membros do grupo e da equipe e dá instruções relativas a papéis terapêuticos.

Egos-auxiliares treinados

Os egos-auxiliares treinados constituem um rico recurso tanto para o protagonista quanto para o grupo, quando estão revivendo cenas de traumas nodais pretéritos. Eles promovem alívio adaptativo do afeto primário e reparação de desenvolvimento, com base nos papéis que desempenham em cena, e apoiam os membros do grupo. Os egos-auxiliares treinados encenam identificações projetivas, quando necessário. São também chamados a assumir papéis baseados no trauma na forma como são orientados e a processar suas reações pessoais no horário destinado à equipe.

Apoio

Quando Greta começou sua dramatização e um segundo membro do grupo se envolveu numa recordação própria, o líder assistente pediu que um ego-auxiliar treinado se sentasse próximo à cliente quando ela disse "Não, não, não!" O auxiliar assumiu o papel de dublê de contenção e utilizou a vivência da cliente para integrá-la à sessão em curso. O auxiliar dublê disse: "Ok, eu quero dizer 'Não, não, não' a essa lembrança. Eu posso dizer 'Não!' agora, olhar em volta e ver que estou no teatro psicodramático de proteção. Posso assistir a Greta e lembrar que ela também quer dizer não ao avô".

A expressão emocional do afeto dissociado pode resultar em distorção temporal e regressão descontrolada, colocando o sobrevivente de trauma em risco de retraumatização. Para evitar isso, o auxiliar se coloca ao lado do protagonista ou do membro do grupo e sustenta certo nível de consciência, com afirmações de um papel cognitivo. Por exemplo, o auxiliar de Greta muitas vezes fez afirmações cognitivas do tipo: "Eu posso perceber meus sentimentos... meu terror, minha raiva... e posso ainda pensar a respeito do que quero dizer hoje. Hoje eu sou adulta, não uma criança. Posso ter sentimentos de criança e expressá-los como adulta".

Encenação de identificações projetivas

Os egos-auxiliares treinados também encenam identificações projetivas que são reconhecidas durante a dramatização do trauma. Elas podem ser, então, integradas à dramatização, em vez de ficar soltas no ar, perturbando os membros do grupo. Isso aconteceu, por exemplo, quando Colette encenou espontaneamente o papel relacionado com a dissociação. Em vez de deixar o sentimento de dissociação tomar conta do grupo, ela o utilizou terapeuticamente para transformar a energia dessa defesa numa contenção positiva.

Encenação de papéis baseados no trauma

É nos papéis de vítima, molestador ou autoridade negligente que os clientes correm mais risco de regressão descontrolada e de retraumatização. Esses papéis contêm todo o material inconsciente e não processado do trauma que precisa ser comunicado para que a cura ocorrerá. Quando esses papéis são acessados, a informação é compartilhada, as emoções, aliviadas e novos sentidos encontrados, podendo ocorrer uma reparação plena do desenvolvimento. Entretanto, tudo isso deve ser feito numa estrutura clínica controlada.

Nesse caso, os membros da equipe que assumem esses papéis proporcionam estruturas seguras para que o protagonista interaja com os personagens baseados no trauma. Esses profissionais seguem as instruções do diretor, fazem intervenções que criam contenção mais do que expansão, e somente demandam ação do protagonista quando necessário. Quando o protagonista está pronto, ele mesmo pode assumir esses papéis, tendo os egos-auxiliares treinados como apoio.

Greta escolheu Ana, uma auxiliar treinada, para fazer o papel dela com 5 anos na cena de revivência consciente do seu abuso sexual. Depois que Greta *resgatou* seus 5 anos utilizando o papel de "espírito de compaixão", ela decidiu *vivenciar* seu papel de 5 anos para se livrar do sofrimento. Quando estava nesse papel de vítima, auxiliares protetores, fazendo personagens prescritivos, a rodearam de tal forma que ela não ficasse só. Quando o auxiliar que desempenhava o papel do avô foi se aproximando dela, a Greta de 5 anos sentiu o terror e chorou, caindo nos braços do "espírito de compaixão".

Apoiada e protegida, ela conseguiu vivenciar a profundidade de sua dor infantil, no contexto de uma regressão consciente e controlada, com a utilização de uma equipe de atuação do trauma.

Círculos de tecido

Para ensinar de forma vivencial os limites e a contenção, toda sessão clínica e de treinamento começa da forma que se segue.

Círculo de contenção e vivência

Quando se inicia o grupo, tiras de pano de várias cores, texturas e tamanhos são colocadas no meio do círculo de cadeiras. Cada membro do grupo e da equipe escolhe pelo menos uma faixa para representar uma força trazida hoje por eles ao grupo. Essas forças podem ser vinculadas a temas, a cada semana; por exemplo, que força é necessária para trabalhar com defesas? Que força é necessária para dramatizar cenas da infância? Então, cada pessoa fica em pé, responde e coloca a faixa para formar um círculo ou continente.

Esse continente se torna então o círculo "vivencial" e o grupo sabe que o material do trauma pode ser encenado com segurança dentro desse círculo. Com o tempo, essa estrutura se transforma num lembrete constante a respeito da importância dos limites e de como construí-los de diferentes maneiras. O grupo do qual Greta participava começou aquela sessão colocando as forças que lhes permitiriam "ir fundo nos sentimentos do passado", o que funcionou como um aquecimento para a protagonização dela.

Círculo do trauma e da cura

Quando o material traumático passa a invadir o presente, o grupo pode concretizar também um segundo círculo. Repete-se o processo descrito anteriormente, criando-se o "círculo do trauma" para conter as imagens não processadas, sensações, pensamentos, sentimentos e impulsos comportamentais. São escolhidas as forças e defesas para criar esse segundo círculo, colocando-se dentro dele, para serem curados, fragmentos de trauma. Contido nesse círculo, o material traumático é considerado de caráter narrativo e tanto pode ser escolhido para ser trabalhado como deixado de lado durante a sessão. Se Greta não tivesse obtido sucesso com a ajuda dos personagens prescritivos na cena 1, o diretor teria feito uma intervenção, pedindo ao grupo para criar esse círculo de trauma e de cura antes de prosseguir. Assim, o protagonista e os membros do grupo poderiam, juntos, colocar faixas, objetos e cadeiras para concretizar as lembranças que estavam irrompendo em sua vivência atual. Muitas vezes esse círculo é criado como parte do aquecimento.

Modelos de dramatização revivencial

Quando as cenas psicodramáticas vão do presente às lembranças infantis sem consentimento consciente do protagonista, existe o risco de retraumatização. Para controlar o apelo sedutor do material traumático inconsciente, o modelo da espiral delineia seis tipos de cena para promover limites claros durante a sequência de ações (Hudgins, 1993 e 1998). O contrato com o protagonista e com o grupo constitui um passo importante para a escolha informada e para a revivência consciente das cenas traumáticas nodais.

Recuperação e renovação

Essas dramatizações procuram concretizar e reviver os personagens prescritivos para recuperar uma sensação de esvaziamento, possibilitando assim trabalhar o trauma. A energia é desbloqueada e recupera-se a resiliência. Os papéis prescritivos e transformadores podem ser dramatizados, para potencializar a renovação pessoal, em qualquer ponto do processo terapêutico: no início da terapia, como combustível para descobrir e trabalhar as lembranças traumáticas; e no final da terapia, para celebração.

Sonhos e metáforas

Nessas cenas são concretizados os símbolos abstratos encontrados frequentemente nos sonhos, além de mitos e outras metáforas. É importante, nesse tipo de dramatização, que o diretor respeite o contrato de trabalhar símbolos abstratos, mesmo quando os sonhos ou metáforas pareçam conter material traumático inconsciente. Esse limite protege o protagonista de ser surpreendido pelos papéis de vítima e de molestador, quando ele pensava estar apenas dramatizando um conto de fadas.

Descoberta inicial e denominação adequada

Esse tipo de dramatização concentra-se na atribuição de caráter narrativo ao material traumático até então desconhecido. Para a encenação de personagens baseados no trauma, faz-se um contrato para o significado cognitivo, e não para a expressão emocional. Exemplo desse tipo de dramatização é encenar uma lembrança fragmentada para ter claro o que realmente aconteceu. As intervenções do diretor levariam o protagonista mais a construir significados do que a expressar emoções, aspecto que poderia ser complementado numa dramatização posterior.

Descoberta e exploração do trauma nuclear

Essas dramatizações dão ao cliente referências para que reviva conscientemente cenas do passado, expressando os afetos dissociados. Os papéis prescritivos estão estabilizados na cena 1. Com isso, a experiência inconsciente e o significado dos papéis baseados no trauma podem ser conscientemente revividos por intermédio da regressão controlada e do apoio da equipe em cenas adicionais. Os sentimentos dissociados são acessados e expressados a partir do papel de vítima. A identificação com o agressor pode ser explorada pela encenação do papel de molestador. Novos sentidos vão emergir da vivência acurada do passado.

Reviver conscientemente, reparando o desenvolvimento

Essas encenações específicas proporcionam estruturas para a regressão controlada de acordo com os princípios do reviver consciente. Passo a passo, diretor e equipe dirigem o reviver seguro e consciente das cenas traumáticas nucleares. A cena final, nesse tipo de dramatização, é sempre uma reparação do desenvolvimento. O eu se integra. A mãe má se corrige e pede desculpas. A confiança do grupo se fortalece com a autorrevelação.

A dramatização de Greta – o confronto com o avô e o resgate de sua criança de 5 anos – seria um contrato de reviver conscientemente com reparação do desenvolvimento. Como foi mostrado neste capítulo, Greta primeiro concretizou seus papéis prescritivos. Quando ela estava estável, conseguiu fazer uma inversão com o seu personagem infantil baseado no trauma e entrar numa regressão controlada para identificar e expressar seu gemido de terror. Entretanto, ela não estava só, tendo vivido o processo de reparação rodeada por personagens positivos internos e acolhida nos braços de seu "espírito de compaixão".

Liberação e transformação

Essas cenas se concentram no treinamento de novos comportamentos para substituir papéis antigos. Em geral, as projeções futuras têm como objetivo testar os novos papéis transformadores antes de colocá-los em prática no mundo real. Esse tipo de dramatização pode ser conduzido grupalmente, lançando mão tanto do modelo que trabalha com um tema central como do sociodrama ou do trabalho com protagonistas individuais.

Cada tipo de dramatização vivencial consciente tem um contrato, objetivos clínicos para a sessão e descrições ativas, a fim de evitar a regressão descontrolada.

Princípios do reviver consciente

Esses princípios foram desenvolvidos para orientar a sequência da ação quando o contrato é para explorar e reparar cenas traumáticas nucleares (Hudgins, 1993). Seis passos guiam o diretor e o protagonista na exposição e na encenação de cenas traumáticas: falar, observar, testemunhar, reencenar, reviver e reparar.

Falar

O protagonista começa descrevendo verbalmente as cenas traumáticas que serão encenadas. O compartilhamento verbal propicia uma avaliação do protagonista e do grupo em termos de apoio para trabalhar o reviver. Também permite aos membros do grupo saber, com antecedência, o horror e a dor que eles vão ver. Greta descreveu com palavras a cena do sexo oral forçado no estábulo antes de começar a encenar.

Observar

O protagonista monta a cena do trauma mantendo uma distância segura e terapêutica para observar os papéis egoicos. Os auxiliares respeitam a cena descrita, sem adicionar nada espontaneamente. Isso dá à equipe e ao diretor a oportunidade de verificar a segurança e o nível de funcionalidade adaptativa e de fazer intervenções quando necessário. Greta primeiro observou a cena, buscando precisão, enquanto os auxiliares treinados transitavam pelos atos de violência e de abuso sexual que tinham sido relatados. Quando ela ficou paralisada, foi orientada a criar a própria autoridade, quando então foi concretizado o "espírito de compaixão".

Testemunhar

Ficar no papel de testemunha enquanto a cena é dramatizada aumenta a espontaneidade e a expressão afetiva do protagonista. É muito comum que ele resgate do trauma, espontaneamente, o eu-vítima. Isso lhe dá poder e expande seu repertório de papéis. Testemunhar proporciona tanto a vivência quanto a observação do trauma naquele momento. Quando Greta inverteu papéis com o "espírito de compaixão", conseguiu entrar e dar um basta no abuso, consolando a menina de 5 anos e demonstrando sua capacidade de testemunhar a história de maneira diferente.

Reencenar

Quando clinicamente pronto, o protagonista circula pelos cenários do trauma em companhia do diretor dos personagens apoiadores. Esse papel se assemelha ao do observador, embora seja atuado por um dos personagens do trauma, e por isso é uma reencenação. O protagonista, no papel de vítima, molestador ou autoridade negligente, circula por essa cena, o que permite ao diretor avaliar a contenção antes da vivência plena do trauma nuclear. Greta circulou por sua experiência como criança de 5 anos antes de reviver conscientemente, numa dramatização completa, o seu papel de vítima e de poder gritar.

Reviver

O protagonista revive conscientemente a cena do trauma fazendo todos os personagens que são clinicamente indicados – vítima, molestador, mãe "ausente", inimigo, e assim por diante. Trata-se de uma regressão consciente a serviço do ego. Com o apoio de personagens prescritivos e transformativos no palco, o protagonista revive com segurança a profundidade dos sentimentos dissociados e adquire nova compreensão dos papéis baseados no trauma. Greta conseguiu reviver e expressar seu grito de terror da infância a fim de que ele deixasse de rondá-la.

Reparar

A etapa final do reviver consciente é sempre uma reparação do desenvolvimento. A regressão controlada visa possibilitar que sejam dramatizadas cenas de reparação para modificar os velhos padrões traumáticos. As cenas reparatórias podem focar o eu, os relacionamentos com a família de origem, com os outros significativos atuais, membros do grupo ou símbolos transpessoais, como agentes de cura para a experiência traumática nuclear. No papel de "espírito de compaixão", Greta conseguiu dar um basta ao abuso e encontrar a paz.

Módulos avançados de intervenção: passos da ação

Embora este capítulo não possa apresentar a lista completa de técnicas psicodramáticas modificadas que constituem o modelo da espiral terapêutica, uma delas é apresentada como exemplo: o dublê de contenção. Outras técnicas de intervenção são:

- o dublê corporal;
- o gestor do funcionamento saudável;
- a concretização de defesas;
- o papel de cliente;
- a tríplice inversão de papéis;
- a encenação segura dos papéis de vítima, molestador e autoridade negligente.

O dublê de contenção

Esse modelo de intervenção foi padronizado e operacionalmente definido numa aplicação em três sessões para pesquisa e prática clínica. Num estudo inicial, o dublê de contenção foi empiricamente demonstrado como recurso para diminuir a dissociação e a evitação (Hudgins e Drucker, 1998; Hudgins, Drucker e Metcalf, 2000).

Há três passos simples para a utilização desse modelo:

1. Falando na primeira pessoa, o dublê de contenção reflete o processo, o conteúdo, o afeto, a intensidade, as estruturas de defesa etc. que o protagonista está vivenciando naquele momento. Por exemplo, o dublê de Greta disse: "Eu estou realmente com medo de ficar perto do meu avô".

2. Ainda falando na primeira pessoa, o dublê faz afirmações que estabelecem a capacidade de conter e administrar o processo, o conteúdo, os sentimentos que foram refletidos. Continuando a dublagem de Greta, a dublê disse: "Sei que estou assustada, neste momento, e me sinto como uma criança... mas também sei que posso respirar fundo e tentar entender por que isso está acontecendo agora. Por que eu sempre acabo perdendo meu papel de adulto?"

3. Ancoragem da reflexão e da contenção no aqui e agora por meio de referências temporais, dados sensoriais e/ou conexões interpessoais. A dublê de Greta afirmou: "Eu consigo sentir a mão do diretor e observar o grupo aqui. Essas pessoas estão aqui para apoiar minha dramatização. Estou segura aqui e agora, mesmo pensando no meu avô".

Na forma como foi padronizado, o dublê pode ser utilizado para treinar clínicos e estudantes no uso de uma intervenção vivencial para melhorar a contenção. Pode ser ensinado aos clientes, na terapia individual, ou utilizado todo o tempo em sessões grupais. À medida que o dublê é experimentado muitas vezes, ele se torna internalizado, o que aumenta a resiliência dos clientes em sua vida lá fora.

Conclusão

Embora o MET apresente um modelo clínico abrangente para a utilização de métodos vivenciais com sobreviventes de traumas, ainda há muito trabalho a ser feito para verificar e validar sua eficácia. A pesquisa inicial procurou investigar a eficiência do modelo de intervenção do dublê de contenção nos casos de TEPT. Estudos adicionais estão em curso, testando outras intervenções e construtos modificados.

O MET integra o poder do psicodrama clássico às estruturas clínicas oriundas da recente teoria do trauma, produzindo um sistema seguro e eficaz para o tratamento de sobreviventes de traumas. Ele é único em diretrizes clínicas detalhadas passo a passo que podem ser desmembradas em intervenções simples ou orientar todas as dramatizações abrangidas. Este capítulo fez uma síntese das principais inovações desse modelo na auto-organização vivencial, nas estruturas clínicas e nos modelos avançados de intervenção. Um caso montado orientou cuidadosamente o leitor ao longo dos conceitos abstratos.

Concluindo, o psicodrama pode ser o tratamento ideal para sobreviventes de traumas. Entretanto, para que o psicodrama clássico seja utilizado de forma segura, seus métodos devem ser usados para promover tanto a contenção quanto a expressão. Esperamos que o modelo da espiral terapêutica responda a muitas das perguntas a respeito de como conduzir o psicodrama sem estimular a regressão descontrolada ou correr o risco de retraumatização. Mais do que tudo, a esperança é de que os sobreviventes de traumas possam curar-se rapidamente e com compaixão.

O modelo da espiral terapêutica foi criado em conjunto pelos profissionais do Center for Experiential Learning que participaram das equipes de atuação do trauma nos últimos quinze anos, entre eles: Colleen Baratka, Jeanne Burger, Mario Cossa, Mimi Cox, Karen Drucker, Peter Dummett, Kathleen Fimmell, Colette Harrison, Kathy Metcalf, Mary Anna Palmer, Rebecca Ridge, Francesca Toscani, Trish van Peursem e Cathy Wilson, nos Estados Unidos; Julia Howell e Francis Batten, na Inglaterra; Charmaine McVea e Penny Crawley, na Austrália; Jacqui Gough, Estelle Mendelsohn e Miriam Hammond, na Nova Zelândia; e George e Irene McDermott, no Canadá.

Agradeço também aos muitos protagonistas que compartilharam comigo seus traumas pessoais e coletivos no The Psychodrama Theatre of Protection, em Black Earth, Wisconsin, Estados Unidos, e nas oficinas mundo afora. Com sua ajuda, o MET se tornou uma ferramenta poderosa para a cura de traumas. Obrigada por sua coragem e por correrem riscos. Com fé e esperança, o modelo da espiral terapêutica agrega o que aprendemos juntos por todos esses anos. Como disse J. L. Moreno (1953), o fundador do psicodrama, nós encontramos meios de "ensiná-los [aos sobreviventes de traumas] a sonhar novamente!"

Referências bibliográficas

ALTMAN, K. P. "Psychodramatic treatment of multiple personality disorder and dissociative disorders". *Dissociation*, v. 5, n. 2, 1992, p. 104-8.

_____. "Psychodrama in the treatment of post trauma syndrome". *Treating Abuse Today*, v. 2, 1993, p. 27-31.

BANNISTER, A. *From hearing to healing: working with the aftermath of child sexual abuse*. Chichester: John Wiley, 1990.

_____. "Learning to live again: psychodramatic techniques with sexually abused young people". In: HOLMES, P.; KARP, M. (orgs.). *Psychodrama: inspiration and technique*. Londres: Tavistock/Routledge, 1991. [Em português: *Psicodrama – Inspiração e técnica*. São Paulo: Ágora, 1992.]

_____. *The healing drama: psychodrama and dramatherapy with abused children*. Londres: Free Association Books, 1997.

BAUMGARTNER, D. "Sociodrama and the Vietnam combat veteran: a therapeutic release for a wartime experience". *Journal of Group Psychotherapy and Sociometry*, v. 38, 1986, p. 31-9.

BERGIN, A. E.; GARFIELD, S. L. "Overview, trends, and future issues". In: BERGIN, A. E.; GARFIELD, S. L. (orgs.). *The handbook of psychotherapy and behavior change*. Nova York: John Wiley and Sons, 1994.

BLATNER, A. "Psychodrama: the state of the art". *The Arts in Psychotherapy*, v. 24, n. 1, 1997, p. 23-30.

BURGE, M. "The Vietnam veteran and the family 'both victims of post traumatic stress' – A psychodramatic perspective". *Australian and New Zealand Psychodrama Association Journal*, v. 5, 1996, p. 25-36.

ECKERT, J.; BIERMANN-RATJEN, E. M. "The treatment of borderline personality disorder". In: GREENBERG, L. S.; WATSON, J.; LIETAER, G. (orgs.). *Handbook of experiential psychotherapy*. Nova York: Guilford Press, 1998.

ELLENSON, G. S. "Disturbances of perception in adult female incest survivors". *The Journal of Contemporary Social Work*, v. 67, 1986, p. 149-59.

_____. "Horror, rage, and defenses in the symptoms of female sexual abuse survivors". *Social Casework. The Journal of Contemporary Social Work*, v. 12, 1989, p. 589-98.

ELLIOT, R.; DAVIS, K. L.; SLATICK, E. "Process-experiential therapy for posttraumatic stress difficulties". In: GREENBERG, L. S.; WATSON, J.; LIETAER, G. (orgs.). *Handbook of experiential psychotherapy*. Nova York: Guilford Press, 1998.

ELLIOT, R. *et al.* "A process-experiential approach to post-traumatic stress disorder". In: HUTTER, R. et al. (orgs.). *Client-centered and experiential psychotherapy: a paradigm in motion*. Frankfurt: Lang, 1996.

GELINAS, D. J. "The persisting negative effects of incest". *Psychiatry*, v. 46, 1983, p. 312-33.

GOLDMAN, E. E.; MORRISON, D. S. *Psychodrama: experience and process*. Dubuque: Kendall/Hunt, 1984.

GREENBERG, L. S.; ELLIOTT, R. K.; LIETAER, G. "Research on experiential psychotherapies". In: BERGIN, A. E.; GARFIELD, S. L. (orgs.). *The handbook of psychotherapy and behavior change*. Nova York: John Wiley and Sons, 1994.

GREENBERG, L. S.; LIETAER, G.; WATSON, J. C. "Experiential therapy: identity and challenges". In: GREENBERG, L. S.; WATSON, J.; LIETAER, G. (orgs.). *Handbook of experiential psychotherapy*. Nova York: Guilford Press, 1998.

GREENBERG, L. S.; PAIVIO, S. C. "Allowing and accepting painful emotional experiences". *The International Journal of Action Methods*, v. 51, n. 2, 1998, p. 47-62.

HOLMES, P. *The inner world outside: object relations theory and psychodrama*. Londres: Tavistock/Roudedge, 1992.

HUDGINS, M. K. "Experiencing the self through psychodrama and gestalt therapy in anorexia nervosa". In: HORNYAK, L. M.; BAKER, E. R. (orgs.). *Experiential therapies for eating disorders*. Nova York: Guilford Press, 1989.

_____. *In videotape: healing sexual trauma with action methods*. Madison: Digital Recordings, 1993.

_____. "Experiential psychodrama with sexual trauma". In: GREENBERG, L.; LIETAER, G.; WATSON, J. (orgs.). *Experiential psychotherapy: foundations and differential treatment approaches*. Nova York: Guilford Press, 1988.

HUDGINS, M. K.; SHERIDAN, M. S. *The three-child model of recovery*. Monografia não publicada. Charlottesville: The Center for Experiential Learning, 1990.

HUDGINS, M. K.; DRUCKER, K. "The containing double as part of the therapeutic spiral model for treating trauma survivors". *International Journal of Action Methods*, v. 51, n. 2, 1998, p. 63-74.

HUDGINS, M. K.; KIPPER, D. "Action methods in the treatment of trauma survivors". *International Journal of Action Methods*, v. 51, n. 2, 1998, p. 43-46.

HUDGINS, M. K.; DRUCKER, K.; METCALF, K. "The containing double to prevent uncontrolled regression with PTSD: a preliminary report". *The British Journal of Psychodrama and Sociodrama*, v. 15, n. 1, 2000, p. 58-77.

KARP, M. "Psychodrama and piccalilli: residual treatment of a sexually abused adult". In: HOLMES, P.; KARP, M. (orgs.). *Psychodrama: inspiration and technique*. Londres: Tavistock/Routledge, 1991. [Em português: "Psicodrama e piccalilli: tratamento com internação de um adulto vítima de abusos sexuais". In: *Psicodrama – Inspiração e técnica*. São Paulo: Ágora, 1992.]

KELLERMANN, P. F. *Focus on psychodrama*. Londres: Jessica Kingsley, 1992. [Em português: *O psicodrama em foco*. São Paulo: Ágora, 1998.]

_____. "Concretization in psychodrama with somatization disorder". *The Arts in Psychotherapy*, v. 23, 1996, p. 149-52.

KIPPER, D. A. "Psychodrama research and the study of small groups". *International Journal of Small Group Research*, v. 5, 1989, p. 4-27.

MORENO, J. L. *Words of the father*. Beacon: Beacon House, 1915. [Em português: *As palavras do pai*. Campinas: Psy, 1992.]

_____. *Who shall survive?* Beacon: Beacon House, 1953. [Em português: *Quem sobreviverá? Fundamentos da sociometria, psicoterapia de grupo e sociodrama*. Goiânia: Dimensão, 1992, v. 1, 2 e 3.]

MORENO, J. L.; MORENO, Z. T. *Psychodrama, volume 3*. Beacon: Beacon House, 1969. [Em português: *Psicodrama – Terapia de ação e princípios da prática*. São Paulo: Daimon, 2006.]

MORENO, Z. T.; BLOMQVIST, D. *Healing through the use of surplus reality*. Nova York: Jason Aronson, 2000. [Em português: *A realidade suplementar e a arte de curar*. São Paulo: Ágora, 2001.]

RAAZ, N.; CARLSON-SABELLI, L.; SABELLI, H. "Psychodrama in the treatment of multiple personality disorder: a process-theory perspective". In: KLUFT, E. (org.). *Expressive and functional therapies in the treatment of multiple personality disorder*. Nova York: Guilford Press, 1992.

REYNOLDS, T. "Dissociative identity disorder and the psychodramatist". *Australian and New Zealand Psychodrama Association Journal*, v. 5, 1996, p. 43-61.

SIDORSKY, S. "The psychodramatic treatment of the borderline personality". *Journal of Group Psychotherapy Psychodrama and Sociometry*, v. 37, 1984, p. 117-25.

TOSCANI, F.; HUDGINS, M. K. *Trauma survivor's intrapsychic role atom: including prescriptive roles*. Manuscrito não publicado. Charlottesville: The Center for Experiential Learning, 1996.

VAN DER KOLK, B. A. Discurso de abertura na conferência anual da American Society of Group Psychotherapy and Psychodrama, Nova York, 1997.

_____. "The body keeps the score: approaches to the psychobiology of posttraumatic stress disorder". In: VAN DER KOLK, B. A.; MCFARLANE, A. C.; WEISAETH, L. (orgs.). *Traumatic stress: the effects of overwhelming experience on mind, body, and society*. Nova York: The Guilford Press, 1996.

WIDLAKE, B. "Barbara's bubbles: the psychodrama of a young adult recovering from an eating disorder". *The British Journal of Psychodrama and Sociodrama*, v. 12, 1997, p. 23-34.

WILKINS, P. "Psychodrama and research". *The British Journal of Psychodrama and Sociodrama*, v. 12, 1997, p. 44-61.

WOLFE, B. E.; SIGL, P. "Experiential psychotherapy of the anxiety disorders". In: GREENBERG, L. S.; WATSON, J.; LIETAER, G. (orgs.). *Handbook of experiential psychotherapy*. Nova York: Guilford Press, 1998.

YOUNG, L. "Sexual abuse and the problem of embodiment". *Child Abuse and Neglect*, v. 16, 1992, p. 89-100.

14 CICLOS DE CURA: O TRATAMENTO DE TRAUMAS DO DESENVOLVIMENTO

John Raven Mosher e Brigid Yukman

Neste capítulo apresentaremos o "modelo circular de cura" para intervenções terapêuticas, concebido com base nas correspondências entre o ciclo das estações do ano e o ciclo do desenvolvimento humano. Mais tarde, foi desenvolvido, na prática terapêutica, como um esquema de classificação de comportamentos.

Podemos identificar quatro tipos de trauma do desenvolvimento e quatro mitologias pessoais deles resultantes: abandono, traição, despojamento de poder e caos. Essas mitologias pessoais são essencialmente ciclos incompletos de vida, ou meias-vidas, em decorrência de ciclos de desenvolvimento interrompidos.

Na primeira parte deste capítulo, fazemos uma síntese do ciclo de desenvolvimento inicial da criança, que corresponde ao antigo costume de dividir o círculo em quatro partes, para representar a relação entre a vida humana e o ciclo das estações do ano. Em seguida, usamos o círculo de quatro partes para comparar esse ciclo de desenvolvimento com as mitologias pessoais que resultam do trauma. Na segunda parte do capítulo, apresentamos relatos de quatro sessões de psicodrama correspondentes a quatro mitologias pessoais. Em cada uma das dramatizações o diretor adota uma sequência específica de intervenções – um ciclo de cura –, utilizando o círculo dividido em quatro para visualizar a relação entre o trauma e o ciclo de desenvolvimento como um todo.

Na sua expressão mais simples, o modelo circular de cura é um círculo dividido em quatro partes que permite visualizar a sequência do desenvolvimento humano como um ciclo que repete um trauma e pode ser por ele interrompido e alterado. Uma vez constatada essa repetição, surgem as linhas gerais de um padrão de vida. Como será demonstrado em detalhe, o círculo dividido em quatro é na realidade um conjunto de relacionamentos que conformam um sistema. Assim como a gramática básica de uma língua pode ser utilizada para gerar milhares de sentenças, o emparelhamento dos opostos que formam o círculo representa um conjunto de relacionamentos entre partes que estrutura vários sistemas vivos, inclusive o ciclo das estações e o do desenvolvimento humano.

Embora estejam fora do escopo deste capítulo, existem explicações teóricas para o fato de o círculo dividido em quatro poder ser utilizado dessa maneira para prever padrões (Mosher, 1999). O princípio da complementaridade, representado pelas relações entre solstícios e equinócios, no uso antigo do círculo de quatro partes, ajuda a explicar por que a visualização do desenvolvimento e do trauma, dentro do ciclo global de vida, sugere fortes intervenções, até mesmo contraintuitivas. Quando os físicos quânticos medem a matéria como ondas, eles não a medem como partículas. Quando a medem como partículas, não podem medi-la como ondas. No entanto, a matéria é tanto partícula quando onda. Como a teoria das ondas/partículas da física quântica, o círculo de quatro partes evidencia os complementares que compõem o todo.

O ciclo de intervenções saneadoras que será discutido neste capítulo pode ser entendido também no contexto da teoria da complexidade – segundo a qual os sistemas dinâmicos complexos, como o ciclo da vida humana, fiéis à sua condição inicial, mostram autossimilaridade em cada escala e encontram novas maneiras de se organizar quando se aproximam do caos. O modelo de intervenção do círculo de cura atinge a autossemelhança e a previsibilidade dos padrões de vida individual que repetem o trauma de desenvolvimento inicial, e com isso empurra o cliente para o caos e para a mudança.

Os psicodramas descritos na segunda parte deste capítulo podem ser vistos como exemplos representativos de um contexto mais amplo. O círculo de cura vem sendo desenvolvido e testado experimentalmente para lidar com o trauma em oficinas, treinamentos e apresentações desde 1983. Embora este artigo não configure um trabalho de pesquisa científica, as quatro dramatizações que apresentamos representam muitas outras – dirigidas tanto por profissionais certificados quanto por profissionais em formação – em contextos clínicos, profissionais e de treinamento.

O círculo de cura

A roda da medicina dos índios norte-americanos e a roda do ano celta são variantes indígenas do ciclo de quatro partes. Histórica e metaforicamente, o círculo dividido em quadrantes está ligado ao ciclo das estações do ano. Os limites entre as estações simbolizam os ritos de passagem vinculados à dinâmica dos solstícios e equinócios, tomando como base algumas poucas regras inferidas da órbita da Terra em volta do Sol.

A figura a seguir é uma composição de algumas variantes culturais do círculo de cura, mostrando as estações, seus limites orbitais e os ritos transculturais de passagem associados aos solstícios e equinócios.

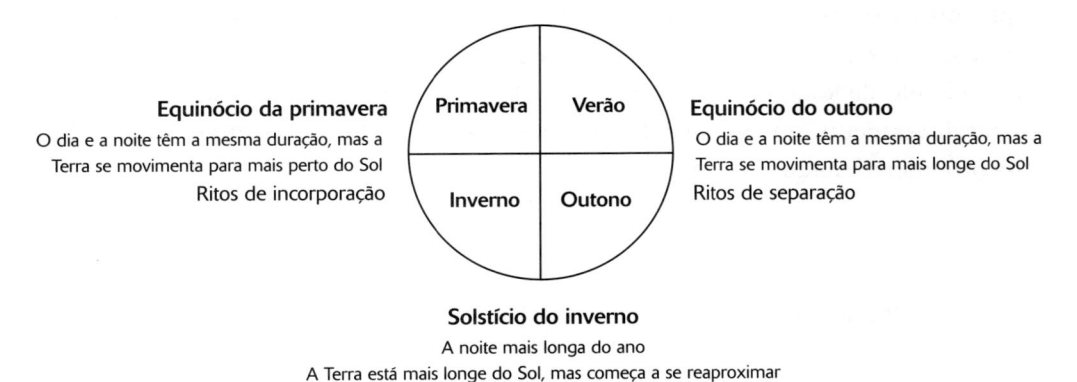

Solstício do verão
O dia mais longo do ano
A Terra está mais próxima do Sol, mas começa a se afastar
Ritos de continuidade

Equinócio da primavera
O dia e a noite têm a mesma duração, mas a
Terra se movimenta para mais perto do Sol
Ritos de incorporação

| Primavera | Verão |
| Inverno | Outono |

Equinócio do outono
O dia e a noite têm a mesma duração, mas a
Terra se movimenta para mais longe do Sol
Ritos de separação

Solstício do inverno
A noite mais longa do ano
A Terra está mais longe do Sol, mas começa a se reaproximar
Ritos de transformação

Figura 14.1   O círculo de cura

As estações do desenvolvimento humano

No pensamento ocidental, o desenvolvimento humano tem sido tradicionalmente considerado linear. Pesquisas realizadas no século XX, entretanto, por Ames *et al.* (1979), Carter e McGoldrick (1988), Levin (1988) e Levinson (1978), entre outros, mostraram que os processos de crescimento humano são também cíclicos. De acordo com essas e outras teorias, os seres humanos repetem, em diferentes níveis, ao longo da vida, os ciclos de seu desenvolvimento infantil inicial.

Como nem os pais nem os filhos são perfeitos, os seres humanos tendem a vivenciar traumas que afetam seu desenvolvimento inicial e os padrões de vida dele resultantes. Eles armazenam traumas que afetaram seu corpo, seus hábitos e sonhos, suas lembranças e histórias. Além de tudo, como se buscassem colocar os traumas no lugar certo e completar o ciclo de desenvolvimento, procuram o tempo todo, na vida, condições que os habilitem a reproduzir os traumas passados (Fromm e Smith, 1989).

Os quadrantes do círculo podem ser utilizados para enxergar a vida, aparentemente linear, como a repetição de um ciclo de desenvolvimento. Nessa perspectiva, podemos começar a investigar como os traumas do desenvolvimento organizaram o conjunto de comportamentos ou possibilidades de vida disponíveis para o eu. O círculo em quatro partes oferece uma estrutura para o mapeamento das transições de uma fase a outra, indicando onde alguém que esteja revivendo uma das quatro classes de traumas de desenvolvimento parece ter estacionado por não dispor das habilidades ou experiências emocionais necessárias para fazer essas transições. Quando certo padrão de vida do sujeito, ou ciclo, está sobreposto num círculo em quadrantes que mostre os estágios de desenvolvimento, é indicado determinado ciclo de intervenções, ou seja, um *ciclo de cura*. O modelo circular de cura é uma adaptação do antigo círculo dividido em quatro para o ciclo do desenvolvimento, sugerindo como intervir terapeuticamente quando o cliente está revivendo um padrão de desenvolvimento interrompido.

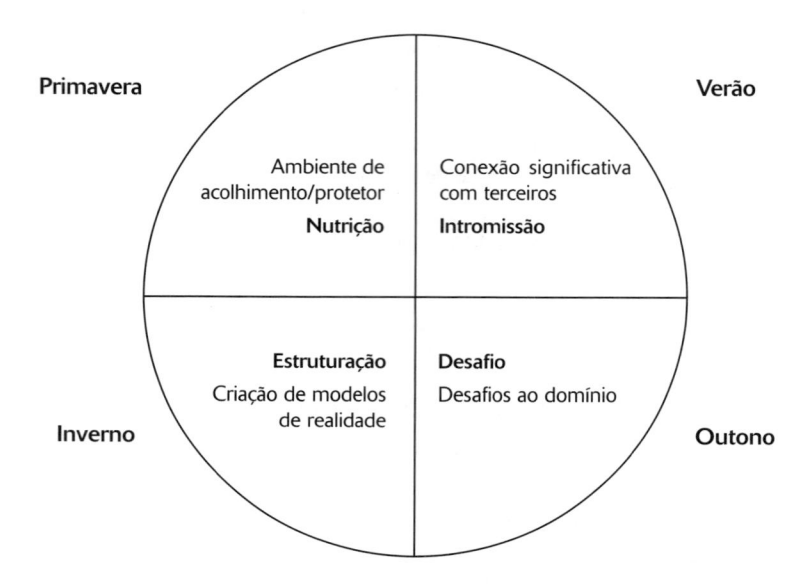

Figura 14.2 As estações do desenvolvimento humano

Entre os inúmeros aspectos do desenvolvimento humano, vamos focalizar as relações entre a criança e o meio social, necessárias ao desenvolvimento do eu. Para que o eu emirja, como demonstrou o trabalho psicanalítico com crianças de Mahler, Pine e Bergman (1975), o recém-nascido requer uma relação de desenvolvimento com o cuidador primário, ou com o meio social no qual cada etapa determina a seguinte.

No início, o eu em crescimento precisa de um ambiente que o sustente e proteja; depois, de uma conexão significativa com um terceiro, seguida por desafios ao domínio, e, finalmente, de estruturas para a compreensão da realidade. Há outros esquemas de identificação dos estágios do desenvolvimento, mas muitos partilham os quatro relacionamentos fundamentais entre o genitor e a criança classificados por Anne

Jernberg em seu livro *Theraplay*[1] (1979). A seguir, uma elaboração nossa das categorias por ela definidas.

- Primavera, quadrante I: nutrição – O genitor embala o bebê, cuida dele, carrega-o, beija-o, conforta-o, alimenta-o, abraça-o suavemente, abraça-o forte, envolve-o, acaricia-o, fica perto dele. Um amor incondicional e um toque cuidadoso que simula um útero fora do corpo materno. Mantém um meio acolhedor e protetor. Facilita o desenvolvimento de *sentimentos*, a começar pela *confiança*. Adequada para momentos de desamparo, extrema necessidade, profunda confusão e novos começos.
- Verão, quadrante II: intromissão – O genitor faz cócegas, sapateia, balança, dá susto, gargalha, saltita, ataca com prazer, faz contatos visuais com o bebê. Uma enérgica entrada no mundo por intermédio do contato visual e de brincadeiras adequadas à idade. Mantém contato. Facilita o desenvolvimento do trato bem-sucedido com o *desejo* e o desenvolvimento da *intuição*. Adequada para esclarecimento de limites, desejos, espiritualidade, e desenvolvimento de intimidade e interdependência.
- Outono, quadrante III: desafio – O genitor arrelia, ousa, encoraja, varia, persegue e atribui à criança tarefas desenvolvedoras realizáveis e apropriadas à idade. Conduz a criança a um sentimento de controle. Facilita a confiança no *fazer* e a experiência da *sensação*. Adequada para dirigir "a criança" para além dos limites percebidos em áreas disponíveis do novo comportamento e do novo conhecimento.
- Inverno, quadrante IV: estruturação – O genitor limita, define, proíbe, delineia, assegura, fala com firmeza, rotula, nomeia, esclarece, confina, detém e restringe a criança. Ensina diferenças e respectivos nomes. Cria modelos de realidade. Facilita o desenvolvimento do *pensar*. Adequada em tempos de falta de sentido e de caos, como um reservatório de energia geradora.

Como a maioria das coisas na natureza, a vida do ser humano atravessa ciclos que vão se desdobrando, estação por estação, ano após ano. Primavera é o tempo de novos começos, quando a natureza proporciona nutrição e um meio protetor e seguro para uma nova vida. Verão é o tempo das colheitas, quando a relação com o meio, ela orgânica ou humana, colhe frutos. Outono é o tempo de preparação para os desafios do inverno, quando as pessoas afiam as ferramentas para a sobrevivência. Inverno é o tempo do descanso, da recuperação, da criação e partilha de histórias pessoais e culturais. Essas estações vão se repetindo à medida que a vida continua.

---

1. O título reúne as palavras "therapy" (terapia) e "play" (jogo). [N. T.]

Tipos de traumas do desenvolvimento

Todos nós estamos expostos, ao longo da vida, a experiências extremas. Quando elas superam nossa capacidade de lidar com elas, vivenciamos um trauma. Algumas dessas experiências são casuais e não relacionadas com o desenvolvimento, e a pesquisa a respeito dos traumas mostra que nem todas as pessoas têm reações traumáticas diante dos mesmos acontecimentos. Em outras palavras, uma pessoa pode estar predisposta a vivenciar traumas, de um tipo ou de outro, por uma adaptação fisiológica, química e psicológica a traumas anteriores vinculados que afetaram o desenvolvimento posterior.

Na relação precoce entre genitor e filho, podem ocorrer quatro tipos de trauma, relacionados com os estágios do desenvolvimento.

O primeiro deles é a simbiose. O recém-nascido pode vivenciar um trauma de abandono quando o meio nutridor não cumpre sua função. Se esse trauma de abandono acontece muito cedo, ele afeta, por toda a vida, a capacidade de estabelecer vínculos, como discute van der Kolk em seu artigo "The separation cry and the trauma response"[2] (1987). Como os ciclos de desenvolvimento se repetem, a criança – e mais tarde o adulto – continuará vivenciando esse trauma e criando um esquema de vida que organiza todos os aspectos do ser.

O estágio seguinte é a diferenciação, ou a aprendizagem do relacionamento com os outros como "não eus". A criança pode vivenciar um trauma de traição por conta de expectativas em relação a terceiros que sejam quebradas, inadequadas ou exageradas. A teoria psicodinâmica se refere a esse tipo de trauma como narcisismo (Miller, 1981). Não surpreende que uma criança que saia dos trilhos nessa etapa cresça culpando-se a si mesma ou aos outros por tudo que acontece, lutando para ser correta a qualquer preço em vez de fazer uma boa diferenciação.

Avançando para o próximo estágio de desenvolvimento e relacionamento, no qual mostra competência em comportamentos e atividades próprias da idade, a criança depende de professores. Pode ser a própria vida quem ensina. Nessa etapa, a criança pode vivenciar traumas pela perda de poder. A sobrecarga leva a criança a um caminho que consiste tanto em proporcionar cuidados como em buscar cuidados de forma manipulativa. Ou, então, a uma incapacidade de crescer, no estilo Peter Pan.

Finalmente, se o meio social for adequado, a criança atinge um nível de competência e de autoconhecimento, sendo capaz de observar e de criar a própria realidade. Se a criança é, nessa etapa, sobrecarregada pela experiência, sua capacidade de criar sentido

---

2. O choro de separação e a reação traumática.

fica comprometida. A realidade perde o sentido porque a criança não se julga capaz de influenciar a experiência. Esse tipo de reação traumática está relacionado com o transtorno de estresse pós-traumático (TEPT) que pode ser descrito como a perda de um direito natural da consciência humana: a capacidade de observar e criar a realidade. Quantas vezes encontramos e incorporamos novas informações que mudaram nossa visão de mundo e, consequentemente, o mundo que vemos?

Quando esse processo ocorre, a crise se resolve, pois as pessoas encontram um novo significado e suas feridas são curadas. A pesquisa recente a respeito do trauma vem focalizando o TEPT.

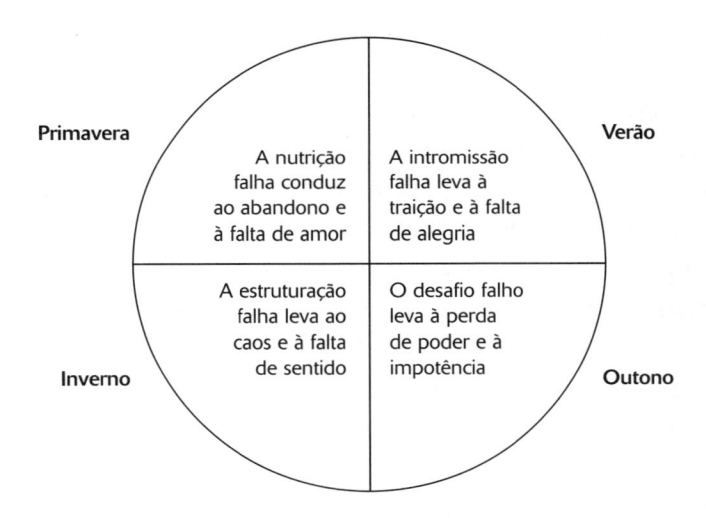

Figura 14.3 As etapas do desenvolvimento que sai dos trilhos

A mitologia pessoal

As reações fisiológica e psicológica ao trauma, as repetições do trauma do desenvolvimento e a perda acumulada de experiências alternativas criam um padrão de vida que é ao mesmo tempo consciente e inconsciente. As pessoas atribuem significados a suas experiências criando histórias a respeito delas. Algumas são histórias privadas que conservamos em segredo por vergonha. Outras, nós esquecemos porque perderam a relevância ou são muito dolorosas. E algumas delas se organizam fora de nossa consciência e, embora sejam cruciais em nossa vida, nós as vivemos de forma inconsciente. Em conjunto, os mitos privados, públicos, esquecidos e cruciais constituem os traços de uma mitologia pessoal única.

As pesquisas a respeito da memória (Siegel, 1999) evidenciam que todas as pessoas têm uma autobiografia narrativa – uma mitologia pessoal, tanto consciente como inconsciente, que delineia nossa vida com a mesma força dos mitos culturais. Essas histórias do eu acabam formatando, com o tempo, o curso da nossa existência e parecem ser bastante afetadas por ameaças à nossa sobrevivência e pela nossa inspiração para viver. As pessoas vivem essas narrativas, tenham ou não consciência disso. É possível que os indivíduos que cresceram em culturas não influenciadas pela compreensão ocidental contemporânea acerca do desenvolvimento infantil tenham narrativas organizadas em torno de percepções alternativas a respeito dos estágios de desenvolvimento do ciclo vital. Entretanto, na medida em que o desenvolvimento é universal para os seres humanos, o trauma do desenvolvimento acaba influenciando todas as autobiografias narrativas.

Embora toda mitologia pessoal seja única, há quatro tipos que correspondem aos quatro traumas que interrompem os estágios, ou "estações", do desenvolvimento humano. As características dos mitos pessoais discutidos neste capítulo derivaram de uma ampla observação em situações terapêuticas de longa duração.

As mitologias de abandono, que refletem alguma falha do meio sustentador e protetor, correspondem à primavera. A reação dominante ao trauma é a negação: negação de necessidades, sentimentos e relações interpessoais. Esse mito pessoal de abandono é frequentemente expresso como falta de amor, compensada com muito que fazer. Já os mitos de traição, de falha do outro significativo em relacionar-se de maneira confiável e adequada, correspondem ao verão. A reação dominante ao trauma é a depressão: a expectativa de que toda experiência vai resultar, em última análise, em desapontamento, não importa qual. Esse mito pessoal de traição é em geral expresso na forma de falta de alegria, em decorrência de falta de descanso, de crítica perfeccionista e de culpa tanto da própria pessoa quanto dos demais. Os mitos de perda do poder, de falha no desenvolvimento da capacidade de lidar com as coisas, correspondem ao outono. A reação dominante ao trauma é a ansiedade, mas ela camufla a raiva. Qualquer exercício de poder pessoal é percebido, pelo trauma de perda de poder, como extremamente ameaçador e potencialmente humilhante, seja qual for o resultado. Isso leva aos mitos pessoais de impotência, direcionados pela cautela, pelo ato de proporcionar e buscar cuidado. Os mitos de caos, de perda de sentido, correspondem ao inverno. São as histórias do transtorno de estresse pós-traumático. Representam fatos não digeridos e não incorporados. As pessoas que sofrem do trauma de caos exibem as reações traumáticas mencionadas e, além delas, agressão contra si mesmas e contra terceiros, evitação, dissociação, falta de motivação, dificuldades de aprendizagem, distúrbios de memória, reação exagerada ou paralisação, hipersensibilidade fisiológica, reações psicossomáticas, distúrbios do sono e reação de alarme exagerada (para mencionar apenas algumas). Elas levam aos mitos pessoais de falta de sentido.

A meia vida da mitologia pessoal

As pessoas repetem, ao longo da vida, os padrões que emergem do seu desenvolvimento inicial. Quando esses padrões ou mitologias pessoais são mapeados no círculo de quatro partes, constituem semicírculos – uma imagem do que chamamos de *meias vidas* – e as pessoas tendem a vivenciar cada vez mais o mesmo semiciclo. A repetição do padrão é extrema quando o trauma de desenvolvimento foi extremo. Com efeito, quando confrontado com um estresse avassalador que leva a pessoa a ficar congelada e imóvel, incapaz tanto de lutar quanto de fugir, todo o sistema egoico – corpo, mente, emoções e espírito – as transporta para fora de um ciclo de desenvolvimento.

Um estresse extremo ou repetido costuma resultar na perda acumulada de experiências no estágio seguinte do desenvolvimento. Essa perda, por sua vez, torna ainda mais difícil seu acesso às partes imcompletas do ciclo. Uma vez inacessível o estágio seguinte do desenvolvimento, os traumatizados continuam o ciclo sem adquirir todos os recursos do quadrante do trauma, ou aqueles do quadrante seguinte. O sistema egoico perde esses estágios mesmo com o avanço do tempo. Em períodos subsequentes de estresse, equiparados ao trauma inicial, eles continuamente repetem um semicírculo, retornando ao ciclo de desenvolvimento por meio de comportamentos compensatórios, pelo caminho da menor resistência possível, até que, encontrando novo estresse, repitam o ciclo da meia vida. E assim, de acordo com Jung (1968), as vivências ausentes passam a integrar o inconsciente e vão, em consequência, continuar nos levando de volta à situação de crise, até que a ferida seja curada ou o ciclo venha a ser completado.

Para sintetizar, então, quando nossas mitologias pessoais são mapeadas por intermédio do círculo de quatro partes, tanto o quadrante no qual o trauma ocorreu quanto o quadrante seguinte representam as experiências incompletas do desenvolvimento. Definem também um ciclo de cura que precisa acontecer para que se complete o ciclo do desenvolvimento e se modifique a mitologia pessoal.

As figuras a seguir identificam os quadrantes do trauma em relação à meia vida da mitologia pessoal.

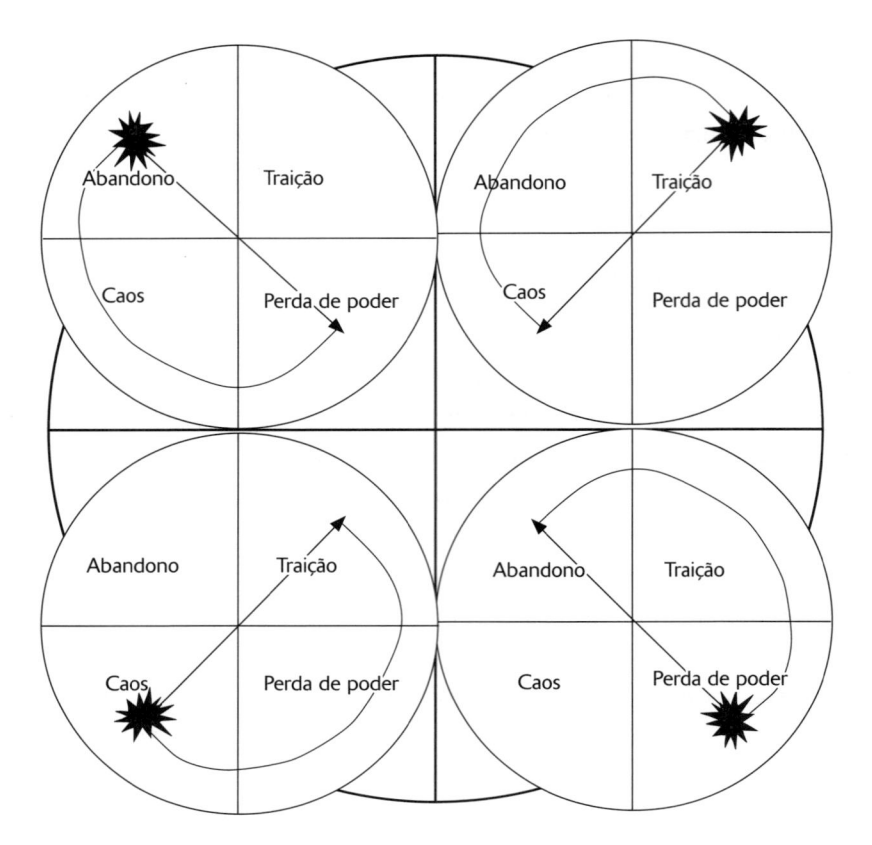

Figura 14.4   Categorias de traumas pessoais

No ciclo de cura, cada quadrante tem uma relação significativa com o quadrante do trauma. Como exemplo, o gráfico da meia vida do caos (Figura 14.5) mostra a relação dos demais quadrantes com o trauma do caos. A Base Familial é o quadrante do comportamento aberto, compensatório, sob estresse. A experiência traumática original é bastante específica (abandono, traição, perda de poder ou falta de sentido), mas com o tempo qualquer estresse significativo nos levaria a cair nos mesmos comportamentos defensivos. Como essas forças foram utilizadas para compensar as vivências ausentes, elas ficam comprometidas. As pessoas frequentemente entram em terapia quando seus comportamentos da Base Familial não conseguem mais acalmá-las.

O Ponto de Partida é o último estágio bem-sucedido no caminho do desenvolvimento antes do descarrilamento. Reunimos mais recursos desse quadrante porque temos maior acesso aos comportamentos dessa "estação" da vida. Como veremos mais tarde em relação à direção de psicodramas, por exemplo, esse é em geral o quadrante no qual o diretor pode aliar-se ao protagonista e "dar início" ao ciclo de cura.

O Marco Zero é o quadrante do trauma da infância, complementar (oposto dinâmico) à Base Familial. Os traumas de desenvolvimento que ocorrem nesse quadrante permanecem no campo da mitologia pessoal. Quando as pessoas fogem do horror e do desamparo do Marco Zero para o quadrante da Base Familial, perdem inteiramente o quadrante seguinte, a Porta de Saída, que contém possibilidades inexploradas para o eu. Até que tenhamos integrado a experiência traumática numa visão mais completa da realidade, o acesso a esse quadrante fica prejudicado, porque desconhecido. Essas experiências relativamente indisponíveis são a Porta de Saída para o ciclo completo de desenvolvimento, e consequentemente para a espontaneidade e a totalidade do ciclo vital humano.

Quando o desenvolvimento é encarado como um ciclo, fica claro que o tempo de desenvolvimento do trauma, mais do que o trauma em si, determina os parâmetros da mitologia pessoal. Uma exceção a esse vínculo entre o trauma do desenvolvimento e a mitologia pessoal emergente é o trauma que, de tão severo, destrói a capacidade da vítima de construir sentido, não importando quando ou em que nível de desenvolvimento seja ele vivenciado. Em geral, as primeiras conclusões a respeito da vida determinam as reações ao trauma, a menos que a traumatização seja tão devastadora que supere a mitologia pessoal.

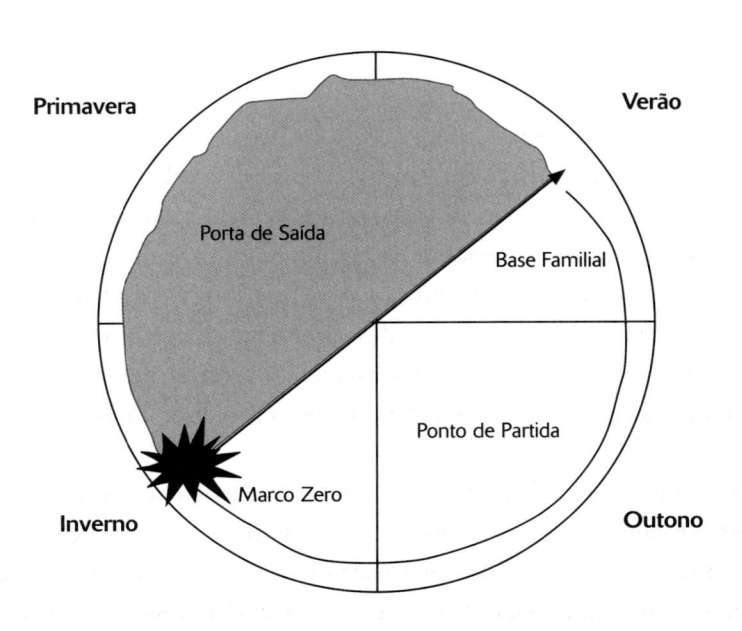

Figura 14.5 A meia vida do caos

Direção diferencial com o círculo de cura

O ciclo de desenvolvimento leva a um ciclo de vida ou de meia vida particular. Idealmente, ao detalhar a mitologia pessoal do cliente, o terapeuta ou diretor pode fazer inferências a respeito do trauma de desenvolvimento e, junto com o cliente, providenciar para que seja completado o ciclo e superada a meia vida da mitologia pessoal. O exame das relações entre o ciclo de desenvolvimento e as mitologias pessoais, com o auxílio do círculo em quadrantes, sugere um ciclo de intervenções. É claro que muitos outros modelos terapêuticos assinalam a necessidade de mais do que um método de intervenção. Moreno discutiu, pela primeira vez, a conveniência de o papel do diretor mudar de acordo com o processo do cliente. Ele reconheceu uma tipologia de clientes com as correspondentes terapias. E foi mais além, ao dizer:

> É necessário ter uma mente aberta, flexível; às vezes, pode existir uma indicação para que se use um método autoritário, outras vezes, democrático; às vezes pode ser necessário ser mais direto ou então mais passivo, mas é preciso querer passar de um extremo ao outro, quando a situação demanda. Da mesma forma que se escolhe um terapeuta, pode-se escolher um veículo, um divã, um palco, e pode ser o caso de se escolher um sistema de conceitos e interpretações de que o paciente precisa, até que seja formulado um sistema que consiga alcançar o consenso total. (Moreno e Moreno 1975, p. 3)

Referindo-se ao psicodrama, Warner (1980) introduziu a expressão "direção diferencial". Ele propugnava o ajuste das estratégias de direção aos padrões de comportamento e ao estilo do protagonista. Enquanto para Warner o diferencial é o sintoma, o modelo circular de cura se baseia no trauma que marca a vida no ciclo de desenvolvimento. A necessidade de uma direção diferenciada aparece quando se coloca o ciclo de desenvolvimento e a mitologia pessoal no círculo em quadrantes. Cada um dos quadrantes exige um estilo diferente de direção, com base nas necessidades de desenvolvimento do cliente. Assim como o eu em desenvolvimento cresce na relação com um meio social, o protagonista ou cliente cresce na relação com o meio social representado pelo terapeuta e pelo grupo ou oficina. No psicodrama, o diretor e o grupo agem como meio social.

Duas descobertas da pesquisa sobre TEPT são particularmente relevantes para compreender o modelo de intervenção do círculo de cura. Uma das definições de trauma é que ele interrompe o relacionamento da pessoa com o meio social. Inversamente, a cura acontece em comunidade. Como assinala van der Kolk, "a mais poderosa influência na superação do impacto do trauma psicológico parece ser a disponibilidade de um cuidador em quem se pode confiar cegamente quando os recursos próprios de uma pessoa são inadequados" (van der Kolk e Greenberg, 1987, p. 32). A relação que se desenvolve entre o terapeuta e o cliente, especialmente durante o processo de terapia de longo prazo, necessário a muitos clientes com TEPT, é uma ponte para o meio social mais amplo. A recriação bem-sucedida do sentido de comunidade e de interdependência humana é o sinal mais seguro de que os fatos traumáticos foram integrados na narrativa autobiográfica em curso, alterando a mitologia pessoal.

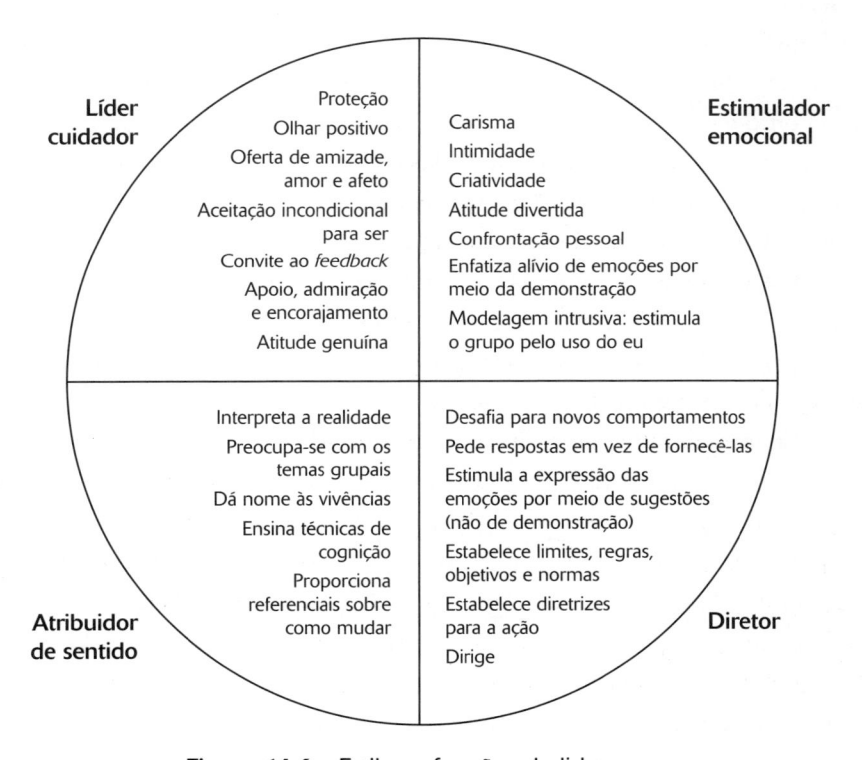

Figura 14.6   Estilos e funções de liderança

Uma vez que o desenvolvimento precoce influencia a mitologia pessoal, o ciclo de cura começa e se completa dentro dos diferentes quadrantes, dependendo do trauma do desenvolvimento. Assim, o estilo de uma direção mais eficaz vai dos diferentes quadrantes a diversos pontos na dramatização. Em última análise, a primavera demanda nutrição; o verão, intrusão; o outono, desafio; e o inverno, estruturação.

A utilização desse modelo circular de quatro partes aumenta a afinação entre diretor, protagonista e grupo, indicando que o estilo diferencial de liderança vai acomodar o ciclo de cura em cada etapa da dramatização. Aliás, a análise clássica de papéis e intervenções de liderança, feita por Lieberman, Yalom e Miles (1973), se for colocada no círculo de cura, vai se alinhar com o ciclo de desenvolvimento.

Esses papéis de direção correspondem aos papéis parentais nas fases iniciais do desenvolvimento infantil. Com efeito, o diretor estabelece um meio social corretivo para que o protagonista complete o ciclo de desenvolvimento. Portanto, o diretor esvazia previamente os comportamentos compensatórios da mitologia pessoal e cria, em conjunto com o protagonista, uma nova história, que pode provocar mudanças.

A seguir, são apresentadas algumas dramatizações como exemplos de direção diferencial, que responde ao progresso do protagonista no ciclo de desenvolvimento ao mesmo tempo que o antecipa. O círculo de quatro partes foi usado como modelo para definir o Ponto de Partida, o Marco Zero, a Porta de Saída e a Base Familial, sugeridos pelo tipo de trauma que se evidenciou na fase de aquecimento para a dramatização. O papel flexível do diretor faz uma interface cerrada com cada progresso do protagonista, partindo da meia vida de sua mitologia pessoal. Não há regras predeterminadas ou textos para esse tipo de direção, mas os parâmetros do papel são indicados e estabelecem relação com aqueles que os pais assumem na fase inicial do desenvolvimento da criança. A prática da terapia diferencial permite ao terapeuta se afinar com o processo do cliente, a despeito dos extremos contraditórios e conflituosos das reações traumáticas. Essa afinação garante que o vínculo terapeuta-cliente – peça fundamental para o sucesso da cura – seja mantido durante um ciclo completo de desenvolvimento. Em outras palavras, o relacionamento do diretor com o protagonista numa dramatização que completa um ciclo de cura proporciona: um meio de sustentação seguro e acolhedor (quadrante 1); uma intrusão e um jogo que estimulam o cliente a mostrar o eu completamente, por meio da expressão de necessidades e desejos (quadrante 2); desafios pertinentes que ensinam a maestria e a competência (quadrante 3); atribuição de significados que estabeleçam modelos revisados de realidade (quadrante 4).

Os detalhes das dramatizações, bem como o nome e o sexo dos protagonistas, foram modificados. Considerando que a experiência do diretor com protagonistas tem um contexto mais amplo do que o aqui apresentado, sua intuição não pode ser levada inteiramente em conta. Mudanças no estilo de direção não são meras mudanças na direção da dramatização. Quando muda o estilo de direção, o diretor altera seu tom de voz, a escolha das palavras, o estilo de contato (tocar/não tocar), o contato visual etc. O importante a observar a respeito dessas quatro dramatizações é a maneira como o diretor se relaciona com o protagonista. Algumas de suas abordagens podem parecer contraintuitivas porque são indicadas pelo ciclo de cura mais do que pelos sintomas exibidos pelo protagonista.

O ciclo de cura do abandono: Mary

Num grupo de terapia psicodramática, com sessões semanais, Mary, 35 anos, principal executiva de um pequeno negócio, solicitou espaço na sessão para "se livrar" da ansiedade. Agitada, ela contou ter procurado o pronto-socorro de um hospital, na véspera, com medo de morrer.

Essa informação sugeriu que Mary estava revivenciando o trauma de abandono. Ataques regulares de pânico, pensando que a pessoa pode "se livrar" da ansiedade, assim como a hiperatividade, são características da mitologia pessoal de abandono. O círculo de cura mostra que o Ponto de Partida do ciclo de cura do abandono é a atribuição de significado, papel que cabe ao diretor. Mas, nesse caso, Mary estava muito aquecida, ansiosa para acessar sua espontaneidade. O diretor, imaginando que Mary não conseguiria chegar à sua Base Familial, quadrante 3, decidiu ajudá-la, relacionando-se com ela por meio do estilo de direção. Orientou-a a montar a cena de sua ida ao hospital. Essa direção permitiu que ela passasse do Ponto Zero – desespero devido ao abandono – para a Base Familial do fazer.

Depois que Mary descreveu e montou a cena na qual ela dirigia o carro até o hospital, o diretor ajudou-a a esfriar rapidamente. Ele mudou, então, para o papel de atribuidor de sentido, o Ponto de Partida para curar um mito pessoal de abandono. Nessa condição, o diretor focaliza a estrutura, o pensamento e o sentido. Seguindo as instruções da direção, Mary descreveu o carro novo, um Lexus, que ela tinha comprado no começo da semana. Estava muito orgulhosa do carro, embora não soubesse por que o comprara. Sentada no banco do motorista, ela comentou: "Tenho a sensação de estar sentada num ventre, segura e tranquila". Para atribuir sentido, o diretor decidiu concretizar a metáfora.

Ele pediu a Mary que escolhesse alguém para fazer o seu papel e fizesse ela mesma a voz do ventre. Essa instrução se apoiou na capacidade de Mary de desempenhar um papel de auto-observação. No que se refere ao ciclo de desenvolvimento, ela estava encenando uma estrutura de contenção, ou seja, uma estrutura de realidade, como fazem os pais no estágio de desenvolvimento representado pelo quadrante 4. Vivendo uma mitologia pessoal de abandono, Mary dispunha de alguns recursos nesse quadrante, seu Ponto de Partida.

A cena seguinte revelou uma auxiliar/Mary tão frenética que não podia ser alcançada pela voz do ventre/Mary. Veio então a história do seu nascimento. O pai de sua mãe faleceu quando ela estava dando à luz. Horas depois do nascimento de Mary, a mãe entregou a recém-nascida a uma ama de leite para que pudesse viajar até outro estado e enterrar o pai, tendo ficado longe por seis meses. Enquanto contava essa história, Mary não mostrava nenhum sentimento, ainda no quadrante 4. O grupo, por sua vez, estava profundamente afetado.

O diretor, ainda no papel de atribuidor de sentido, parou a cena, dispensou a auxiliar e falou com Mary como ela mesma. Buscando ampliar o significado da experiência, o diretor perguntou a Mary por que ela pensava que tinha associado o carro ao útero. Depois de diversas tentativas de análise da metáfora, Mary caiu num silêncio de choque.

Em seguida, com lágrimas rolando pelo rosto, ela disse: "Meu Deus! Mamãe!" Chorando muito, compartilhou com o grupo que tinha sabido, no último fim de semana, que a mãe estava com câncer de pâncreas em fase terminal. E ela tinha comprado seu carro-útero justo naquele fim de semana. As crises de pânico começaram alguns dias depois. Com a terapia, Mary construiu uma relação significativa com a mãe, e agora a estava perdendo. O diretor sintetizou: "A morte eminente da sua mãe ativou suas feridas profundas de abandono. Não é de estranhar que você tenha medo de morrer".

"Eu preciso conversar com a mamãe", disse Mary. Ela escolheu um membro do grupo que tinha feito várias vezes o papel da mãe em trabalhos anteriores. Entrando no quadrante de nutrição como líder que cuida, o diretor ajudou Mary a montar a cena da conversa com a mãe – na qual ela foi fortemente apoiada pelo grupo e pelo diretor enquanto expressava a plenitude de seus sentimentos de medo, desespero e perda.

Invertendo papéis com a mãe, Mary se deu uma "bênção materna" para "seguir a vida comigo em seu coração". Essa bênção significou uma transposição de limites, um rito de continuidade, do quadrante 1 ao quadrante 2, no qual Mary afirmou sua plena condição de mulher dentro da comunidade do grupo terapêutico.

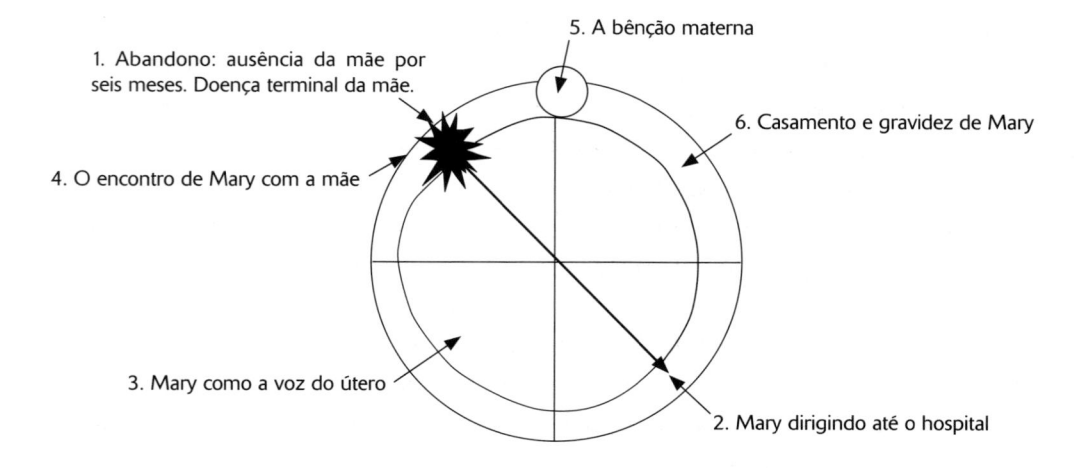

Figura 14.7 O ciclo de cura do abandono de Mary

Depois dessa dramatização, antes da morte da mãe, Mary se casou com o parceiro com o qual morava havia tempos e engravidou. Ela acredita que o espírito da mãe vive na filha. Como se demonstra na Figura 14.8, o processo do seu ciclo de cura foi da primavera ao outono, em seguida para o inverno e depois para a primavera novamente, terminando no verão, com o que completou um ciclo de vida e de desenvolvimento. Mary atravessou a Porta de Saída da mitologia pessoal para vivências de diferenciação, que não tinham acontecido durante seu desenvolvimento infantil.

O ciclo de cura da traição: Juliet

As pessoas com mitologia de traição se enroscam, com muita frequência, em relacionamentos ambivalentes com seus traidores. Juliet teve uma relação de amor e ódio com a mãe. Ela dependia de sua aprovação, embora nunca se enquadrasse nos padrões maternos. Juliet tinha outra queixa: ela sofria de uma traição não muito clara por nunca ter seus desejos, objetivos, talentos ou sonhos reconhecidos e respeitados pela mãe. Embora fosse uma cirurgiã brilhante, a mãe queria que ela fizesse um bom casamento e constituísse família.

No início, Juliet contou ao grupo que tinha combinado de encontrar a mãe numa estação de esqui, na semana seguinte, e estava muito brava porque a mãe também tinha convidado um possível marido para Juliet ("um chato"). O Ponto de Partida para a cura do mito de traição é a primavera, o quadrante do líder cuidador. O diretor começou por aí e, nessa condição, chegou-se a Juliet, procurando acalmá-la e investigando cuidadosamente a dinâmica pegajosa do relacionamento dela com a mãe. Depois de se cansar de culpar a mãe por injustiças que teria sofrido, ela ficou tensa e quieta. O líder então lhe perguntou: "O que você está sentindo agora?" "Estou assustada." "Com o quê?" Juliet começou a chorar. Seguiu-se uma confissão.

Cinco anos antes, sua tia (irmã de seu pai, já falecido) morreu, deixando aos sobrinhos uma herança considerável. A mãe de Juliet, como executora do desejo da cunhada, entregou o dinheiro sem nenhuma restrição a todos os beneficiários, exceto Juliet. Até o irmão desempregado de Juliet recebeu o dinheiro para fazer com ele o que quisesse. A mãe pediu a Juliet que guardasse o dinheiro – apesar das suas dívidas de financiamento estudantil que a mãe se recusara a ajudar a pagar. Juliet prometeu.

Na época dessa dramatização, Juliet estava iniciando a carreira e decidiu utilizar o dinheiro para equipar e mobiliar seu consultório, além de pagar os primeiros salários de sua equipe. Ela não tinha falado com a mãe a respeito disso, mas estava determinada a fazê-lo na viagem. Ela tinha medo de que a mãe a "deserdasse". O diretor, como líder cuidador, a estimulou a montar uma cena na qual ensaiasse a conversa com a mãe.

O ponto alto aconteceu quando Juliet encontrou a mãe sozinha no topo da trilha de esqui. O diretor, agora funcionando como estímulo emocional, começou a encorajar, elogiar e provocar, exigindo uma expressão emocional cada vez maior. Começando com um pedido de desculpas choroso e abjeto, Juliet foi ficando cada vez mais brava com o negativismo inflexível da mãe: "Eu sei que não posso confiar em você", disse à mãe pela enésima vez.

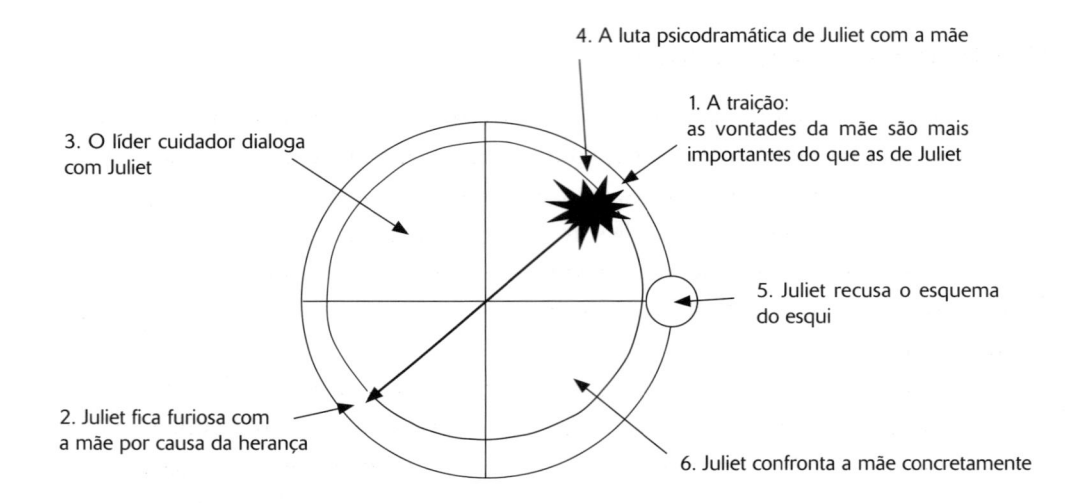

Figura 14.8   O ciclo de cura da traição de Juliet

Ao final, Juliet "deu um chega pra lá" na mãe. "Sou uma neurocirurgiã, não uma criança. Vou viver minha vida do meu jeito, e se você não gostar problema seu, porque não vou mais tolerar ser tratada dessa maneira." Com um gesto definitivo, Juliet saiu esquiando, deixando a mãe para trás. O grupo (que tinha presenciado várias dramatizações em que a mãe acabava abandonando uma Juliet desprezada e penitente) aplaudiu ruidosamente.

Juliet cruzou a fronteira no sentido de sua competência (quadrante 3), por si mesma, durante a viagem real. Na semana seguinte, ela contou ao grupo que, em vez de discutir sobre o dinheiro da herança, ela havia confrontado a mãe pelo fato de esta lhe haver negado, ao longo da vida, desejos e sonhos. Depois de um embate, Juliet disse à mãe: "Ou você me respeita ou me esquece. Não vou perder mais tempo com a única pessoa no mundo que me trata como criança". Juliet disse ao grupo que a mãe lhe pediu desculpas, mas sua atitude foi de que ela deveria "esperar para ver".

O ciclo de cura da perda de poder: Scott

Numa oficina de cinco dias de imersão, Scott, um senhor de meia-idade, gentil e educado, pediu espaço para trabalhar o relacionamento com a irmã. Encontrando Scott em seu Ponto de Partida, o diretor começou no estilo de estimulador emocional. As pessoas feridas pela perda de poder gostam de se relacionar com os outros usando o diálogo, a conversação, a intimidade. Nesse caso, seguiu-se um longo diálogo. Scott e a irmã, Helena, divergiam. Ela estava em terapia e trabalhando o "material" e "as coisas que estavam mal-arrumadas". Que coisas? Ela estava se lembrando de coisas terríveis.

O Ponto de Partida para a mitologia pessoal da perda de poder é o segundo quadrante, que corresponde à necessidade, para o desenvolvimento, de intrusão, de ligação ativa com o genitor. Nesse estilo de envolvimento, costuma acontecer uma espécie de jogo de esconde-esconde, uma variação da brincadeira do "Achou!" que os adultos fazem com a criança[3]. Como os protagonistas que vivem a perda de poder são muito vulneráveis à humilhação, o envolvimento bem-sucedido nessa borda intrusiva aquece-os para que obtenham poder – se eles são capazes de sustentá-lo.

Nesta dramatização, Scott sustentou o seu da seguinte maneira.

> *Diretor:* Que recordações Helena compartilhou com você?
>
> *Scott:* Ela disse que se lembrava do papai fazendo algo para ela.
>
> *Diretor:* E aí?
>
> *Scott:* Eu disse a ela que sentia muito, mas não podia acreditar que isso tivesse acontecido.
>
> *Diretor:* Em que você não pode acreditar?
>
> *Scott:* Que o papai tenha abusado sexualmente dela. (Scott começa a chorar)
>
> *Diretor:* Por que você está chorando? Foi ela que entrou numa fria!
>
> *Scott:* Eu sei disso! (Chora mais)
>
> *Diretor:* Scott, não é hora de ser fraco com sua irmã. Seja incisivo!
>
> *Scott:* Por que você está falando assim comigo? Você não vê que eu não estou bem?
>
> *Diretor:* Não tão mal quanto sua irmã.
>
> *Scott* (empertigando-se)*:* Meu Deus! Você tem razão. Eu tenho de mudar minha forma de agir.

---

3. Esconder o rosto e desvendar-se, subitamente, ou se esconder e reaparecer, da mesma forma. [N. T.]

Esse autodesafio foi a maneira de Scott expressar sua prontidão para se movimentar em ação (e o terceiro quadrante, onde ele vai enfrentar o desafio de estar presente para a irmã). O diretor, acompanhando Scott no quadrante 3 e mudando o estilo de direção, ajudou-o a montar uma cena de família, ocorrida na época em que se supõe ter acontecido o abuso. Desenrolou-se a seguinte dramatização:

> *Mamãe e papai estão discutindo na cozinha, em voz alta. Scott, então com 4 anos, está na cama, no quarto que divide com a irmã, que tem 6 anos. O pai é muito agressivo verbalmente; a mãe é fraca mas provocadora. Scott está com a cabeça escondida sob o travesseiro; Helena, hipervigilante. (Como ele se expressa mais espontaneamente no papel de Helena, o diretor frequentemente o mantém nesse papel.) A cena segue, orientada pela inversão de papéis com vários membros da família. A mãe termina a briga trancando o pai do lado de fora do quarto do casal. O pai vai para o quarto de Scott e Helena e começa a assediar a menina.*

O diretor interrompeu a cena nesse ponto e colocou Scott no seu papel aos 4 anos. Quando a cena foi dramatizada, no momento do assédio Scott saiu do papel e, como adulto, explodiu com o pai, expressando sua raiva. Foi um momento de virada no processo terapêutico de Scott. O diretor terminou a cena quando Scott empurrou o pai para fora do quarto. Sobrepor-se ao pai, que o agrediu sem piedade, deu imenso poder a Scott, mas o desafio não terminou aí.

Passando ao estilo atribuidor de sentido (quadrante 4), o diretor o convidou a refazer a conversa com a irmã, na qual ela contou acerca do abuso, para ver se esse novo poder seria suficiente para transformar a experiência. Scott mergulhou nesse rito de transformação, compartilhando com ela o sentimento de pena por não ter conseguido ajudá-la quando criança e, também recentemente, quando ela lhe falou pela primeira vez a respeito do abuso. Ele falou sobre o medo que tinha do progenitor e da raiva que sentia pela maneira como este a havia tratado. "Para dizer a verdade", disse ele, "eu sempre desejei matar o filho da puta, mas até agora nunca pensei que seria capaz."

Essa dramatização deu início a um processo de crescimento para Scott, que resultou no término bem-sucedido da terapia. O ciclo de cura começou com a entrada de Scott num comportamento de Base Familial (quadrante 1): ser o mau cuidador de Helena. O diretor o aqueceu relacionando-se com ele no Ponto de Partida (quadrante 2), dialogando e se incluindo nesse processo. Scott encontrou o desafio que emergiu do seu envolvimento (quadrante 3) e exigiu poder na relação com o pai. O mais importante foi que ele transformou a relação com a irmã e com o pai (quadrante 4).

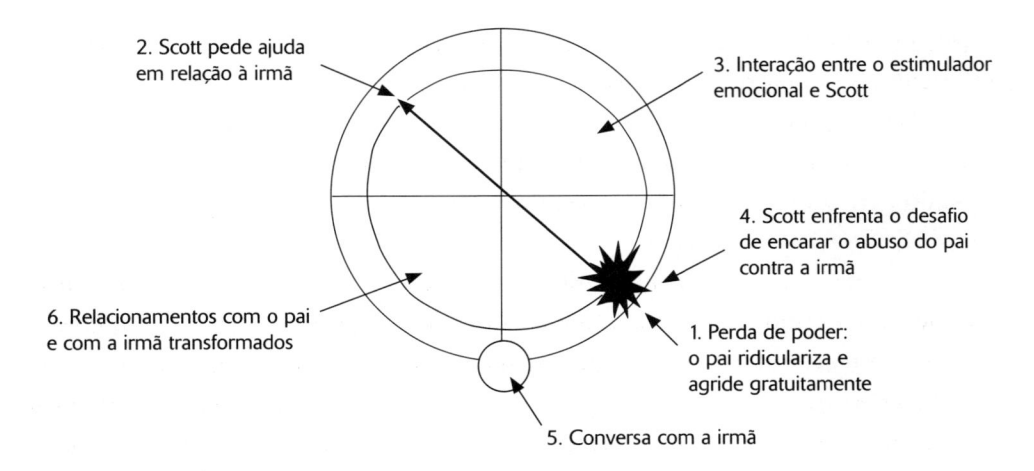

Figura 14.9 O ciclo de cura da perda de poder de Scott

O ciclo de cura do caos: Harrison

É desafiador enfrentar as crueldades que os seres humanos cometem uns contra os outros. Os protagonistas com mitologia de caos, com meia vida, são excluídos da nutrição, muitas vezes por causa dessa crueldade – e, no entanto, precisam voltar a confiar para que se inicie seu processo de cura. Na tarde em que um dos autores pediu permissão a Harrison para utilizar sua história como exemplo, neste artigo, eles caminhavam à beira de um lago. Quando o passeio terminou, Harrison parou e, com o olhar firme, disse: "Você salvou minha vida, sabia?"

Harrison é filho de um militar de carreira que o agrediu fisicamente dos 2 aos 15 anos. Com 15, ele era suficientemente grande para intimidar o pai. Já adulto, Harrison voltou do Vietnã com um típico caso de TEPT, depois de um período de dois turnos de combate. Anos mais tarde, ao mesmo tempo apático e hipervigilante, ele integrou o grupo semanal de psicodrama. Frequentemente dissociava, perdia a noção do que tinha acontecido e caía numa sensação de desamparo e desesperança. Precisava acreditar cegamente que o grupo poderia ser um ambiente acolhedor e protetor. Harrison entrou e saiu da terapia quatro vezes em dez anos, mas conseguia se manter conectado com o terapeuta. Esse vínculo lhe permitiu continuar a lutar em favor de si mesmo e de um significado para a vida. O psicodrama descrito a seguir é um exemplo do ciclo de cura de caos, ocorrido no final da terapia de Harrison.

No ciclo de cura de caos, o Ponto de Partida é claramente contraintuitivo. Muitos terapeutas começariam no papel de líder cuidador, buscando ser empáticos e oferecendo segurança. Entretanto, esse é o papel do diretor a partir do qual o líder desafia, questiona e, em geral, desencadeia o processo que lhe parece ser mais eficaz. Começando pelo quadrante da nutrição (líder cuidador), o terapeuta estaria fora de sintonia com a meia vida do protagonista. Em função da dinâmica da meia vida, a nutrição é em geral subdesenvolvida nos clientes com TEPT. Assim, a terapia não conseguiria desalojá-los do medo nem levá-los de volta ao próprio corpo. Os traumas severos normalmente causam dissociação e fuga para o segundo quadrante. Pelo fato de uma de suas qualidades ser enfrentar desafios, quem sofre de TEPT segue vivendo o melhor que pode, mesmo quando o próprio cotidiano se tornou o desafio.

Em sua meia vida, o terceiro quadrante (domínio de desafios) se torna o mais forte. Quando encontra protagonistas vivendo um mito de caos no quadrante do desafio, o diretor se soma à sua força. O protagonista se sente apoiado e percebe o diretor como quem tem poder. Assim, o trabalho de Harrison começou com um desafio. Uma noite, quando compartilhava com o grupo depois do trabalho de outra pessoa, Harrison contou que certa vez o pai mandou-o comprar cerveja e cigarros. Ele tinha 10 anos, a idade de sua filha quando da dramatização. Harrison estava na Base Familial, quadrante 2, de modo que, de maneira engraçada, contou que voltou com o troco errado e o pai arrebentou com ele, dando-lhe um soco nas costas. O diretor perguntou-lhe se queria ver alguma coisa. Harrison concordou. Os membros do grupo representaram a história que ele acabara de contar. Harrison assistiu impassivelmente. "Qual é o problema?", perguntou.

O diretor então passou ao estilo atribuidor de sentido e concretizou o ponto. Instruiu Harrison a observar novamente. Numa segunda representação, a cena foi repetida com uma mudança. Um auxiliar desempenhou o papel de sua filha, Bernadette, substituindo o jovem Harrison. Dessa vez, quando o pai tentou bater em Bernadette, ele entrou em ação, raivoso. Foi interrompido e rapidamente se montou a cena pela terceira vez, com o pequeno Harrison novamente em seu lugar. De novo, Harrison não conseguiu ficar parado. Ele resgatou o Harrison criança e expressou raiva contra o pai pela primeira vez na vida. Depois de confrontar o pai, ele abraçou o Harrison pequeno, confortando-o e expressando seu compromisso de assumir e cuidar dele como ele merecia.

Na fase de encerramento do psicodrama, Harrison cruzou a barreira do quadrante da primavera, invertendo papéis com o pequeno Harrison, para receber o amor, a proteção e o compromisso que ele mesmo havia assumido naquele momento. O líder mudou para o estilo cuidador e estimulou o protagonista a receber a nutrição. O diretor, na condição de líder cuidador, zelou também pelo grupo, facilitando aos membros a efusão de nutrição e cuidado para com o protagonista e para consigo mesmos. Alguns membros do grupo tinham tido experiências traumáticas semelhantes e as oportunidades de cura que se abriram para eles foram aproveitadas da mesma forma.

Pelo fato de terem usado a dissociação como defesa, muitas pessoas não têm consciência dos abusos que sofreram até que presenciem o trabalho de outrem.

O grupo, identificado com o protagonista, seguiu o caminho do segundo, do terceiro até o quarto, e depois ao primeiro quadrante do círculo, junto com Harrison, aprendendo as mesmas lições de enfrentar o medo e de encontrar sentido, esperança e apoio. Essas estruturas de cura são mais ou menos incorporadas pelos membros do grupo, dependendo do grau de incorporação das experiências de traumatização de cada um e do estado atual do seu processo de cura.

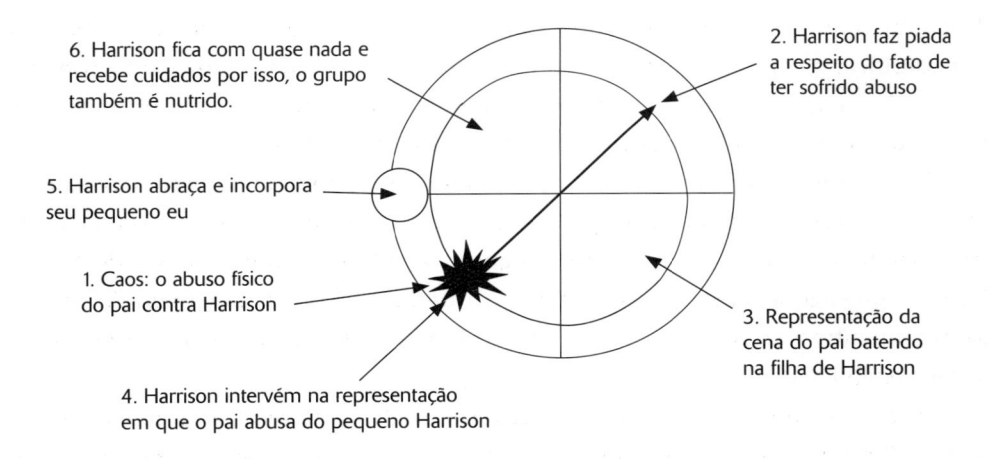

Figura 14.10 O ciclo de cura do caos de Harrison

Essa dramatização, uma das muitas ocorridas no decorrer dos seus dez anos de terapia, provou ser o fulcro a partir do qual a cura de Harrison aconteceu. Certa noite, quando visitava sua mãe, o pai começou a agredi-la. Rapidamente ele se colocou entre os dois, terminando no chão, com as mãos no pescoço do pai. Olhando nos olhos do pai, começou a chorar; este fez o mesmo. Harrison não o feriu. A profunda convicção de que um dia mataria o pai foi desalojada de seu mito pessoal. Na sequência, ele assumiu a situação dos pais, encontrando uma casa de repouso para a mãe e ajudando o pai a se adequar a essa perda. Dois anos após a dramatização, Harrison está em visita com o pai pelos campos de batalha da Segunda Guerra Mundial na Europa. Seu pai retorna ao cenário de sua traumatização e da perda de parte do seu eu; Harrison está ajudando-o a recuperar a integridade. Pai e filho estão sendo restaurados, afinal, um para o outro.

Conclusões

O ciclo de cura é um modelo de trauma, não um modelo de sintoma. Vários sintomas podem fazer parte de diferentes traumatizações, confundindo categorias e esquemas que se baseiam em sintomas. A essência do trauma do desenvolvimento está no sentido ou na história criados para explicá-lo. Dependendo de onde a pessoa está no seu ciclo de desenvolvimento, determinado trauma pode ser interpretado como abandono, traição, perda de poder ou caos. Essa interpretação – uma conclusão a respeito da realidade obtida no calor da sobrevivência – forma o núcleo de uma mitologia pessoal para a vida. O círculo em quadrantes ajuda a identificar o trauma de desenvolvimento e a mitologia correspondente, juntando comportamentos em padrões significativos. A simplicidade subjacente do mito pessoal e do trauma do desenvolvimento pode ser identificada sem sacrificar a complexidade da adaptação individual de cada pessoa para a sobrevivência. Definindo o trauma nuclear, o diretor ou terapeuta pode fazer intervenções no padrão da meia vida que criam um caminho para a totalidade.

Em relação ao psicodrama, a direção diferencial permite ao diretor criar aquecimentos eficazes, juntando-se ao protagonista no Ponto de Partida do seu ciclo de cura. Mudando para o estilo de direção que se coadune com o processo do Marco Zero do protagonista, intensifica a ação. A catarse é facilitada por meio do rito de passagem entre a estação do trauma (Marco Zero) e a Porta de Saída na estação das novas possibilidades.

De acordo com Moreno (1951), a chave para todas as técnicas de ação é o aquecimento. O modelo circular de cura ajuda o diretor a localizar onde o protagonista está estacionado no ciclo de vida e que tipo de aquecimento é necessário para começar um ciclo efetivo de cura. O diretor pode tentar diferentes Pontos de Partida, se necessário, até chegar a um que libere a espontaneidade de que o protagonista precisa para mudar. Assim, este deixa a paisagem familiar da mitologia pessoal, com suas limitações, e segue rumo a novos territórios potenciais.

Referências bibliográficas

AMES, L. B. *et al.* *The Gesell Institute's child from one to six: evaluating the behavior of the preschool child.* Nova York: Harper and Row, 1979.

CARTER, B.; McGOLDRICK, M. *The changing family lifecycle.* Nova York: Garden Press, 1988.

FROMM, M.; SMITH, B. (orgs.). *The facilitating environment: clinical applications of Winnecott's theory.* Madison: International Universities Press, 1989.

JERNBERG, A. *Theraplay.* São Francisco: Jossey-Bass, 1979.

JUNG, C. G. *Man and his symbols.* Nova York: Dell, 1968. [Em português: *O homem e seus símbolos.* Rio de Janeiro: Nova Fronteira, 2008.]

LEVIN, P. *Cycles of power.* Deerfield Beach: Health Communications, 1988.

Levinson, D. *The seasons of a man's life*. Nova York: Ballantine Books, 1978.

Lieberman, M. A.; Yalom, I. D.; Miles, M. D. *Encounter groups: first facts*. Nova York: Basic Books, 1973.

Mahler, M.; Pine, F.; Bergman, A. *The psychological birth of the human infant*. Nova York: Basic Books, 1975.

Miller, A. *Prisoners of childhood*. Nova York: Basic Books, 1981.

Moreno, J. L. *Sociometry, experimental method and the science of society*. Beacon: Beacon House, 1951.

Moreno, J. L.; Moreno, Z. T. *Psychodrama, volume 2*. Beacon: Beacon House, 1975. [Em português: *Fundamentos do psicodrama*. São Paulo: Summus, 1983.]

Mosher, J. *The cycle of healing: personal myth, complexity, shamanic psychodrama, and the creation of reality*. Manuscrito não publicado, 1999.

Siegel, D. *The developing mind: toward a neurobiology of interpersonal experience*. Nova York: The Guilford Press, 1999.

van der Kolk, B. A. "The separation cry and the trauma response: developmental issues in the psychobiology of attachment and separation". In: van der Kolk, B. A. (org.). *Psychological trauma*. Washington: American Psychiatric Press, 1987.

van der Kolk, B. A.; Greenberg, M. "The psychobiology of the trauma response: hyperarousal, constriction, and addiction to traumatic reexposure". In: van der Kolk, B. A. (org.). *Psychological trauma*. Washington: American Psychiatric Press, 1987.

Warner, D. *Psychodrama training tips, II*. Manuscrito não publicado, 1980.

PARTE V

ROMPENDO OS ELOS: TRANSMISSÃO

15 SAÚDE E MORTE: VÍNCULOS OCULTOS NA ÁRVORE DA FAMÍLIA[1]

ANNE ANCELIN SCHÜTZENBERGER

É possível que padrões e problemas, até mesmo traumas, sejam transmitidos através das gerações como uma herança familiar invisível e inconsciente, mas muito presente? Embora ainda não se saiba exatamente o que é inato e o que é adquirido, essa questão vem sendo trazida à tona pelos recentes desenvolvimentos da terapia transgeracional.

Freud (1909) brindou-nos com a teoria do inconsciente individual; Jung (1953), com o inconsciente coletivo; Moreno, com o coconsciente e o coinconsciente das famílias e grupos. Nós codescobrimos a "síndrome do aniversário" e as lealdades familiais ampliadas inconscientes com vínculos transgeracionais.

Um "efeito ventríloquo" e um "fantasma familiar" emergem da "cripta", manifestando-se tanto física quanto psiquicamente e se fazendo ouvir: assim o psicanalista Nicolas Abraham procurou explicar os casos de certos clientes que não correspondem a um modelo teórico freudiano (Abraham e Török, 1978). É como se alguém estivesse falando pela boca do paciente, de alguma forma "possuído" por esse "fantasma" e carregando um segredo familiar oculto, obscuro. A cura somente foi possível quando se começou a ver, compreender e decifrar esse segredo por meio da escuta e "sustentação" de suas manifestações. De acordo com Hilgard (1989), Dolto (1971), Abraham e Török (1978), Boszormenyi-Nagy e Spark (1973), Volkan (1997) e Haley (1970), nos últimos quinze anos muitos psicanalistas e psicoterapeutas da Europa e dos Estados Unidos têm trabalhado os temas da transmissão consciente (intergeracional) e inconsciente (transgeracional). Esta última costuma aparecer em sintomas físicos, psicossomáticos e psi-

---

1. Publicado pela primeira vez em *Caduceus*, v. 35, 1997, e reproduzido aqui com a gentil permissão da revista. Traduzido para o inglês por Irina Kuzminskaya. A segunda parte foi escrita em inglês pela autora.

quiátricos, que tanto podem expressar um segredo ou problema da família como estar vinculados ao que é conhecido como "síndrome do aniversário".

Em termos simples, numa manifestação da síndrome do aniversário o descendente teria uma doença ou uma separação traumática ao completar a mesma idade que tinha o ancestral quando algo semelhante ocorreu na vida deste. A síndrome poderia manifestar-se também vinculada a datas e períodos, de tal forma que um sintoma específico, como pesadelos ou ataques de pânico, ocorresse ou começasse no mesmo mês que o trauma original sofrido por um ancestral.

Em 1961, a médica e psicóloga Joséphine Hilgard demonstrou que, no caso da psicose adulta, havia uma repetição dos mesmos sintomas. Por exemplo, eles poderiam se repetir quando uma filha atingiu a idade que tinha a mãe quando ela "desapareceu" (seja por morte ou por internação psiquiátrica), e quando a própria filha (a terceira geração) atingiu a mesma idade que ela tinha quando perdeu a mãe de forma traumática.

O estudo, realizado com pacientes de um hospital para veteranos da Califórnia, cobriu um período de quatro anos e identificou essa correlação como expressiva em casos que envolviam mãe e filha – e frequentemente, embora sem significação estatística, no relacionamento de outra família qualquer. É um exemplo do trabalho psiquiátrico com a síndrome do aniversário.

Encontrei o mesmo mecanismo em alguns pacientes de câncer, no caso de acidentes (retrocedendo de três a cinco gerações) e também em certas enfermidades ligadas ao trato respiratório superior, como bronquite, asma e tuberculose. Esses pacientes "tossem e cospem", reproduzindo os sintomas de um avô envenenado por gás durante a Primeira Guerra Mundial em Ypres (1915) ou em Verdun (1916) há mais de oitenta anos.

Esses sintomas são um sinal de lealdade familiar inconsciente e um sintoma da síndrome negativa do aniversário que pode ocorrer em vários filhos de uma mesma família.

Bárbara

O caso de Bárbara é um exemplo de trauma de guerra vivido por um descendente. Ela sempre se perguntava por que tinha aquele nome "bárbaro" que nunca aparecera na família e seus coleguinhas de escola, na Normandia, sempre acharam estranho.

Foi quando, no início de um mês de agosto (próximo ao ano de comemoração do fim da guerra e da entrada das forças aliadas em Paris), ela começou a sofrer de repetidos pesadelos, ataques de pânico e períodos de insônia, que duraram até o começo de setembro.

Começamos a trabalhar, primeiro, com as imagens dos pesadelos e o tempo em que ocorreram, porque eles começaram exatamente no dia 4 de agosto. Os pesadelos eram muito detalhados, quase com qualidade fotográfica. Neles, ela via claramente homens usando capacetes, escorregando montanhas abaixo, vestidos de cinza, usando capacetes estranhos. "Os prussianos?", sugeri. Bárbara imediatamente exclamou: "A cavalaria polonesa!" Ela estava vendo os capacetes pontiagudos do exército prussiano do século XIX.

Trabalhamos, então, com a história de sua família e com a árvore familial, montando um gráfico que chamamos de "genossociograma", retrocedendo cinco gerações. O genossociograma é uma árvore familial que mostra as inter-relações entre todos os membros de uma família, incluindo os fatos significativos – nascimento, casamento, separação, divórcio, morte, doenças, acidentes, assim como estudos, profissões e deslocamentos. O genossociograma permite que venham à tona as repetições, as "lealdades familiais inconscientes e invisíveis". Nossa pesquisa nos mostrou uma família que vivia na região de Ardenas com a qual Bárbara tinha uma relação distante.

Fazendo contatos, ela visitou os parentes e se pegou revivendo, com um primo, lembranças vívidas da guerra de 1870 e do massacre de Sedan, de setembro de 1870, ocorrido durante a guerra da França com a Alemanha, no qual Bismarck enviou as tropas prussianas para lutar contra Napoleão III, da França.

A viagem levou-a ao ossário de Flouing (perto de Sedan) e à lembrança da bárbara carnificina que ocorreu ali: 25 mil mortos, 83 mil prisioneiros, milhares de cavalos destripados, sem levar em conta a população civil. A bacia de Sedan foi aterrada com corpos humanos de tal forma que a infantaria conseguiu atravessá-la em linha reta. Napoleão III não podia acreditar no que estava vendo e se rendeu imediatamente.

Tendo sido revividas e comentadas as velhas lembranças, com o luto pelo passado devidamente elaborado, Bárbara conseguiu voltar a dormir normalmente, sem pesadelos, embora permanecesse certa dor residual. Bárbara continuou pesquisando e descobriu por que os pesadelos e as crises de pânico começaram no dia 4 de agosto. O general MacMahon perdeu a batalha de Wissembourg em 4 de agosto de 1870, combate do qual diversos membros da família participaram e em que um tio-avô foi ferido.

Mesmo depois disso, Bárbara continuou tentando compreender o passado da família. Quando lhe perguntei por que comprara uma casa no litoral da Normandia, ela respondeu: "Se os prussianos vierem, eu posso pegar um bote e fugir para a Inglaterra". Mas a guerra já terminou, disse eu, e os prussianos de 1870 não estão aqui para caçá-la, tampouco você precisa reviver o pesadelo do horror de Jules, seu bisavô, que com 6 anos presenciou o massacre de Sedan, escondido sob uma árvore, segurando a mão de seu avô e não se arriscando a fazer um som sequer com medo de ser morto.

Nós encenamos, numa vinheta psicodramática, a batalha de Sedan. Bárbara (em inversão de papéis) desempenhou Jules com 6 anos. Achávamos que aquilo lhe proporcionaria uma real catarse do passado.

Bárbara parecia ter herdado um medo profundo das "barbáries" que a transformavam numa "cripta" na qual as angústias não expressadas desse sofrimento e dessas mortes teriam sido sepultadas cem anos atrás, durante quatro gerações. Para entender as consequências desse medo, trabalhamos historicamente, visitando datas e lugares, particularmente aqueles ligados às derrotas da França e dos Aliados, de 1870 até o presente. Muitas delas voltaram a ser ligadas ao começo de agosto e de setembro. Sedan ficou novamente em destaque durante a Primeira Guerra Mundial e, em especial, durante a Segunda Guerra – quando os alemães invadiram a França por Sedan e forçaram os franceses a se render, evacuando também os ingleses de Dunquerque (1940).

A elaboração de um genossociograma

O genossociograma é uma árvore familial que cobre de três a cinco gerações, elaborada inicialmente com base em lembranças, embora a pesquisa possa ser ampliada a registros históricos. São incluídos todos os fatos importantes: casamentos, nascimentos, mortes, separações, doenças graves, acidentes, estudos (níveis e qualificações obtidas), profissões, locais de residência, mudanças de casa, falências e perdas, partidas para lugares distantes (trata-se de uma mescla de árvore genealógica com átomo social familial).

Isso permite que escolhas pessoais e profissionais, assim como ligações emocionais, sejam vistas à luz de nossa família consciente e inconsciente.

Trata-se de uma maneira de trazer à tona a história real (quase sempre dissimulada) de nossa família, durante várias gerações: os segredos negados, o não dito, as repetições que ocorrem (às vezes úteis, mas em geral prejudiciais ou mesmo fatais), os papéis prescritos (tais como o de inválido ou o de enfermeira), os traumas vinculados a mortes injustas, a criança que é traumatizada, os mitos e lendas da família, algumas datas importantes, a "síndrome do aniversário" (morte, perda, sucesso), o ano ou período em que somos mais suscetíveis (idade cronológica ou data do calendário).

O genossociograma tem inúmeras aplicações: em terapia, medicina, cirurgia, parto, educação, saúde, em profissões cuidadoras e para nosso desenvolvimento pessoal ou profissional.

É crucial numa cirurgia porque seu uso pode evitar complicações durante e após uma operação; na escola, para evitar fracassos desnecessários.

Em muitos casos, a habilidade de um guia ou terapeuta experiente é necessária para "acender" nossa lembrança de uma sequência de conexões.

O efeito da terapia

Diversas vezes, traumas familiais do passado, ligados em particular a massacres e guerras, voltam a perturbar um descendente – como nos casos de Ypres, em 1915, quando os alemães usaram gás venenoso pela primeira vez; de Verdun, em 1916, que teve quase um milhão de mortos; das batalhas entre trincheiras; do genocídio dos armênios pelos turcos, com dois milhões de vítimas, em 1915; do Holocausto judeu; dos Khmers; do massacre dos curdos etc.

Se um trauma não é suficientemente conhecido e externado quando ocorre, algumas pistas vão aflorar à superfície, na família, cinquenta ou cem anos mais tarde. É como se a linha familial incorporasse o horror não expresso para imprimi-lo num descendente.

A palavra falada, que é ouvida e adequadamente contida por uma pessoa "continente" em um contexto terapêutico – como no psicodrama ou numa sessão de terapia de grupo –, pode liberar no indivíduo lembranças impressas no psiquismo. Falar, chorar, chutar (e até mesmo xingar de raiva, ódio e impotência) são atos importantes pois operam para desbloquear estruturas e padrões mentais, prevenindo a conversão de distúrbios psíquicos em sintomas somáticos.

Entretanto, às vezes isso não é suficiente, e é preciso que a justiça seja feita – ou pelo menos que a demanda de justiça seja articulada, pois reconhecer fatos, erros e injustiças é uma forma de reparação. Por isso é tão importante para os armênios, por exemplo, que o genocídio de seu povo pelos turcos seja relembrado, mesmo cinquenta anos depois de ter acontecido.

O frio que vem da guilhotina (Revolução Francesa, 1793)

Uma psicoterapeuta me consultou depois de ter tratado a garganta por muito anos, além de ter feito psicanálise. Ela se preocupava com o irmão mais novo, François, que era deficiente e dependia dela desde a morte dos pais. Ela explicou que François ficou debilitado aos 6 meses de idade, quando teve crupe (laringite). Dois problemas com garganta! Levantei a hipótese de uma conexão com os ataques a gás de Verdun. Eu estava certo: o pai de sua mãe morrera asfixiado, "tossindo e cuspindo", em Verdun, em 1915. Depois de feita essa conexão, ela se sentiu melhor e sua respiração ficou quase normal.

Mas algo em sua comunicação não verbal – mão na garganta, lenço vermelho no pescoço, nascimento em janeiro, crises de frio semelhantes à síndrome de Reynaud[2] –

---

2. Moléstia que afeta a circulação sanguínea nas extremidades do corpo (mãos, pés, nariz etc.). Os portadores da doença sentem um frio extremo nesses locais do corpo. [N. E.]

me levou a pensar na Revolução Francesa e na guilhotina. Ela negou qualquer conhecimento de tal ligação, mas insisti, premonitoriamente, para que ela investigasse essa possibilidade.

Ela então pesquisou na internet e encontrou a certidão de nascimento da avó, nascida em Vendée. Por acaso ou por sorte, a pesquisa revelou também um longo histórico familiar – e, para sua surpresa, a imagem de uma guilhotina com os nomes de cinco ancestrais que foram executados em 1793, um deles chamado François, morto em 9 de janeiro de 1793. Seu irmão François nascera no dia 9 de janeiro de 1963.

Paradoxalmente, o choque trouxe alívio para sua garganta. Na consulta seguinte com o médico, ela insistiu em fazer um exame completo, que revelou uma mudança surpreendente: a garganta, que desde o nascimento se apresentara "permanentemente" fechada, estava agora aberta e normal. O médico não pôde explicar essa transformação.

Três meses depois, ela relatou estar bem, salvo por algumas crises de frio.

Após investigarmos as batalhas que aconteceram em Vendée durante a Revolução Francesa, descobrimos que uma delas se deu no dia 6 de junho – data em que seu irmão tivera o crupe que o deixou incapacitado. Nós discutimos os horrores da guerra, assim como as mortes. Nessa altura, a temperatura do seu corpo voltou ao normal.

Nos últimos cinco anos, presenciei cerca de vinte casos semelhantes de pessoas que apresentavam problemas de garganta e doze que tinham a síndrome de Reynaud.

A criança com asma

Logo depois de uma sessão de supervisão e treinamento para terapeutas, uma jovem médica mencionou que a filha de 4 anos apresentava crises de ansiedade, acompanhadas de asma, toda noite, desde o nascimento. Ela acordava tossindo e soluçando. Perguntei-lhe quando a menina nascera. A resposta foi 26 de abril de 1991. Pensei imediatamente na Primeira Guerra Mundial: a batalha de Galípoli ocorreu em 25 de abril, e os alemães usaram gás venenoso contra os soldados em 22 de abril. "Você tem algum familiar em Ypres ou Verdun?", perguntei. Ela não sabia nada a respeito de Ypres, mas Verdun ficava a apenas vinte quilômetros da cidade onde seus avós viviam. Um mês mais tarde, ela me procurou, rindo: "Obrigada. É um milagre, mas minha filha não teve mais crises, ela não acorda, não tosse... exceto na última noite. E pessoas da minha família foram feridas em Ypres". Ela descobriu isso nos arquivos do exército.

Sugeri, então, que ela pedisse à menina que fizesse um desenho. Ele veio acompanhado da seguinte explicação, dada pela criança: "É uma máscara de mergulho com uma tromba de elefante: é o monstro que me assusta de noite". O desenho se parece com uma máscara de gás da Primeira Guerra Mundial (veja a Figura 15.1).

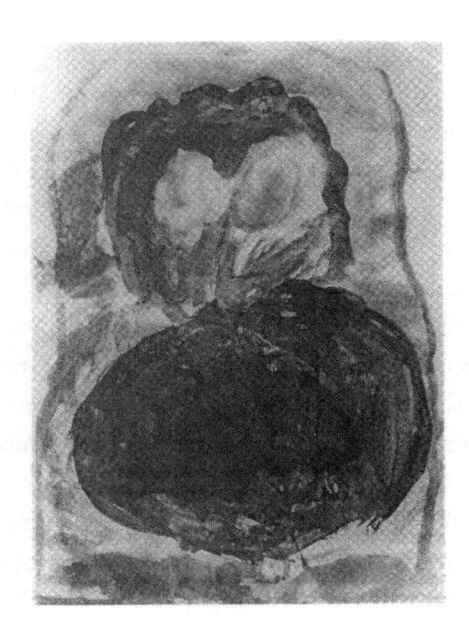

Figura 15.1

Verificando os arquivos, a mãe descobriu que o tio-avô fora asfixiado com gás e ferido em Ypres no dia 26 de abril de 1915, e o avô fora ferido em Verdun. A menina não teve pesadelos nos últimos dois anos. A tosse e as crises de asma também cessaram. Ela ainda desenha, entretanto, incluindo coisas que a incomodam. A Figura 15.2 mostra outro de seus desenhos, nesse caso relacionado com a amniocentese que a mãe fez quando estava grávida dela. As crianças realmente têm consciência de tudo, até mesmo de fatos anteriores ao nascimento, e o expressam, bastando apenas que se preste atenção nelas.

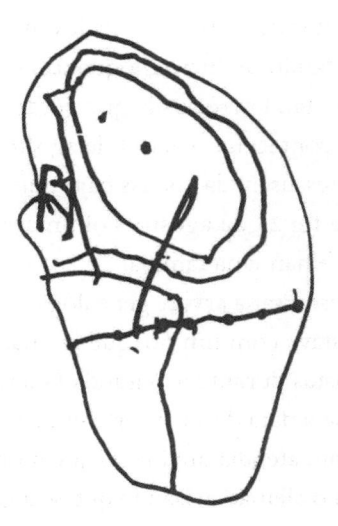

Figura 15.2

É interessante assinalar que os gases usados na guerra impedem o funcionamento dos músculos respiratórios, produzindo os mesmos sintomas que os sofridos pelos pacientes com crupe, falso crupe, difteria e, às vezes, asma.

Na recente pesquisa a respeito do vínculo entre dificuldades respiratórias e traumas sofridos durante a guerra, encontramos dezenas de casos entre os descendentes das pessoas que foram asfixiadas por gás em Verdun, cujos sintomas ou desapareceram completamente ou melhoraram muito quando o vínculo se tornou consciente.

Parto da seguinte hipótese: quando algo terrível é presenciado, muitas vezes os sobreviventes não ousam falar disso, mas conservam as imagens nos olhos da mente e no coração. Pessoas atingidas pela explosão de canhões, por exemplo, transmitem a experiência aos netos e bisnetos com clareza fotográfica de imagens – e até mesmo com sensações de frio e cheiro.

De que forma isso acontece – seja pelo impacto no DNA, que acarreta uma espécie de transformação genética subsequente, seja por outros vínculos familiais somáticos – é um tema que se encontra, neste momento, sob investigação científica. Yehuda *et al.* (1998), por exemplo, descobriram que os baixos níveis de cortisol nos filhos de sobreviventes do Holocausto estavam associados à tendência desses indivíduos de mostrar um desconforto causado pelo trauma do Holocausto, assim como de apresentar sintomas de TEPT depois de ter contato com fatos relacionados ao massacre dos judeus.

História da família: duas mortes na rua, na mesma data, cinquenta anos depois

Recentemente, recebi uma jovem paciente que se culpava pela morte da irmã. Esta estava andando de bicicleta quando colidiu com um carro. A jovem, que presenciou tudo, ficou tão horrorizada que perdeu a voz e não conseguiu gritar por socorro. Esse acidente aconteceu no dia 24 de agosto, três anos atrás. A vítima teve uma hemorragia letal e foi ressuscitada apenas para que os órgãos pudessem ser doados. A data oficial de sua morte foi 25 de agosto. Foi uma morte tão chocante que imaginei que houvesse outra semelhante na família.

Ao pesquisar a árvore genealógica da jovem, descobrimos que o pai quase se afogara quando estava com um tio, que era padre. Esse tio morreu vários anos depois, baleado pelos nazistas durante a Segunda Guerra Mundial. Após algumas investigações, descobriu-se que a data de sua morte era 24 de agosto de 1944. Esse tio-avô tinha sido alvejado enquanto atendia um jovem que morrera nas montanhas. Sendo um pouco surdo, ele não ouviu o alemão avisando que se alguém tocasse no morto todo o bairro seria atacado. O padre ferido foi abandonado agonizante na rua, permanecendo assim por 24 horas. A correlação de datas foi chocante: 24-25 de agosto de 1944, 24-25 de agosto de 1994.

É interessante ver até que ponto a família reproduz as idades de casamento, procriação e morte, o número de filhos, abortos, desastres e acidentes fatais.

Há vários anos eu venho pesquisando traumas e doenças físicas ligadas aos avós que morreram em circunstâncias trágicas – guerra, afogamento ou acidentes automobilísticos –, e minha conclusão é de que existe algo do tipo "repetições familiais inconscientes" e a "síndrome do aniversário".

O aniversário da família Kennedy

Pode-se dizer que o presidente John Kennedy (1917-1963) praticamente contribuiu para o seu assassinato, em 22 de novembro de 1963, ao deixar a capota do carro abaixada durante o desfile, mesmo tendo sido avisado dos prováveis perigos dessa jornada. Seu avô paterno, Patrick Kennedy (nascido em 1858), perdeu o pai com 6 meses de idade. Seu pai, também um Patrick (1823-1858), morreu, com 35 anos, em 22 de novembro de 1858. Na ocasião, a morte do pai criou muitas dificuldades para a família, não sendo possível que uma data tão importante como essa, 22 de novembro, tenha passado em branco para seus descendentes, ainda que inconscientemente.

Cirurgias e a "síndrome do aniversário"

Outra maneira como a síndrome do aniversário se manifesta é no surpreendente número de cirurgias que são marcadas "ao acaso" pelo paciente num "dia de aniversário" na família, tal como nascimento, casamento ou morte.

Um número significativo de pessoas "escolhe" fazer sua cirurgia no dia do aniversário da morte de seus pais ou avós. Não é surpresa que elas frequentemente vivenciem uma extrema ansiedade pré-operatória e complicações durante e após a cirurgia. Há pesquisas sobre o tema em andamento no hospital de Brest e no Hospital Universitário de Sherbrooke, no Canadá.

Ali, uma vez programada a cirurgia, a pessoa é indagada sobre uma possível coincidência da data com um aniversário na família e, nesse caso, a operação é remarcada. As datas coincidem um surpreendente número de vezes. E Ghislain Devroede, professora de Cirurgia na Universidade de Sherbrooke, descobriu que esse procedimento simples diminuiu em cerca de 50% a incidência de complicações pós-operatórias, assim como a demanda de anestésicos para as cirurgias. São provas muito significativas da síndrome do aniversário.

Neurose de classe social

Numa área distinta, o sociólogo Vincent de Gaulejac denominou "neurose de classe social" o fracasso de estudantes brilhantes em exames que lhes garantiriam uma qualificação que seus pais não têm. Ele descobriu que os pais frequentemente colocavam os filhos num "duplo vínculo" inviável – "Não seja como eu, termine seus estudos, eu sacrifiquei tudo por você" e, ao mesmo tempo, "Não me abandone, não abandone a herança de sua classe e de sua família, faça como eu". O resultado é que os estudantes inconscientemente se colocam em situação de fracasso. A explicitação dessa neurose ajuda as pessoas a compreender a dupla mensagem que os pais lhes estão transmitindo e a dificuldade de fazer melhor do que a classe em que nasceram. A culpa por não poder enviar os filhos para a universidade recai excessivamente nas condições econômicas.

No entanto, a teoria de Vincent de Gaulejac nos permite compreender melhor as complexidades da ascensão social e da aquisição de cultura e aprendizagem. É importante dar-se conta de como pode ser difícil, para os filhos, ser diferente dos pais. Também é importante notar que os terapeutas – e especialmente os professores – precisam ajudar os alunos a continuar se sentindo ligados à sua origem sem se desconectar da família, atingindo assim seu potencial intelectual, científico, cultural e artístico.

Agora que observamos os problemas da terceira geração de grupos como imigrantes, mineiros, ferroviários e operários, devido à perda do contexto social por meio do acesso à aprendizagem, fica clara nossa responsabilidade conjunta de ajudar a geração mais jovem a realizar seu potencial sem muitos danos psicológicos.

Em todos esses casos, a terapia de grupo, o psicodrama ou a arteterapia são eficazes, levando a uma descoberta e a uma catarse. Entretanto, o cerne da cura está no ouvir, no sentir que o problema ou trauma foi depositado em alguém que ouve (semelhante à "sustentação" de Winnicott, 1965), escuta e compreende, complementando o que foi dito com sua experiência, seu conhecimento e sua intuição.

O segredo, o trauma que não pode ser verbalizado, fica agora depositado e contido em um contexto tolerante e apoiador. É vital que a mensagem seja emitida, transmitida e recebida, e dessa forma ouvida e compreendida pelo "outro", muitas vezes, embora não necessariamente, dentro de uma situação terapêutica.

Trauma e vinhetas psicodramáticas

Costumo usar vinhetas psicodramáticas curtas, de três a dez minutos, para reviver traumas familiais do passado (especialmente traumas de guerra) e encerrar "casos intermináveis" de luto por perdas e morte trágica.

Trabalhei um pouco em Tóquio com Roy Hart, que utiliza voz, grito e canto de acordo com o método de terapia pela voz de Alfred Wohlfsohn. Utilizei esse método em vinhetas psicodramáticas de sofrimentos intoleráveis de seres humanos e animais (especialmente cavalos e cães) sendo mortos na guerra. Apenas para relembrar: Como Alfred Wohlfsohn não conseguia suportar os sons horríveis de centenas de pessoas morrendo nas trincheiras (sufocadas na lama, devido a ferimentos ou por gás venenoso em Ypres e Verdun) e batalhas da Primeira Guerra Mundial, criou um poderoso método de voz para explorar essa situação, tendo curado a si mesmo dessas lembranças horrorosas, particularmente dos gritos e sons sobrenaturais que provocavam o que ele chamou de "alucinações orais" – lembranças vívidas, "quase um vídeo fotográfico", com cheiros, sons, calor ou frio e fortes imagens de movimento. Com alguns colegas da Europa e dos Estados Unidos, encontrei essas lembranças nos pesadelos dos clientes, sobretudo após as comemorações do fim da guerra e da libertação dos campos de concentração.

Psicodrama com traumas e traumas pós-guerra

Costumamos utilizar as técnicas clássicas do psicodrama, principalmente vinhetas curtas, quando trabalhamos a traumatização pós-guerra – por exemplo, representando no palco uma batalha, ou parte dela, com soldados, canhões, cavalos ego-auxiliares, amigos e inimigos, companheiros mortos ou morrendo, barulho de bombas e gritos de aflição de pessoas e cavalos agonizantes (e, claro, com inversão de papéis com estes personagens). Agregamos, então, vinhetas muito curtas de realidade suplementar; "despedidas" simbólicas e também "sepultamentos" de amigos e parentes queridos.

Um dos pontos mais fortes é perguntar à pessoa "morta ou morrendo", em inversão de papéis, o que ela quer ou precisa para encontrar a paz. Estimulamos o protagonista a ouvir essa mensagem e a fazê-lo no psicodrama e, às vezes, em realidade simbólica, ou mesmo na realidade concreta. É uma maneira de perseguir a catarse em inversão de papéis e de encontrar, dessa forma, encerramento para tensões, assim como reparações simbólicas.

Por exemplo, o "morto" (protagonista com papel invertido) poderia pedir "que não fosse esquecido" ou uma roseira plantada no cemitério, ou flores atiradas no rio ou no mar (para pessoas mortas na guerra, no mar), ou que seu nome fosse dado a um filho, ou uma canção de ninar (para criança morta, abortada ou assassinada).

Lembro de ter coordenado uma oficina de demonstração na Alemanha, num congresso de terapia familiar, com uma mulher sem filhos no palco, até que em certo momento ela falou de todos os soldados de sua família, por várias gerações. Com vinhetas curtas de um ou dois minutos cada uma, retrocedemos no tempo até chegar às Cruzadas.

Nessa altura, num pressentimento, citei um escritor muçulmano que descrevia cruzados ferindo e matando crianças muçulmanas, agarrando-as pelos pés e esmagando a cabeça delas nos muros da cidade. Ela começou a gritar e chorar e, numa curta inversão de papéis com uma criança muçulmana morta (há mil anos – as Cruzadas aconteceram entre 1096 e 1270), ela pediu que fosse cantada uma canção de ninar muçulmana a fim de que pudesse ficar em paz. Não falo árabe, mas por sorte havia uma parteira muçulmana na plateia. Ela cantou uma canção de ninar tradicional muçulmana, e todos cantamos juntos. Depois disso, cor e paz apareceram nos olhos dela. Todos sentimos que esse era o encerramento de uma culpa transgeracional familiar passada que encontrou aqui uma finalização que permitiria paz de espírito e de corpo, além de um silencioso "virar a página". Prefiro o termo "limpar a área" em vez de "reparação simbólica" de traumas passados.

Utilizo o mesmo método nos casos de morte acidental, aborto e despedidas de pais (que muitas vezes morrem sem dizer adeus ou sem deixar uma última mensagem). Além disso, essa estratégia pode ser usada em caso de perdas traumáticas devidas a guerras – como em Sedan (1870), Verdun (1915-16), Galípoli (1915), no Holocausto judeu ou no genocídio armênio, no desembarque do "dia D" (6 de junho de 1944) ou durante a retirada de exércitos, prisioneiros de guerra, ou deportação de imigrantes. Os mesmos métodos podem ser utilizados também na perda traumática de um filho, de um gato, cachorro ou outro animal de estimação, antes de uma remoção cirúrgica de rim ou de seio (em virtude de um câncer), ou outra parte do corpo que tenha de ser amputada. Esses rituais de partida ajudam a acalmar a pessoa e permitem uma separação mais tranquila.

Em nossa experiência, o trauma é o mesmo para a família do assassinado, para a família do assassino ou de uma testemunha ocasional (geralmente um amigo do morto ou ferido). Todos são "varridos pelo vento frio da morte" ("traumatismo do vento da bala", como foi descrito pelos cirurgiões de Napoleão durante a terrível retirada da Rússia, em 1812).

O efeito Zeigarnik (tarefas incompletas)

Em 1928, no Instituto Berlinense de Psicologia, Bluma Zeigarnik (que em 1980 morava em Moscou) trabalhou com Kurt Lewin (teoria da gestalt e pesquisas sobre dinâmica de grupos) em estudos a respeito de tarefas completas e incompletas. Ela demonstrou que as "tarefas incompletas" (tarefas interrompidas, não finalizadas) continuam a funcionar na mente ou permanecem na memória, enquanto as "tarefas completas" são armazenadas na memória em algum lugar e esquecidas na vida presente.

Uso a teoria de Zeigarnik para trabalhar com pacientes oncológicos, com suas tensões e traumas passados pessoais, profissionais e familiais, assim como com as "injustiças" cometidas contra eles. Esses temas desencadeiam preocupações, impedindo os pacientes de ficar em paz e de conseguir relaxar. Ao contrário, eles são tomados por tensão, agressão e ansiedade. Entrar em contato com tarefas incompletas ajuda-os a trabalhar seus problemas de saúde e a se sentir melhor, muitas vezes alcançando a cura completa (como é descrito em *Com a vida de novo*, de Simonton, Simonton e Creighton)[3].

Tenho notado que um processo semelhante ao efeito Zeigarnik de tensões por tarefas incompletas acontece com segredos familiais, mortes trágicas ou traumas de guerra que não podem ser expressos e nos quais o luto foi impossível. Em todos esses traumas passados, procuro padrões transgeracionais tanto na traumatização quanto nas enfermidades psicossomáticas e somatopsíquicas relacionadas com esse fenômeno.

Assim, os efeitos de Zeigarnik, as tensões do passado e o estresse oculto explicam os problemas das "questões intermináveis" com a morte e o morrer, sensações súbitas de morte não resolvidas, traumas familiais e traumas do pós-guerra.

Conclusão

Na psicanálise clássica ou moderna, somente a pessoa está sob investigação – seus fracassos, traumas, seu sofrimento e suas experiências. Entretanto, a abordagem transgeracional preocupa-se não apenas com o "cliente", mas com todo o meio familiar e cultural que forma o quadro de referência dentro do qual se desdobra a história do indivíduo.

Mas esse trabalho é também uma novela familiar que engloba três a oito gerações, traçando e analisando determinados caminhos tomados. Um exemplo foi o casamento de uma enfermeira franco-canadense, Renée, com um francês em 28 de agosto de 1971, dez gerações depois que sua ancestral Françoise se casou com um homem chamado René em 28 de agosto de 1728.

Esse tipo de trabalho permite que cada sujeito veja como sua trajetória individual é definida pelos caminhos de outros membros significativos de sua família, e mostra em que medida o indivíduo é produto de uma história familiar da qual busca tornar-se o sujeito. Assim, as escolhas feitas e os traumas vividos pelo sujeito são determinados, desde o início, pelas escolhas de sua família e de seus ancestrais, com seus traumas não finalizados e não falados.

---

3.   Veja a referência completa na bibliografia.

A síndrome do aniversário e seus efeitos – uma espécie de repetição do mesmo – pode ser algumas vezes interrompida clinicamente, como expliquei. A recente teoria do caos e a descoberta dos fractais (Mandelbrot) podem ampliar a pesquisa a respeito dessas infinitas repetições do mesmo.

A vida, a educação, os grupos de desenvolvimento pessoal, a psicoterapia, tudo faz parte de um processo de "transformação".

O "sujeito" nasce e cresce apropriando-se de sua história familial, mas também se diferencia dos pais e avós e de seus problemas, segredos e traumas. A pessoa amadurece, tornando-se livre para ser ela mesma.

Referências bibliográficas

ABRAHAM, N.; TÖROK, M. *L'ecorce et le noyau*. Paris: Aubier Flammarion, 1978.

ANCELIN SCHÜTZENBERGER, A. *Précis de psychodrame*. Paris: Editions Universitaires, 1966.

_____. *Vouloir guérir*. Paris: La Méridienne/DDB, 1985.

_____. "The drama of the seriously ill patient: fifteen years of experience with psychodrama and cancer". HOLMES, P.; KARP, M. (orgs.). *Psychodrama: inspiration and technique*. Londres/Nova York: Tavistock/Routledge, 1991. [Em português: "O drama do paciente gravemente enfermo: quinze anos de experiência com psicodrama e câncer". In: *Psicodrama – Inspiração e técnica*. São Paulo: Ágora, 1992.]

_____. *Le jeu de rôle et le psychodrame*. Paris: ESF, 1992.

_____. *Aïe, mes aïeux, liens transgénérationnels, secrets de famille, syndrome d'anniversaire, transmission des traumatismes, et pratique du genosociogramme*. Paris: DDB, 1993. [Em português: *Meus antepassados – Vínculos transgeracionais, segredos de família, síndrome de aniversário e prática do genossociograma*. São Paulo: Paulus, 1997.]

_____. *The ancestor syndrome*. Londres/Nova York: Routledge, 1998a.

_____. "Epilogue". In: KARP, M.; HOLMES, P.; TAUVON, K. B. (orgs.). *The handbook of psychodrama*. Londres: Routledge, 1998b.

_____. "De génération en génération, liens transgénérationnels". In: CALGAR, H. (org.) *Être enseignant, hommage à Ada Abraham*. Paris: l'Harmattan, 1999.

ANSKY, A. *The Dybbuk: "a play for Stanislavski's St. Petersburg Theater"*. Nova York: Schocken Books, 1917. [Nova edição: 1992.]

BOSZORMENYI-NAGY, I.; SPARK, G. *Invisible loyalties*. Nova York: Harper and Row, 1973.

CYRULNIK, B. *Un merveilleux malheur*. Paris: Odile Jacob, 1999.

DOLTO, F. *Le cas Dominique*. Paris: Le Seuil, 1971.

DEVROEDE, G.; ANCELIN SCHÜTZENBERGER, A. *On family trauma repetitions of sexual abuse and gastric problems*. No prelo.

GAULEJAC, V. de. *La nevrose de classe*. Paris: Hommes et Groupes, 1987.

HALEY, A. *Roots*. Londres: Picador, 1970.

HILGARD, J. "The anniversary syndrome as related to late appearing mental illness in hospitalised patients". In: SILVERT, S. (org.). *Psychoanalysis and psychosis*. Nova York: International University Press, 1989.

HUDGINS, K.; DRUCKER, K. "The containing double as part of the therapeutic spiral model for treating trauma survivors". *The International Journal of Action Methods, Skill Training and Role Playing*, v. 51, 1998, p. 63-74.

JUNG, C. *Collected works*. Nova York: Bollinger Series/Pantheon Books, 1953. [Em português: *Obras completas de Carl Gustav Jung*. Rio de Janeiro: Vozes, vários volumes.]

KIPPER, D. "Psychodrama and trauma". *The International Journal of Action Methods, Skill Training and Role Playing*, v. 51, 1998, p. 112-21.

MALOOF, A. *Les croisades vues par Muselmans*. Paris: Lattes, 1988.

MANDELBROT, B. B. *Les objects fractals*. Paris: Flammarion, 1975.

_____. *The fractal geometry of nature*. Nova York: Freeman, 1982.

_____. *Fractals, hasards et finances*. Paris: Flammarion, 1997.

MORENO, J. L. "Psychodramatic shock therapy". *Sociometry 2*, monografia n. 5, 1939.

_____. *Psychodrama, volume 1*. Beacon: Beacon House, 1946. [Em português: *Psicodrama*. São Paulo: Cultrix, 1975.]

MORENO, J. L.; MORENO, Z. T. *Psychodrama, volume 3*. Beacon: Beacon House, 1969. [Em português: *Psicodrama – Terapia de ação e princípios da prática*. São Paulo: Daimon, 2006.]

PIKES, N. *Dark voices. The genesis of Roy Hart Theatre*. Woodstock: Spring Journal Books, 2000.

SIMONTON, C. O.; SIMONTON, M. S.; CREIGHTON, J. *Getting well again*. Los Angeles: Tolcher, 1978. [Em português: *Com a vida de novo*. 8. ed. São Paulo: Summus, 1987.]

VAN DER KOLK, B. A.; MCFARLANE, A. C.; WEISAETH, L. (orgs.). *Traumatic stress: the effects of overwhelming experience on mind, body, and society*. Nova York: The Guilford Press, 1996.

VOLKAN, V. *Bloodlines: from ethnic pride to ethnic terrorism*. Nova York: Fahrar, Straus and Giroud, 1997.

WINNICOTT, D. W. *The maturational process and the facilitating environment*. Nova York: International Universities Press, 1965. [Em português: *O ambiente e os processos de maturação*. Porto Alegre: Artmed, 1982.]

ZAIJDE, N. *Souffle sur tour ces morts et qu'ils revivent*. Paris: La Penseé Sauvage, 1993.

YEHUDA, R. *et al.* "Phenomenology and psychobiology of the intergenerational response to trauma". In: DANIELI, Y. (org.). *International handbook of multigenerational legacies of trauma*. Nova York/Londres: Plenum, 1998.

16 PSICODRAMA COM VETERANOS DO VIETNÃ E SUAS FAMÍLIAS

Michael Burge

Muito se tem escrito a respeito dos efeitos da guerra do Vietnã sobre os veteranos, especialmente em relação ao transtorno de estresse pós-traumático. Entretanto, muito pouca atenção se tem dado ao trauma experimentado pelas famílias dos veteranos. Merece destaque a luta dessas famílias para chegar à intimidade.

Este capítulo versa principalmente sobre minhas experiências no aconselhamento de veteranos do Vietnã e de suas famílias. Pretendo discutir aqui como o estresse pós-traumático dos veteranos (TEPT) pode influenciar a vida de todos os seus familiares. Procuro também demonstrar como o psicodrama – em particular a análise de papéis, o treinamento de papéis, o desenvolvimento de papéis e a teoria de papéis – pode ser utilizado para o diagnóstico e o tratamento do estresse pós-traumático.

A bibliografia

Privilegiando a criatividade e a originalidade, evitei deliberadamente, em meu trabalho, fazer muitas leituras antes da investigação de novos métodos psicodramáticos. Minha atitude com relação à bibliografia é a de um explorador. Meu papel é semelhante ao de Cristóvão Colombo, fazendo uma rota de aventura em psicoterapia, partindo do bom espírito do treinamento psicodramático para a bibliografia em busca de soluções e resultados positivos.

Devido a toda espontaneidade que se criou, foi fluente a transição entre a experiência em treinamento e a experiência gerada na provisão da psicoterapia. À medida que eu, como diretor, manifesto os papéis de inquiridor ingênuo e de analista de sistemas, esses papéis frequentemente emergem do protagonista. Por exemplo, o papel de inquiridor ingênuo me ajuda a tornar-me mais espontâneo, o que, por sua vez, facilita a expressão dos papéis saudáveis do cliente. A espontaneidade está presente em todos os papéis e me ajuda a estar plenamente no papel. As reflexões sobre meu treinamento em psicodrama, a apresentação de situações do treinamento e o estudo da bibliografia são ótimos recursos para ajudar-me a ser mais criativo na descoberta de soluções.

Dos textos que me foram úteis para a compreensão do psicodrama, destaco os seguintes: Moreno (1964) mostrou que o conflito intrapsíquico do protagonista pode ser resolvido incrementando papéis saudáveis; Williams (1989) aplicou esse princípio à terapia de família e descreveu como o protagonista pode ter uma nova visão do problema por intermédio de técnicas de entrevista. Isso é particularmente evidente em seu capítulo sobre o valor sistêmico dos papéis. Por exemplo, uma criança desamparada fica mais diminuída ainda diante de um professor cruel, mas se fortalece quando o conflito ou problema é visto do papel da mãe apoiadora e protetora.

Para avançar em minha compreensão da teoria e prática do papel, encontrei instrumental em Clayton (1993); Daniel (1992) proporcionou outra perspectiva interessante a respeito do desenvolvimento de papéis, inclusive um resumo das técnicas, além de diagramas que mostram como manter a confiança e a espontaneidade grupais. O modelo de Beattie (1987) demonstra como papéis desagradáveis, tais como o de resgate, podem levar ao desenvolvimento de sintomas traumáticos semelhantes na família do veterano.

Rosenheck (1985) descreveu uma situação que ele chamou de estresse pós-traumático secundário. Estudando o caso de um garoto de 10 anos chamado Alan, Rosenheck notou que o menino apresentava uma série de sintomas indicativos de estresse pós-traumático. Alan tinha dificuldade para dormir, pouca concentração e dores de cabeça frequentes. Era também tenso, confuso e medroso. Apresentava comportamento violento, ameaçando matar seu irmão mais novo. Quando ia dormir, tinha medo de ser morto ou sequestrado. Temia especialmente ser baleado da mesma forma que na guerra. A conclusão foi que a criança adquirira esses sintomas de trauma secundário por exposição ao pai, um veterano que revivia seus traumas de guerra. Ou seja, havia uma deficiência nos limites da própria criança em virtude da identificação e do envolvimento profundo, assim como da preocupação com a experiência emocional do pai. Sintomas semelhantes são relatados também em filhos de sobreviventes do Holocausto. Rosenheck (1985) relata, ainda, que o tratamento foi direcionado a ajudar o menino a desvencilhar suas experiências pessoais das do pai e a obter aprovação deste por ir bem na escola, em vez de ficar imitando a preocupação do pai com o Vietnã e com o comportamento violento.

Ampliando o trabalho de Rosenheck, Harkness (1993) investigou a transmissão transgeracional de traumas de guerra. Ele relatou que o impacto do TEPT paterno na segunda geração depende de como a família lida com a situação. Para o tratamento transgeracional, Harkness recomendou levar em conta o impacto dos apoios sociais, as limitações na comunicação familial, o abuso infantil e, em particular, os programas preventivos. Considerou importante avaliar a capacidade de enfrentamento do sistema familial o mais cedo possível, assim que o veterano traumatizado volta para casa. É importante criar um meio seguro de intervenção, estabelecer um contrato de não violência, reforçar as funções egoicas dos filhos e ensinar novas maneiras de superar velhos problemas.

No que se refere aos trabalhos que reafirmam o uso do psicodrama no tratamento do TEPT, Fantal (1945) proporciona várias descrições de casos em que, por meio da encenação psicodramática, incluindo inversão de papéis, os pacientes desenvolveram lembranças menos temerosas da guerra. Em outra obra, Fantal (1951) demonstrou como o átomo social civil do soldado pode ser superado pelo seu átomo social militar. Finalmente, Baumgartner (1986) mostrou que o sociodrama foi útil num primeiro tratamento de veteranos do Vietnã. Verificou-se que o método os ajudou a elaborar o luto pela morte de seus companheiros, a melhorar seus relacionamentos e a suavizar sentimentos raivosos relacionados com as críticas da opinião pública após a guerra.

Logo depois do fim da guerra do Vietnã, houve um número crescente de relatos clínicos descrevendo a experiência singular dos veteranos e de seu reajustamento. Entre os problemas relatados estavam isolamento, raiva, luto, reações de culpa, ansiedade, medo, entorpecimento psíquico e relacionamentos familiais destrutivos (Williams, 1980). Pesquisa mais recente focalizou a etiologia dos problemas de ajustamento, estabelecendo associações significativas entre TEPT e problemas coexistentes, como depressão, ansiedade e drogadição (Wilson, 1989).

A bibliografia mencionada respondeu a perguntas que surgiram na aplicação dos métodos psicodramáticos a famílias que sofriam com o trauma – e, especialmente, ofereceu diversas alternativas para superar a vivência fragmentada.

Vítimas de estresse pós-traumático

A premissa essencial da teoria de papéis é a de que os indivíduos traumatizados podem se recuperar – por meio da detecção e ampliação de seus recursos espontâneos e criativos, com o reconhecimento, a aprendizagem e a expansão de papéis saudáveis. A natureza complementar dos papéis serve a esse propósito. Ou seja, um papel não pode existir no vácuo; precisa, necessariamente, ter uma relação positiva ou negativa com outro papel, como acontece entre enfermeira e paciente, professor e aluno, ator e plateia. A natureza complementar dos papéis existe também dentro do sistema psíquico do indivíduo e está constantemente envolvida numa autoconversação. Por exemplo, um papel que encoraja *versus* um papel que critica.

Assim, no decorrer da intervenção, o terapeuta pode assumir e desempenhar uma série de papéis – como o de parceiro de investigação, de acompanhante apoiador, de treinador protetor –, permitindo ao cliente desenvolver os papéis complementares positivos. Estes lhe proporcionam experiências de poder, segurança, criatividade, dignidade, controle, sentido, contenção, alívio emocional e harmonia, exatamente o contrário da experiência traumática; constituem, portanto, parte fundamental do processo de cura. Entretanto, antes de focalizar essas questões de pesquisa e tratamento, é necessária uma breve discussão dos sintomas do transtorno de estresse pós-traumático (TEPT).

Os sintomas mais comuns relatados pelos veteranos do Vietnã são: pesadelos; lembranças, imagens e pensamentos invasivos; depressão; ansiedade; sobressaltos; explosões de agressividade; irritabilidade; distúrbios do sono; dificuldades com a intimidade; isolamento. Essas características do TEPT podem se estender às esposas e aos filhos dos veteranos. Os filhos frequentemente apresentam sintomas de depressão, ansiedade, baixa autoestima, impotência e distúrbios comportamentais. A ausência de intimidade ou a baixa capacidade de reação emocional dos veteranos traumatizados pode levar a criança a se sentir não amada ou indesejada, ou contribuir para a depressão, o entorpecimento emocional, o desespero ou a autoculpabilidade dela. A raiva do pai, seus pesadelos, lembranças, hipervigilância e sobressaltos, podem provocar na criança medo, ansiedade, vigilância, sobressaltos, pesadelos e isolamento emocional. Assim, os filhos tendem a desenvolver um padrão de sintomas de TEPT complementares aos do veterano. ·

Muitos fatores dificultam a relação de intimidade entre o veterano e sua família. Em primeiro lugar, associado aos sintomas do estresse pós-traumático, está o medo da vulnerabilidade ou da insegurança. Ou seja, pode haver preocupação quanto a riscos para a própria vida ou para a vida dos familiares e amigos, mas há também o medo de emoções avassaladoras. É muito comum, por exemplo, que os veteranos evitem as recordações tristes e os sentimentos de perda de seus companheiros. Mais do que isso, devido às muitas experiências de apoio entre veteranos, incluindo as circunstâncias do recrutamento, a proteção da vida dos companheiros soldados está muito próxima da proteção da própria vida. Isso pode algumas vezes levar a uma posterior superproteção da família.

Em razão do forte vínculo com os companheiros, a identidade do grupo pode ficar incorporada ao sistema intrapsíquico de papéis do indivíduo. A perda de colegas e a ruptura da identidade grupal normalmente levam a uma autoidentidade também partida. A experiência de uma identidade partida, aliada à perda geral, torna rápida e duradoura a transição para um estado traumatizado. Se o veterano tem dificuldades de adaptação e um quadro de referência interno restrito, precisa lidar com um excesso de emoções e experiências. Isso tem implicações diretas para sua família. Ele enfrenta um dilema: se tiver de ser suficientemente vulnerável para se abrir para a experiência da intimidade, os sentimentos gerados podem abrir a proverbial "caixa de Pandora" das emoções não vivenciadas e bloqueadas, relacionadas com o seu trauma, inclusive o luto incompleto em relação a si mesmo e aos companheiros perdidos. Em termos mais simples, "arriscar amar é arriscar perder" e, em consequência, arriscar-se a uma desintegração cada vez maior da identidade.

Para o veterano do Vietnã, em particular, ainda que não exclusivamente para outros tipos de vítimas de trauma, o impacto de questões não resolvidas da família de origem e fatos posteriores à guerra contribuem para a permanência de sintomas de trauma, tais como falta de intimidade ou de envolvimento com a família. Esses fatores sistêmicos são profundos e complexos. Os padrões de afastamento com frequência influenciam a capacidade do sobrevivente de se recuperar do trauma. Depois da guerra, muitos veteranos do Vietnã tiveram experiências que pioraram seu trauma ou deram início a ele. Essas experiências colaboraram para seu afastamento físico e emocional, quando não o criaram. Por exemplo, ao voltar da guerra para casa, os veteranos eram frequentemente criticados pela opinião pública e negligenciados pelo governo e pela própria família. Em vez de receberem as boas-vindas e ser celebrados como heróis, como o foram os guerreiros por milhares de anos, eles foram colocados no ostracismo e muitas vezes estigmatizados. Em muitos casos, os parceiros e parentes não conseguiam sequer ouvir histórias sobre a guerra do Vietnã, deixando assim os veteranos presos na tristeza de um luto inacabado. Não houve uma avaliação profissional dos resultados da missão e muito pouco ou nenhum apoio familial e comunitário. Antes, os soldados que retornaram foram abandonados. Os poucos que conseguiram receber apoio da família e da comunidade se integraram melhor a ambas e se recuperaram mais rápido.

Tenho observado que, quando os veteranos vivenciam sintomas de TEPT, é muito difícil para a família se envolver com eles. É comum relatarem que foram confundidos com o inimigo, durante pesadelos e *flashbacks*. Às vezes o veterano, acreditando estar numa batalha ou em zona de guerra, chega a apertar o pescoço da mulher. Com frequência, ele entra em estado de torpor e, em dado momento, tem um repente de explosões agressivas sem que o parceiro faça nenhuma provocação. Com o objetivo de minimizar as explosões e as mudanças de humor, o parceiro abre mão de suas necessidades, despendendo muito tempo para se concentrar nos problemas do veterano. Consequentemente, esses parceiros costumam tornar-se deprimidos, ansiosos ou têm baixa autoestima, manifestando os sintomas de vitimização secundária.

Muitas esposas telefonam para o serviço de aconselhamento buscando informações a respeito de como lidar com os veteranos. Em geral, estão desesperadas, o que indica que se sentem responsáveis pelos problemas. Enquanto muitas delas estão em via de deixar o relacionamento, outras buscam terapia de casal. Outras, ainda, relatam desejar a separação, mas temem-na por várias razões. O fator comum em todos esses pedidos de ajuda é que os relacionamentos familiais estão sob grande estresse.

Devido ao TEPT e à incapacidade de funcionar dos veteranos, muitas parceiras vivem uma situação incerta, carregada de medo, tendo de arcar com todo o peso de conduzir a família. Além de sua companheira sentir que perdeu o marido apoiador, o próprio veterano sente que seu papel tradicional de marido e provedor ficou seriamente comprometido. Isso exacerba o desconforto, as dificuldades e os ressentimentos dentro do casal e de toda a família, que fica debilitada.

A codependência é um modelo teórico útil para a compreensão e o tratamento de algumas dessas dificuldades do casal e da família. Beattie (1987) descreve a tendência das esposas de ficar tão absortas no estado do marido que negligenciam os próprios problemas psicológicos ou seu crescimento pessoal. A dependência do veterano dá à esposa uma ótima oportunidade de administrar um controle aparente, mais do que de lidar com o próprio medo de perder o autocontrole. Em síntese, há um sentimento falso de controle. Exposta ao trauma do veterano durante muitos anos, a esposa desenvolve uma codependência. Constatei, ao longo de minha experiência de aconselhamento, que os papéis da família de origem parecem ser um fator importante nesse desenvolvimento.

A existência desses velhos papéis pode levar a uma atração inicial entre o veterano e uma potencial companheira. Por exemplo, ele, que está desamparado e cheio de medos, escolhe uma parceira que tem necessidade de desempenhar o papel de salvadora, "quebra-galhos", governanta ou enfermeira psiquiátrica. No decorrer do processo, o veterano se sente cada vez mais desamparado ou a parceira, depois de inúmeras tentativas malsucedidas de ajudar, torna-se desamparada e vitimizada. No fim das contas, pode ser ela a precisar de resgate. Em alguns casos, há uma alternância desse papel entre o veterano e sua companheira (veja a Figura 16.1).

Os problemas da família de origem do veterano e da companheira devem ser resolvidos simultânea ou sequencialmente, em terapia de casal e/ou tratamento individual. Os filhos dos veteranos do Vietnã podem ser gravemente afetados pelo TEPT. A dificuldade do traumatizado de manter relacionamentos íntimos causa o principal estresse da família, contribuindo para muitos sintomas de trauma secundário. As consequências são significativas para o bem-estar psicológico da prole dos traumatizados.

Se o veterano utiliza o afastamento para resolver o problema, instala-se uma distância excessiva entre os membros da família, o que resulta numa comunicação pobre. Faltam estrutura e autoridade. Se, ao contrário, existe muito contato, pode-se desenvolver uma trama confusa em decorrência do esforço do veterano de evitar reviver ansiedades e vulnerabilidades que estavam presentes durante a guerra. Nesses casos, a famí-

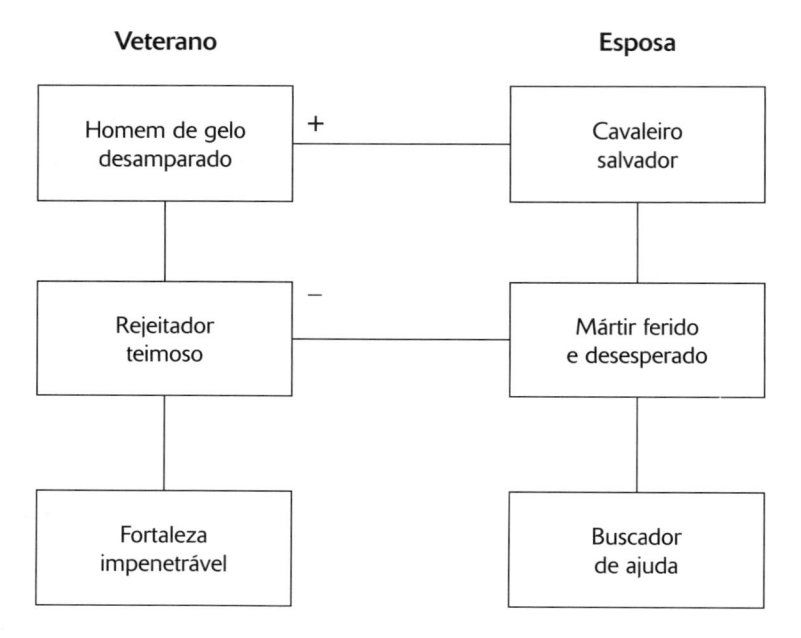

Figura 16.1 Comportamento de resgate da esposa do veterano: retrato do desamparo

lia se torna uma espécie de fortaleza, isolada e protegida do "mundo perigoso". Os familiares se veem, na maior parte do tempo, confrontados com os problemas do pai, sem autonomia nem chance de crescimento pessoal e com grandes dificuldades nos limites da relação.

Estudos de caso

Nos dois casos que se seguem, o psicodrama foi utilizado na terapia individual como principal intervenção terapêutica. As técnicas são, portanto, bastante influenciadas pela teoria psicodramática de papéis. Acima de tudo, coloca-se a necessidade de o protagonista apresentar aqui e agora, por meio da encenação, seus problemas passados. De acordo com a teoria psicodramática, isso lhe permite descobrir, por intermédio da espontaneidade, novas soluções para dificuldades prévias.

Esse método é particularmente útil para sobreviventes de traumas pois eles, com muita frequência, são atormentados pelos sintomas de TEPT. O passado traumático pode ser trazido para o presente pela realidade suplementar e encarado pelo protagonista de forma inédita. Por exemplo, uma vítima de estupro se sentiu, no passado, totalmente impotente e sozinha. Na dramatização psicodramática presente, a protagonista vítima pode ter acesso a um conjunto de recursos e apoios que não estavam disponíveis durante o estupro concreto. Mais do que isso, quando o evento traumático é reencenado, o protagonista consegue transpor os limites das influências repressivas e vivenciar sentimentos que estavam bloqueados devido à dissociação e ao torpor psíquico. Em consequência, atingem um estado de equilíbrio emocional, harmonia e paz. Isso geralmente implica a expressão de sentimentos como medo, vergonha, humilhação, raiva e então, esperançosamente, amor-próprio. O processo é chamado de "catarse de ab-reação", sendo algumas vezes seguido por uma "catarse de integração".

As técnicas de inversão de papéis, espelho, dublagem e treinamento são muito úteis nesse processo e podem ajudar os protagonistas a experimentar-se mais plenamente e a obter uma nova perspectiva da situação traumática. Por exemplo, quando o protagonista vivencia, por meio da inversão de papéis, o sadismo e a raiva de um molestador, tem a oportunidade de readquirir a própria raiva.

Outro aspecto teórico precisa ser enfatizado aqui. Como já mencionei, os filhos de veteranos do Vietnã podem apresentar sintomas de TEPT, como explosões violentas de raiva, comportamento controlador, afastamento emocional e medo de intimidade. A criança pode, assim, crescer num meio familial de TEPT, lutando para amar a si e aos pais. Nos casos em que vivenciam esse amor, seu potencial para resistir às influências do TEPT parental é bom. Entretanto, na ausência de um objeto de amor parental estável, a criança pode criar um genitor na fantasia para ajudá-la a enfrentar o problema. Como no caso de muitas crianças molestadas, dessas fantasias podem surgir amigos imaginários, como personagens de livros de histórias ou cãezinhos fiéis. Entretanto, mesmo que isso as ajude a se ajustar à situação, não necessariamente impede o desenvolvimento de dificuldades emocionais, tais como um TEPT secundário.

Por isso, é importante que o terapeuta identifique os objetos amorosos ou ajude o protagonista nessa tarefa, a fim de proporcionar apoio quando confrontar os medos durante a encenação psicodramática. Isso é particularmente demonstrado no caso de Caroline e seu "gato Félix" imaginário. Tenho constatado que esse conceito é muito útil para trabalhar com todo tipo de sobreviventes de traumas. Creio que as vivências amorosas e a humanidade, no psicodrama, podem superar a adversidade traumática. Os dois casos que se seguem procuram demonstrar esse processo.

Caroline

Caroline, 13 anos, é filha de um veterano do Vietnã. A professora a encaminhou à terapia devido a seu comportamento destrutivo na escola; os pais, porque ela demonstrava ser infeliz em casa. Durante a avaliação inicial, Caroline mostrou-se muito sozinha e alienada da relação com os outros estudantes. Descreveu o pai como um enorme vulcão que explodia de raiva periodicamente (veja a Figura 16.2), e o relacionamento entre seus pais como muito tenso e cheio de conflitos. Disse também que o pai era muito controlador. Havia uma expressão aberta de culpa ou responsabilidade pelas dificuldades do progenitor. Embora Caroline mencionasse várias vezes que gostaria que existisse uma aproximação maior dentro da família, esse desejo era aparentemente ausente. Parecia haver uma oscilação entre separação exagerada e união exagerada. Seu irmão mais velho tinha um histórico de envolvimento em muitas brigas.

Nas sessões iniciais, Caroline relatou pensamentos suicidas que desapareceram nas três primeiras sessões. O tratamento consistiu em histórias, desenhos e psicodrama. Foi interessante observar que nos desenhos, quando descrevia a alienação dos seus companheiros de grupo, emergia um tema recorrente no qual ela era rodeada por alunos hostis armados que pretendiam feri-la. Eles eram diferentes e estranhos. Por exemplo, ela tinha cabeça redonda, enquanto eles tinham cabeças quadradas. Quando indagada sobre o que precisaria incluir no seu desenho fantástico para se proteger dos alunos hostis, Caroline rapidamente trazia um helicóptero para resgatá-la. O helicóptero a transportava para um lugar tranquilo e seguro, com muitas árvores, longe da violência e da traição.

Era notável a semelhança entre os desenhos de Caroline e os desenhos de veteranos que eu tinha atendido. Embora a menina não fizesse nenhuma referência direta à guerra no desenho ou nas histórias que contava, eles pareciam ser manifestações claras de sua retraumatização secundária inconsciente. Embora seja sempre difícil tirar conclusões definitivas, não pude evitar a observação desses padrões que emergiam do seu trauma. Por isso, considero o desenho e as histórias meios úteis para a compreensão das perplexidades das questões traumáticas transgeracionais, em geral ocultas.

Psicodrama

O psicodrama foi utilizado em conjunto com a arteterapia. Os temas e as cenas que aparecem no desenho são prontamente adaptáveis às cenas psicodramáticas. O mesmo ocorre no desenvolvimento de papéis identificados por meio da análise de papéis (veja as Figuras 16.2, 16.3, 16.4 e 16.5).

Na primeira sessão, Caroline se definiu como suicida. Sentia-se desesperada, isolada, negligenciada e traída pelos amigos. Disse, ainda, que seus pais e professores a consideram impertinente e esquiva, comportando-se assim para chamar a atenção. Mencionou que com muita frequência se sente ferida e abandonada pelos amigos, mesmo depois de tentar ajudá-los nas tarefas escolares. Durante a entrevista inicial, ela se aqueceu para os papéis conflituosos. Descreveu-se como solitária e desesperada, num deserto estéril. À margem do deserto havia um enorme muro de tijolos. O muro tinha um pequeno buraco, através do qual ela podia ver um belo jardim. Seu gato de estimação, Félix, também estava no jardim, acenando para ela. O gato era o único ser em que ela confiava plenamente. Eles se amavam.

A dramatização aconteceu tendo como personagens o gato Félix no jardim, o muro e Caroline abandonada no deserto (veja a Figura 16.2).

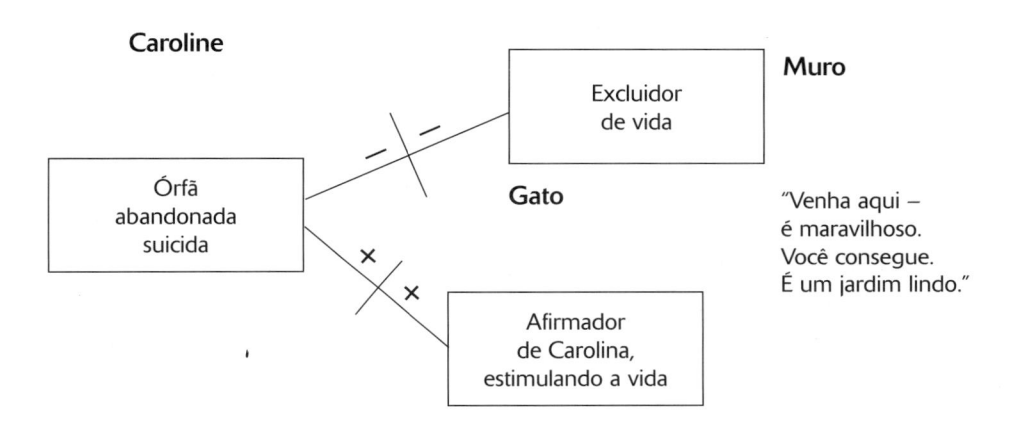

Figura 16.2 Você tem de permanecer no deserto

Em dado momento, durante a dramatização, enquanto tentava subir no muro, Caroline recuou, chorando e com medo. Disse, naquele papel, que o muro estava prestes a explodir em cima dela, o que deu origem a uma nova cena (veja a Figura 16.3).

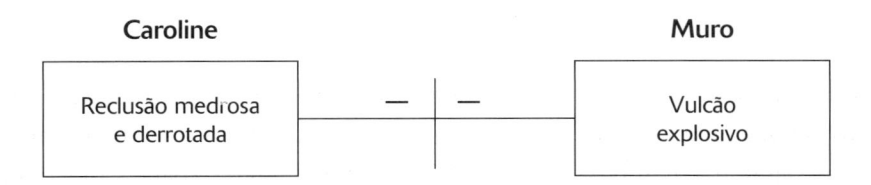

Figura 16.3 O vulcão

Entretanto, por meio de treinamento e inversão de papéis, Caroline se deu conta do estímulo e da força do gato. O papel do gato evoluiu, assumindo poderes mágicos, que foram transferidos para Caroline. Ela, então, fez aparecer um furacão que apaziguou o vulcão. A evolução desses papéis está demonstrada na Figura 16.4.

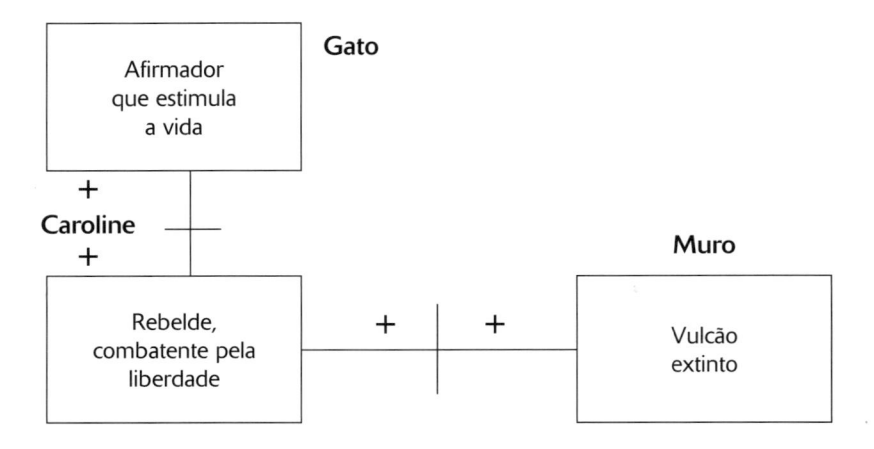

Figura 16.4 O vulcão extinto

O vulcão se transformou num muro de tijolos abandonado que Caroline conseguiu facilmente escalar, estimulada o tempo todo pelo gato. Tanto ela quanto o gato se sentaram no belo jardim. O muro e o deserto desapareceram. O gato e Caroline ficaram sentados ali, conversando afetuosamente (veja a Figura 16.5).

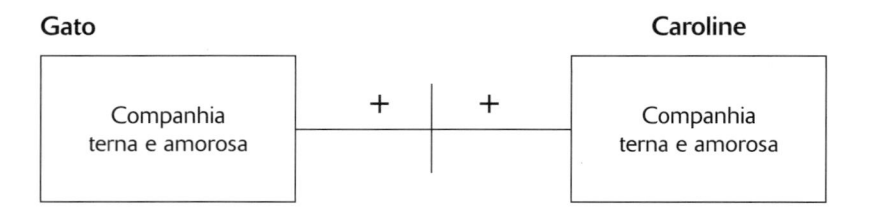

Figura 16.5 A grande mudança

No papel de diretor, produtor e treinador, eu me mantive sempre interessado, positivo, valorizando Caroline. Eu inverti papéis com ela e utilizei a dublagem e o espelho. Isso ajudou a manter seu aquecimento para os diferentes papéis e incrementou a espontaneidade e a criatividade. Quando fiz o personagem do gato Félix, ampliei esse papel, sendo particularmente estimulante e apoiador, ou seja, proporcionando um treinamento de papel para Caroline, capacitando-a a escolher os papéis mais fáceis de assumir para superar os que lhe causavam medo e desespero. A menina reagiu bem à minha atuação.

Nas duas sessões seguintes, Caroline relatou sentir-se feliz, sem ideias suicidas, voltada para a superação das dificuldades escolares e domésticas. Ela se sentia firme e forte. O trabalho posterior incluiu um treinamento de papel para que ela se relacionasse melhor também com a família, tomando consciência, por exemplo, de quando seus limites estavam sendo violentados e como isso poderia ser evitado.

Discussão

A análise do sistema progressivo de papéis de Caroline mostra que dois de seus papéis mais desenvolvidos são o de "farrista" e o de "artista". O desenvolvimento posterior de outros papéis, tais como o de observador compassivo, de sedento de vida, de ator espontâneo e de professor, auxiliaria a integração de seu funcionamento progressivo.

A análise do sistema de papéis de enfrentamento indica que em muitas situações ela lida com frustrações e desespero pedindo atenção, e lida com a impotência rebelando-se ou resgatando terceiros. Embora esses papéis a ajudem a enfrentar os problemas naquele momento, ela acaba gerando desapontamento e desespero no futuro, o que leva ao surgimento de papéis fragmentários. Entretanto, observei que os papéis de enfrentamento, tais como os de rebelde e sedento de aprovação, ajudaram no surgimento de papéis progressivos, tais como sedento de vida, contador de histórias e autovalorizador.

O principal papel no sistema fragmentário de Caroline parece ser o de órfã desesperada e abandonada, assim como o de criança isolada. Relacionam-se com eles os de vítima, criança suicida e reclusa medrosa e derrotada.

"Rick, o atirador"

"Rick, o atirador", 42 anos, atuava, desde o final dos anos 1960, em ações de apoio armado. Cabia a ele e seu grupo garantir a segurança de aldeias vietnamitas contra eventuais ataques inimigos. Geralmente, nessas ações, os membros do grupo utilizavam cabanas abandonadas para dormir, em vez de barracas. Era o caso de Rick e três dos seus companheiros. Após a ronda noturna na aldeia, Rick e seus amigos foram dormir. A região em torno da aldeia parecia segura, e acreditava-se ser praticamente impossível um ataque inimigo. Entretanto, um pouco antes de o grupo se recolher, a aldeia foi alvo de um tiroteio vietcongue. A cabana de Rick sofreu um ataque certeiro. Ele desmaiou. Quando recuperou a consciência, descobriu, horrorizado, que seus três companheiros tinham sido mortos. Além disso, eles foram literalmente destroçados, e havia sobre Rick sangue e algumas partes do corpo dos amigos.

Essa experiência traumática o destruiu, deixando-o com transtorno de estresse pós-traumático grave e crônico por mais de vinte anos.

Antes do incidente traumático, Rick era uma pessoa bem ajustada e em geral feliz com a vida, capaz de manter bons relacionamentos. Ele contou que sua infância tinha sido muito boa. Entretanto, no decorrer dos últimos vinte anos, ele tivera problemas em todas as relações. Casou-se várias vezes e tendia a sofrer de depressão por longos períodos, inclusive com dissociação. Relatou que, quando se engajou em ações sociais, teve a sensação de estar desconectado e isolado, sentindo como se estivesse se observando, mais do que estando presente. Ele tinha todos os sintomas característicos de TEPT.

O pior para Rick era sua culpa de sobrevivente e a maneira como ele se autocondenou por ter sobrevivido ao ataque. Ele fantasiava que seus amigos mortos, se pudessem, iriam julgá-lo. Imaginava que eles o culpariam por ter permanecido vivo.

Rick buscou ajuda em 1990, muito angustiado. Participara recentemente, pela primeira vez, de uma reunião de veteranos, o que exacerbou todos os seus sintomas traumáticos, inclusive a culpa de sobrevivente. Afirmou, no decorrer da primeira entrevista, que tinha chegado a um ponto em que deveria se juntar aos seus companheiros ou libertar-se da dor emocional implacável e escolher viver. Ele estava optando entre a vida e a morte.

A avaliação indicou que Rick tinha uma boa força egoica. No que se refere à análise de papéis, ele tinha muitos papéis saudáveis, inclusive os de pesquisador criativo, contador de histórias, aventureiro corajoso e amigo compassivo. Sugeri que seria adequado um psicodrama individual para ajudá-lo a superar suas dificuldades passadas e presentes. Rick gostou da ideia da ênfase na criatividade e na espontaneidade e mencionou seu interesse pela arte e pela poesia.

Psicodrama

A primeira parte da intervenção demandava o aquecimento de Rick para os aspectos da experiência traumática que mais o preocupavam, especialmente suas fantasias de ser condenado por seus três companheiros mortos. Tendo em vista as crenças espirituais de Rick, ele conseguiu colocar a voz de cada companheiro morto em outra dimensão da vida e, nesse processo, foi montado um cenário em que três almofadas foram postas no chão para simbolizar seus amigos. Perguntei qual dos três mais lhe provocava a culpa de sobrevivente. Ele disse que era Joe. Pedi então que ele conversasse com Joe e tivesse em mente todos os anos de angústia, culpa, autoaversão e vergonha que ele vivenciara em relação a Joe e aos outros dois amigos. Nessa altura, Rick saltou da cadeira, pulando para a almofada que representava Joe e abraçando-a. Ele soluçou descontrolada e continuadamente durante cerca de dez minutos. Em diferentes momentos, durante esse processo, eu perguntava cuidadosamente o que ele estava vivenciando e ele dizia baixinho estar pedindo desculpas. Em dado momento, ele conseguiu falar com Joe e expressar todos aqueles anos de angustiosa culpa e vergonha por ter sobrevivido. Pedi-lhe, então, que invertesse os papéis e respondesse como Joe. Nesse papel, ele se surpreendeu ao ouvir-se dizer: "Você é um idiota. Estou feliz, e os outros também, porque não aconteceu com todos nós. Não esqueça que desejávamos que todos sobrevivessem, e queremos que você sobreviva, e estamos contentes porque você sobreviveu. Isso nos faz sentir bem, por isso, vá em frente com a vida".

Houve várias inversões de papéis depois dessa, agregando a expressão do ponto de vista de cada amigo, levando ao término da cena. Nesse momento, Rick relatou estar sentindo calma e paz, um estado que fazia anos que não experimentava. Entretanto, ele se deu conta de uma dor que roía seu peito. Pedi-lhe que focalizasse essa dor e maximizasse seu impacto em termos de imagens, pensamentos ou sentimentos. De repente, Rick se levantou da cadeira e disse: "Esses filhos da mãe!" Uma expressão de raiva tomou conta do seu rosto. Perguntei a ele o que significava, e ele respondeu: "O governo sanguinário que nos mandou para lá". Pedi a Rick que escolhesse uma almofada para representar o governo e expressasse o que sentia. Ele escolheu a maior e mais pesada da sala e começou a esmurrá-la com toda força, gritando uma série de frases fortes para descrever seus sentimentos. Sua ira e sua fúria eram tão intensas que os ruídos podiam ser escutados a uma distância de até cinco salas de atendimento, e eu tive a sensação de que elas talvez ecoassem até o Vietnã, com certeza até Camberra (sede do Senado australiano, que aprovou a convocação). A expressão de raiva de Rick foi tão forte que ele acabou ferindo o lábio. Essa encenação durou aproximadamente quinze minutos, até que a energia pareceu esvaziada.

Retirando-o da cena para a posição de espelho, pedi-lhe que escolhesse outra almofada para representá-lo na relação com a almofada do governo e mostrasse como se sentia diante do que dissera ao governo e a seus companheiros. Ele mostrou autorrespeito e orgulho por ter se expressado daquela maneira. Assumindo seu papel na cena, Rick elogiou o olhar do espelho. Houve várias inversões de papéis nesse período que resultaram numa expressão mútua de alegria e consideração. A cena se completou.

Em seguida, reservei um tempo para compartilhar com Rick minhas vivências no trabalho com ele. Mencionei que admirava sua coragem, disse o que eu pensava a respeito do envolvimento do governo na guerra do Vietnã e contei minhas lembranças de algumas notícias do início dos anos 1970. Com isso, encerrou-se a sessão.

Rick veio a outras quatro sessões e relatou que experimentava ondas de vivências emocionais até então desconhecidas. A voz de julgamento dos companheiros mortos se transformou em boa companhia.

Discussão

O exemplo mostra como Rick conseguiu superar o TEPT, inclusive a culpa de sobrevivente, por meio do psicodrama individual. Parte importante desse processo foi a avaliação da força egoica de Rick, pré e pós trauma, e a identificação de recursos internos. Ficou claro rapidamente que Rick e eu estabelecemos um relacionamento muito bom, baseado na confiança, e que ele tinha diversos papéis saudáveis que poderiam ajudá-lo no tratamento de seu trauma.

Rick estava muito aquecido para a vivência da morte de seus companheiros no Vietnã e conseguiu resolver sua dor psíquica e seus conflitos, principalmente por intermédio das técnicas de inversão de papéis, espelho e treinamento. Ele vivenciou claramente uma catarse de ab-reação quando expressou sua tristeza aos amigos mortos, assim como entre ele como espelho e ele mesmo, e na expressão de raiva diante do governo. No que se refere ao desenvolvimento de papéis, Rick conseguiu substituir papéis de autoaversão por outros de autoconsideração, tais como de companheiro amável e apoiador, de amigo que se perdoa e de sobrevivente cheio de gratidão. É interessante notar que quando Rick me contatou, três anos mais tarde, esse estado de paz persistia. Ele se envolveu com atividades beneficentes e construiu um novo relacionamento estável.

Em minha experiência de aconselhamento de veteranos traumatizados do Vietnã e de uma variedade de sobreviventes de outros traumas, descobri que o sobrevivente luta para combater os efeitos devastadores da experiência traumática. Algumas dessas lutas são destrutivas tanto para a própria pessoa quanto para sua família, enquanto outras podem facilitar a cura. Além disso, há esforços para resolver os sentimentos avassaladores de impotência e vitimização impostos a eles pelo "abusador" ou pelo trauma.

Não devemos subestimar a representação simbólica do processo de resolução. Por exemplo, em muitos casos os veteranos se engajam em situações de risco contrafóbicas, alistando-se em guerras estrangeiras ou buscando trabalhos perigosos. São expressões simbólicas de aceitação do trauma ou tentativas de superar o medo associado a ele. Por outro lado, determinados veteranos têm dificuldades com figuras de autoridade e instituições governamentais – a clássica série *Rambo* simboliza isso.

O terapeuta que lida com indivíduos que vivenciam esses sintomas traumáticos não deve focalizar papéis ligados ao comportamento final, tais como o perturbador, o racista, o ator que não coopera, o controlador ou o agressor. É melhor focalizar as representações simbólicas, mais do que as atuações, uma vez que as dificuldades de caráter antissocial e de isolamento às vezes traduzem tentativas de resolver o trauma. É indicado ajudar os veteranos a desenvolver o papel de quem vê tudo ou de analista de sistemas para que possam distinguir o inimigo passado das recordações atuais. Nesse processo, eles aprendem a desenvolver um relacionamento de maior confiança e colaboração com o terapeuta. Assim, percebem melhor o que influencia suas emoções e comportamentos autodestrutivos ou de agressão reativa. Pode-se incluir aqui a exploração de desencadeadores, tais como figuras de autoridade, estranhos, ou funcionários do governo. Essa exploração pode retroceder os desencadeadores até descobrir as representações da experiência traumática mais antiga.

Conclusão

Este capítulo teve como objetivo demonstrar várias estratégias terapêuticas ativas, expressivas e vivenciais para veteranos de guerra e suas famílias – que sofrem de uma exposição direta ou indireta ao trauma. Os dois casos apresentados tentaram destacar como o trauma de guerra permeia a vida familiar de uma geração a outra. O desafio da vítima primária do trauma é trabalhar a experiência dolorosa e devastadora, minimizando os riscos de espalhar o terror e o desespero aos membros de sua família. As estratégias de tratamento estão centralizadas no poder do psicodrama, especialmente na teoria de papéis, para promover resoluções substanciais de conflitos intrapsíquicos e de dores emocionais causadas pelo estresse pós-traumático. Por meio do fortalecimento dos papéis criativos e doadores de vida, o indivíduo traumatizado pode ser capaz de trazer paz a si mesmo e de se sentir, novamente, parte do universo.

Referências bibliográficas

BAUMGARTNER, D. D. "Sociodrama and the Vietnam combat veteran: a therapeutic release for a wartime experience". *Sociometry*, v. 39, n. 1, 1986, p. 31.

BEATTIE, N. *Co-dependent no more*. Blackburn: Harper Collins, 1987.

Clayton, G. M. *Living pictures of the self. Applications of role theory in professional practice and daily life.* Caulfield: ICA Press, 1993.

DANIEL, S. *Building a healthy group culture: a psychodramatic intervention*. Tese não publicada, Australian and New Zealand Psychodrama Association, 1992.

FANTAL, E. "Psychodrama in an evacuation hospital". *Sociometry*, v. 8, n. 125, 1945, p. 3-4.

_____. "The civilian and army social atom-before and after". *Group Psychotherapy*, v. 8, n. 1, 1951, p. 20.

HARKNESS, L. "Transgenerational transmission of war related trauma". In: WILSON, J.; RAPHAEL, B. (orgs.). *The international handbook of trauma stress syndromes*. Nova York: Plenum Press, 1993.

MORENO, J. L. *Psychodrama, volume 1*. Beacon: Beacon House. [Em português: *Psicodrama*. São Paulo: Cultrix, 1975.]

ROSENHECK, R. "Secondary traumatisation in children of Vietnam veterans". *Hospital and Community Psychiatry*, v. 36, n. 5, 1985, p. 538-9.

WILLIAMS, A. *The passionate technique: the strategic psychodrama with individuals, families, and groups*. Londres/Nova York: Tavistock/Routledge, 1989. [Em português: *Psicodrama estratégico – A técnica apaixonada*. São Paulo: Ágora, 1994.]

WILLIAMS, T. *Post-traumatic stress disorders of the Vietnam veterans*. Cincinnati: Disabled American Veterans, 1980.

WILSON, J. P. *Trauma transformation and healing. An integrative approach to theory research, and post traumatic therapy*. New York: Brunner/Mazel, 1989.

17 VÍTIMAS SECUNDÁRIAS DE TRAUMA: PRODUZINDO SOBREVIVENTES SECUNDÁRIOS

Rory Remer

Sam Doe é um executivo de 47 anos com MBA. Ele e Yvette, 42, estão casados há dezoito anos. Ela é formada em economia. O casal tem três filhos: Marla, de 16 anos, Selma, de 13, e Frank, de 11. Antes do nascimento da primogênita, Yvette era uma gerente bem-sucedida, mas pediu demissão, por acordo mútuo, para criar os filhos. Recentemente, voltou a estudar e é mestranda em ciências da computação. Ela está indo bem, tem uma orientadora e vem sendo estimulada a fazer doutorado.

Sam e Yvette moram perto das respectivas famílias: a quinze minutos da família dela e a cerca de uma hora da dele. Visitam mais os familiares dela, mas tanto ela como as crianças têm vínculos mais fortes com a família de Sam, que é maior e menos formal.

Eles têm três ou quatro casais amigos próximos. Cada um dos membros da família tem também seus amigos, sendo Marla a mais popular e Selma a mais tímida.

Há um ano, uma das amigas mais próximas de Yvette foi sequestrada e morta. Yvette encontrou o corpo ao visitar a amiga. Em consequência disso, começou a ter pesadelos e crises de pânico na faculdade. Embora tenha conseguido enfrentar o problema, achou melhor fazer terapia. Na sequência do trabalho, ela descobriu que, aos 8 anos de idade, fora molestada sexualmente por um primo.

Quando contou isso a Sam, a reação dele foi de incredulidade. Ele não conseguia compreender que ela – e ele – não soubesse do trauma por todo aquele tempo. Yvette acabou se afastando tanto de Sam quanto dos filhos. Ela considerou a hipótese de separar-se e morar sozinha perto do *campus*. Desnecessário dizer, a família e os amigos estão confusos e preocupados.

Yvette é uma vítima primária de trauma. Mas e Sam? É apenas o marido? E Marla, Selma e Frank? Somente coadjuvantes inocentes? Os familiares e amigos afetados pela devastação ocorrida na vida de Yvette são simples observadores? Todos são um apoio potencial, mas também sofrem os efeitos das rupturas que impactam Yvette e os demais. Essas pessoas são vítimas secundárias.

Introdução

Uma vítima secundária de trauma é qualquer pessoa da rede social de apoio de uma vítima de trauma – familiares, companheiros e amigos. Em outras palavras, uma vítima secundária é qualquer um a cujos recursos pessoais uma vítima de trauma recorre durante o processo de cura.

Considerando-se que a rede de apoio social é muito mais ampla que o número de vítimas (Remer e Elliott, 1988a e 1988b), os efeitos de qualquer trauma se espalham além das vítimas primárias. A extensão do trauma nas vítimas primárias é escalonada; nas vítimas secundárias, é imprevisível.

A despeito de toda atenção que se tem dado ao processo de cura de vítimas primárias (van der Kolk, McFarlane e Weisaeth, 1996), pouco se tem feito em relação às necessidades das vítimas secundárias. Na verdade, quando chegam a ser mencionadas na literatura, elas são reconhecidas não por seus problemas, mas como quem necessita de atenção porque proporciona os recursos necessários para a cura da vítima primária – ou então porque suas ações e reações podem interferir no processo de cura (van der Kolk *et al.*, 1996). No entanto, essas pessoas têm problemas próprios, alguns certamente vinculados aos da vítima primária, porém bastante distintos. As vítimas secundárias precisam de ajuda para compreender o próprio processo de cura e a interface entre este e o da vítima primária.

Reconhecidas como problemáticas ou não, todas as vítimas precisam tomar consciência dos vieses, das tendências e questões pessoais que influenciam e, por vezes, interferem na adaptação produtiva. Necessitam compreender as dificuldades que enfrentam e desenvolver estratégias e habilidades para atender às demandas da situação. Esses temas devem ser abordados tanto em benefício das vítimas secundárias como para o bem das vítimas primárias. O objetivo do presente capítulo é focalizar o processo de cura das vítimas secundárias para que possam transformar-se em sobreviventes secundários mediante uma abordagem específica: a sociatria.

Perspectivas: mapas úteis

Os mapas tanto simplificam informações como proporcionam novas perspectivas. Nenhum deles, entretanto, é o território real mapeado. Se fosse, não seria muito eficaz, tanto porque não serviria ao seu propósito, a simplificação, como porque as realidades (territórios) mudam. Um bom mapa precisa ser compreensível, utilizável e heurístico. Assim, os mapas empregados aqui devem ser explicados e compreendidos tanto pelas vítimas quanto pelos profissionais, conduzir a ações efetivas e permitir que sejam adaptados.

As vítimas secundárias (assim como as primárias) precisam de ajuda para enfrentar a complexidade e a interconexão dos processos envolvidos na cura do trauma. Os mapas empregados devem acomodar ambos os aspectos, além de se auxiliar mutuamente; ou seja, quando superpostos, precisam mostrar aspectos essenciais claramente, sem obscurecer ou confundir.

Os acontecimentos traumáticos são muitos e variados. As pessoas afetadas são diferentes e complicadas, tendo personalidade, histórias e contextos de vida próprios. A mistura de todas essas influências torna as situações complexas. Para lidar com esses meandros, é essencial que haja formas de organizar e comunicar a informação, bem como de orientar a intervenção.

Diversas perspectivas têm se mostrado úteis para lidar com fatos traumáticos (Figley, 1985a, 1985b, 1989 e 1997; Remer, 1990 e 1999a; van der Kolk *et al.*, 1996). Algumas constituem teorias gerais ou modelos de adaptação, tais como perda (Kubler-Ross, 1969), desenvolvimento cognitivo ou aprendizagem (Mounoud, 1976; Piaget e Inhelder, 1969) ou sistemas gerais (von Bertalanffy, 1968). Outras são específicas da área do trauma, como agressão sexual (Remer, 1984) ou abuso sexual infantil (Chard, Weaver e Resick, 1997). Para trabalhar com a cura de vítimas secundárias, duas perspectivas gerais são apresentadas em conjunto aqui: a teoria do caos e a sociatria. Primeiro, entretanto, vamos contextualizar os processos de cura de vítimas primárias e secundárias, assim como suas interfaces.

Sobreviventes primários

É um erro imaginar que determinado modelo possa servir para a cura de um sobrevivente de trauma. Cada vítima, como indivíduo, tem um processo de cura diferente. Além das diferenças individuais, também devem ser consideradas as variações no processo de cura decorrentes do impacto do tipo de trauma vivido pelo sobrevivente (Whetsell, 1990).

Utilizaremos aqui o modelo de Remer (Remer, 1984; Worell e Remer, 1992), que não apenas engloba os principais aspectos dos demais modelos (Burgess e Holmstrom, 1979 a e 1979b; Figley, 1985a; McCann, Sakheim e Abrahamson, 1988; Scurfield, 1985;

Sutherland e Sherl, 1970) como também, em função da singularidade da sua etapa inicial, possibilita antecipar e sugerir algumas das diferenças resultantes do tipo de trauma, sem necessidade de abordar cada um especificamente. Ao contrário, as "superposições" e "misturas" permitem que o modelo represente a realidade, da perspectiva da teoria do caos, de forma mais exata. As marcas do processo de cura dos sobreviventes primários e secundários são caóticas – baseadas na complexidade, na não linearidade e na interdependência.

Remer (1984) divide o processo de cura dos sobreviventes em seis etapas: 1) Pré-trauma; 2) Fato traumático; 3) Crise e desorientação; 4) Ajustamento externo; 5) Revivência; 6) Integração e resolução. Sua contribuição específica para a compreensão do processo de cura é a etapa do pré-trauma. É interessante notar a reciclagem ocorrida nas últimas quatro etapas, que podem se dar simultaneamente. Deve-se prestar especial atenção às possíveis consequências dessas sobreposições (para mais detalhes, veja Remer, 1990 e 1999a).

Sobreviventes secundários

O processo de cura do sobrevivente secundário, embora interligado e, muitas vezes, paralelo ao das vítimas primárias (Ferguson, 1993; Remer, 1997; Remer e Ferguson, 1995 e 1997), tem aspectos peculiares. O modelo aqui apresentado privilegia os aspectos desenvolvidos por Remer (1984). Os paralelismos são intencionais e objetivam capitalizar a potencialidade do modelo de Remer para proporcionar uma visão tão ampla quanto possível do processo de cura das vítimas secundárias – e também porque o ajustamento geral, na cura, pode ser visto de maneira semelhante tanto para as vítimas primárias quanto para as secundárias.

Como exemplo de sistema interdependente e não linear, o modelo é dividido em seis etapas: 1) Pré-trauma; 2) Consciência do trauma; 3) Crise e desorientação; 4) Ajustamento externo; 5) Reorganização; 6) Integração e resolução.

As duas primeiras etapas ocorrem forçosamente de maneira linear. As demais podem sobrepor-se e reciclar-se – e quase sempre o fazem (veja a Figura 17.1).

O lado direito da Figura 17.1 mostra o processo de cura de sobreviventes secundários; o esquerdo, de sobreviventes primários. A interface dos dois lados explicita a complexidade que pode ser esperada no processo de recuperação do sobrevivente secundário. Deve-se dar atenção especial à interação e à não linearidade. Uma exposição mais abrangente, com exemplos de reações típicas de sobreviventes secundários que ilustram cada fase, pode ser encontrada em Remer e Ferguson (1995 e 1997).

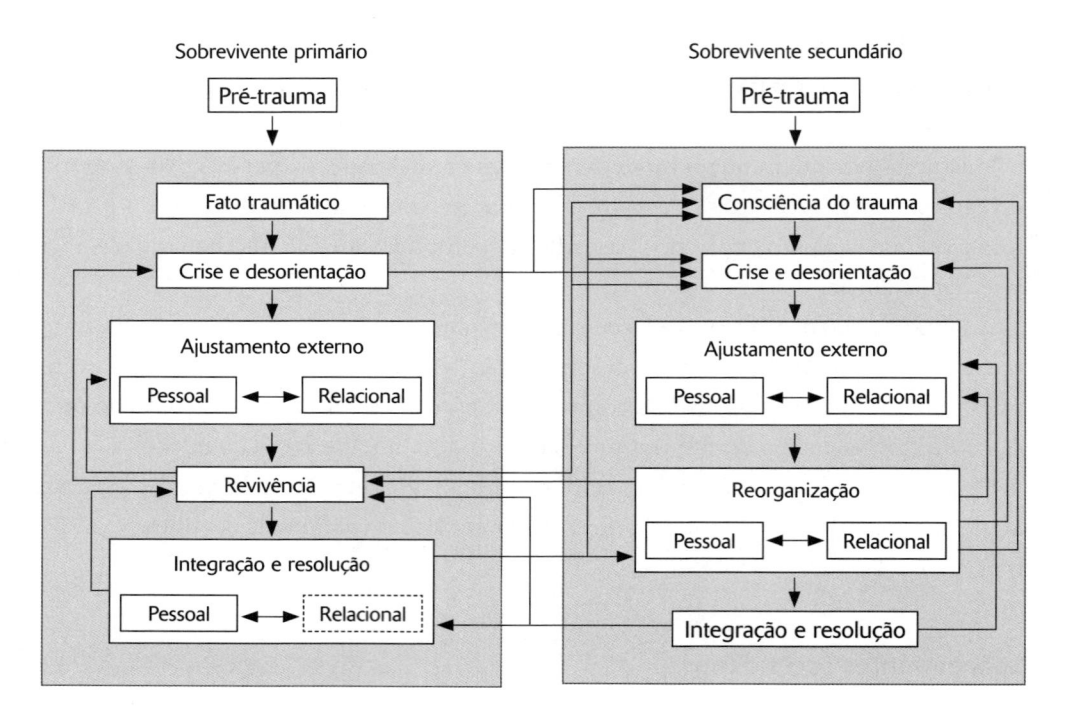

Figura 17.1   Interface entre os modelos dos processos de cura
de sobreviventes primários e secundários (Remer, 1984)

Perspectiva da interdependência/interconexão

Em seu processo de cura, o sobrevivente secundário se torna dependente de informações a respeito do processo de cura do sobrevivente primário e das reações a tal processo. Diferentemente do sobrevivente primário, a vítima secundária espera que o sobrevivente primário lhe explique a que deve reagir. A interconexão complexa entre os dois processos (as características de sistema não linear e interdependente que contribuem para o caos) pode ser vista mais facilmente na Figura 17.1. Embora o aspecto relacional seja importante no processo de cura do sobrevivente primário, predominantemente em virtude da necessidade de apoio e de recursos dos sobreviventes secundários (rede de apoio), os sobreviventes primários precisam priorizar sua cura pessoal/intrapsíquica. Entretanto, a interação explícita entre os aspectos pessoal e interpessoal do ajustamento é muitas vezes subenfatizada pelos sobreviventes primários.

Os secundários, por outro lado, devem estar atentos não somente ao seu ajustamento pessoal, mas também às vicissitudes da cura da vítima primária e ao impacto dessas flutuações sobre o relacionamento. Os sobreviventes secundários têm plena consciência do impacto do trauma, tanto no sobrevivente primário quanto no relacionamento.

Um relacionamento não é um relacionamento a menos que seja mantido por ambas as partes envolvidas. Enquanto o processo de cura do sobrevivente secundário foi descrito como dependente e reativo ao processo de cura do sobrevivente primário, pouco se tem falado sobre a dinâmica de relacionamento presente no processo de cura global (auto-organização) da rede de apoio social envolvida.

Ao lidar com vítimas primárias e secundárias, uma das principais dúvidas é como mesclar seus processos de cura. O contato com numerosas perspectivas sobre processos interconectados pode ser útil tanto para os profissionais quanto para as vítimas. A maioria deles está ligada à teoria do caos (sistemas dinâmicos, sistemas não lineares e interdependentes), à teoria sociométrica (subteorias de papel, psicodrama, sociometria, átomo social e espontaneidade) e ao conceito de interdependência (Remer, 1990).

Como se sabe, em especial quando vistos da perspectiva da vítima primária (Bass e Davis, 1988), os processos de cura minimizam a importância do relacionamento. As considerações relacionais – interjogo, dar e receber, equilíbrio – são necessárias não apenas no que se refere aos recursos disponíveis para a cura do sobrevivente primário, mas também para o ajustamento de todos os que são por ele impactados.

A primazia da cura da vítima primária

A vítima primária deve ser o ponto focal do processo de cura para que a relação sobreviva. Sem priorizar a cura da vítima primária, a cura do relacionamento dificilmente acontece. Mas o que significa, exatamente, "primazia"?

Se por primazia queremos dizer que a vítima primária deveria estar totalmente curada antes que qualquer vítima secundária pudesse começar o trabalho terapêutico, provavelmente a relação se romperia antes que se desse a cura. A intervenção terapêutica é necessária para apoiar a cura da vítima primária enquanto se apoiam, simultaneamente, as vítimas secundárias, para encontrar um equilíbrio/interdependência entre as demandas da cura da vítima primária e as das vítimas secundárias (e para prevenir ou eliminar, tanto quanto possível, quaisquer tendências à codependência).

A "dança da interconexão", quando parece definir seu rumo de forma permanente, partindo do processo da vítima primária, quase sempre configura uma espécie de codependência. Às vezes, quando a consciência do trauma leva a uma crise, o foco deve ser a vítima primária para que a relação se mantenha. Entretanto, como uma dança, o(s) parceiro(s) deve(m) desenvolver uma comunicação sutil que torna o fluxo, o movimento, colaborativo. Diferentes parceiros desenvolvem diferentes padrões, ainda que semelhantes, e podem dançar diferentes danças. As ações do tipo codependente podem fazer parte da dança, mas o padrão total não precisa ser de codependência. Não é fácil aprender a dançar e mudar o padrão com o tempo, inclusive com a possibilidade de movimentos independentes de cada dançarino e de mudar o iniciador; porém, quando isso acontece, é bastante gratificante para todos os envolvidos.

A abordagem da primazia da vítima primária e suas consequências: intervenções possíveis

Depois de um trauma grave, a vítima primária precisa de muito apoio. Até mesmo aquele que tem diversos recursos se sentirá pressionado demais para enfrentar o problema sem a ajuda de uma rede de apoio social. A essa altura, dois fenômenos ocorrem: 1) as vítimas secundárias apoiam a vítima primária e suprem seus recursos; 2) as vítimas secundárias não demandam nada da primária. Nas fases iniciais da cura, não se pode esperar muita reciprocidade ou equilíbrio nos relacionamentos. Isso também pode se dar durante outras etapas da cura, como em visitas particularmente perturbadoras na etapa de revivência.

Diante dessas dificuldades, as vítimas secundárias colocam de lado algumas de suas necessidades para apoiar a vítima primária da melhor forma possível. Além disso, quando as vítimas secundárias tiverem necessidades, terão de buscar ajuda em outro lugar. Entretanto, essa busca talvez precise ser adiada se a cura da vítima primária se interromper, pelo menos no decorrer das fases críticas iniciais do processo. Em longo prazo, entretanto, deve ocorrer uma volta a algo que se assemelha a um padrão interdependente. A dependência da vítima primária em relação às secundárias, para canalizar os recursos de todos os indivíduos envolvidos na rede de apoio, não pode continuar indefinidamente. Em algum momento, se não se restauram o equilíbrio e a reciprocidade, as relações se rompem. A dissolução de qualquer relacionamento não é bem-vinda, mas pode ser a única alternativa viável quando a cura está prestes a acontecer e o sistema, a se auto-organizar. Essa alternativa não deve ser negada quando levada em conta pelos envolvidos.

A restauração do equilíbrio ou o estabelecimento de um novo equilíbrio, de um novo padrão interacional, pode necessitar de intervenção terapêutica – e com frequência isso acontece. Talvez sejam necessários novos métodos de negociar o dar e o receber nos relacionamentos. Na verdade, dado que o processo de cura tanto das vítimas primárias quanto secundárias demora bastante – se não a vida toda –, seria irreal esperar que os padrões originais de relacionamento fossem funcionalmente restabelecidos, a menos que já incluíssem alguns aspectos dos padrões traumáticos. Espera-se que novos padrões, potencialmente tão ou mais eficazes que os antigos, sejam implementados em seu lugar.

A dificuldade de estabelecer um equilíbrio entre as demandas do sobrevivente secundário e primário cresce exponencialmente com o aumento do número de pessoas envolvidas. Além disso, muitas vítimas secundárias são também primárias, seja em virtude da vivência conjunta dos fatos traumáticos (como em inundações ou guerras), seja porque muitas vítimas primárias gravitam em torno de outras vítimas primárias para formar relações (por exemplo, vítimas de abusos). A circularidade (interdependência e influência mútua) das interações saneadoras aumenta a complexidade da coordenação de múltiplos processos de cura.

É comum que as vítimas secundárias e seus terapeutas se perguntem quanto tempo deve durar o processo terapêutico. Qualquer critério para estimar o tempo de determinada etapa ou do processo como um todo nada mais é que um tiro no escuro. Não há normas, uma vez que o processo é não linear e costuma ser cíclico, de modo que as várias etapas podem ser encontradas mais de uma vez, sob várias condições, e o movimento por entre os padrões é imprevisível. Como afirma Figley (1993, p. 2), "pode durar um mês ou a vida toda".

Dada a natureza caótica da mudança – em virtude da multiplicidade de fatores envolvidos no tratamento do sobrevivente secundário e de sua interação com o tratamento do sobrevivente primário e com o relacionamento –, é necessária uma estrutura para facilitar a coordenação. Pode ser interessante observar a intervenção em duas dimensões: os objetivos do tratamento e a ambientação terapêutica. O cruzamento dos três níveis de objetivos (educação, consciência e desenvolvimento pessoal, aquisição de habilidades) com as três categorias de ambientação (terapia individual, em conjunto, ou grupal) produz uma grade que permite equilibrar os esforços, adequar o tempo de intervenção e considerar os demais problemas que podem interferir no tratamento (por exemplo, alcoolismo ou drogadição) (Remer e Ferguson, 1995).

O trauma e a teoria do caos

Os fatos traumáticos devastam a vida das vítimas primárias e secundárias. Seu impacto causa rupturas graves e violentas no padrão de vida dessas pessoas, e tais rupturas devem ser encaradas para que se possa retornar a algo próximo da estabilidade.

O impacto dos eventos traumáticos costuma ser descrito como caos total. Para o senso comum, caos denota uma situação completamente desorganizada, imprevisível, desconjuntada. De uma perspectiva mais científica, essa descrição não é precisa. O caos, ao contrário da devastação, não somente tem um padrão e um tipo de previsibilidade como se auto-organiza (é por isso que parece mais adequado utilizar o termo "devastação" para se referir ao impacto do trauma). Essa diferenciação é essencial para extrair um sentido da experiência. A teoria do caos permite compreender padrões e a forma como estes são modificados.

Em alguns casos, o impacto do trauma é tão severo que o modo de vida da vítima primária, quando não das vítimas secundárias, não é meramente rompido, sendo antes destruído. Na maioria dos casos, entretanto, ele permanece intacto em alguma medida, caso em que se tenta reafirmar os padrões estabelecidos nos processos de cura do sistema da vítima (vítimas primárias e secundárias) e nos outros sistemas sociais nos quais a vítima está inserida. Contudo, tanto os sobreviventes quanto a sociedade precisam compreender e aceitar que os padrões foram irrevogavelmente alterados, mais do que negar o fato e combater as mudanças, o que em geral ocorre – em detrimento do processo de cura.

Como esses sistemas são dinâmicos, os padrões de interação que produzem, mesmo na melhor das circunstâncias, são caóticos por natureza (Butz, 1997; Butz, Chamberlain e MacCown, 1997). Entretanto, as pessoas raramente apreciam a natureza caótica da vida, e certamente poucos compreendem as implicações científicas desse caos. Tal conhecimento tem valor incalculável não apenas para fazer avançar o processo saneador, mas também para ajudar a vítima a enfrentar as dificuldades da vida cotidiana.

A teoria do caos originou-se dos estudos da matemática e da física sobre os sistemas dinâmicos, não lineares e interdependentes (Gleick, 1987) e sobre a geometria fractal (Falconer, 1990). É tanto impossível quanto desnecessária uma exposição detalhada da teoria neste capítulo. Uma visão geral dos aspectos mais relevantes é suficiente.

Os conceitos da teoria do caos mais úteis ao tratamento das vítimas de trauma são: os atratores estranhos, a autossimilaridade, a fractalidade, a imprevisibilidade e a auto-organização. A teoria do caos ajuda a explicar as vazantes, o fluxo da vida e os padrões humanos de comportamento, pensamento, emoção e interação.

Os padrões são desenvolvidos e mantidos em torno de pontos focais (atratores estranhos). Eles são duplamente imprevisíveis: embora possam ser identificados, pequenas mudanças na posição inicial podem levar a enormes diferenças nas posições posteriores; e, devido à não linearidade e às influências múltiplas, é impossível controlá-los. Entretanto, os padrões são contidos dentro de limites e, como a perspectiva sobre os padrões muda de nível para nível (por exemplo, de individual para familial, deste para rede de apoio e desta para societário), tanto os próprios padrões quanto os processos que os produzem são semelhantes (autossimilaridade). Quando o padrão é rompido a ponto de se tornar caótico, estabelece-se um novo padrão que incorpora as novas influências, ainda parecido com o padrão anterior (o sistema evidencia auto-organização). Ademais, não importa o que seja feito, o novo padrão nunca vai reproduzir exatamente o antigo e onde os padrões se encontram, seus limites, quando se encaixam, dificilmente o fazem perfeitamente (fractalidade).

Os fatos traumáticos em geral produzem grandes rupturas nos padrões de vida em múltiplos níveis – pessoal, familial e social (rede de apoio). A teoria do caos ajuda a extrair sentido das rupturas e das mudanças de padrão. A sociatria não apenas auxilia na compreensão do impacto dessas rupturas, mas também provê meios para influenciar a produção de novos padrões mais funcionais.

A sociatria

A sociatria foi concebida por Moreno (1951 e 1953/1993) como a ciência dos relacionamentos humanos normais. "Sociatria é, logicamente, a cura da sociedade normal [...] das relações grupais e intergrupais [...] A sociometria tanto pode ser sociatria aplicada quanto a sociatria pode ser sociometria aplicada" (p. 90).

A intenção de Moreno foi produzir um sistema que promovesse a compreensão das interações funcionais interpessoais e produzisse aplicações e técnicas para melhorá-las. Como o trauma não somente afeta indivíduos como esgarça o tecido da rede social, demanda uma abordagem sistêmica mais ampla do que o mero psicodrama (teoria da encenação) pode proporcionar. Com a interconexão dos processos de cura primários e secundários, a sociatria pode ser aplicável, de forma única, à situação presente, em benefício não apenas dos relacionamentos, mas também dos indivíduos.

Como no caso da teoria do caos e da cura do trauma, abordaremos aqui apenas alguns aspectos da teoria sociátrica/sociométrica. Uma representação esquemática dos componentes (subteorias) da teoria sociométrica, semelhante à de Hale (1981), aparece na Figura 17.2. O sentido geral e alguns dos termos das teorias psicodramática, da sociometria, do átomo social, de papéis e da espontaneidade são apresentados sinteticamente.

Teoria psicodramática

Embora normalmente o psicodrama seja considerado apenas uma abordagem terapêutica, ainda assim promove encenações do fluxo da vida, visando examiná-la e repará-la. Desse ponto de vista, a teoria do psicodrama proporciona um guia para a compreensão das ações e interações dos indivíduos, de momento a momento. A vida é vista como um fluxo de encenações, cada uma com introdução (aquecimento), encenação propriamente dita e finalização (fechamento) (Hollander, 1969).

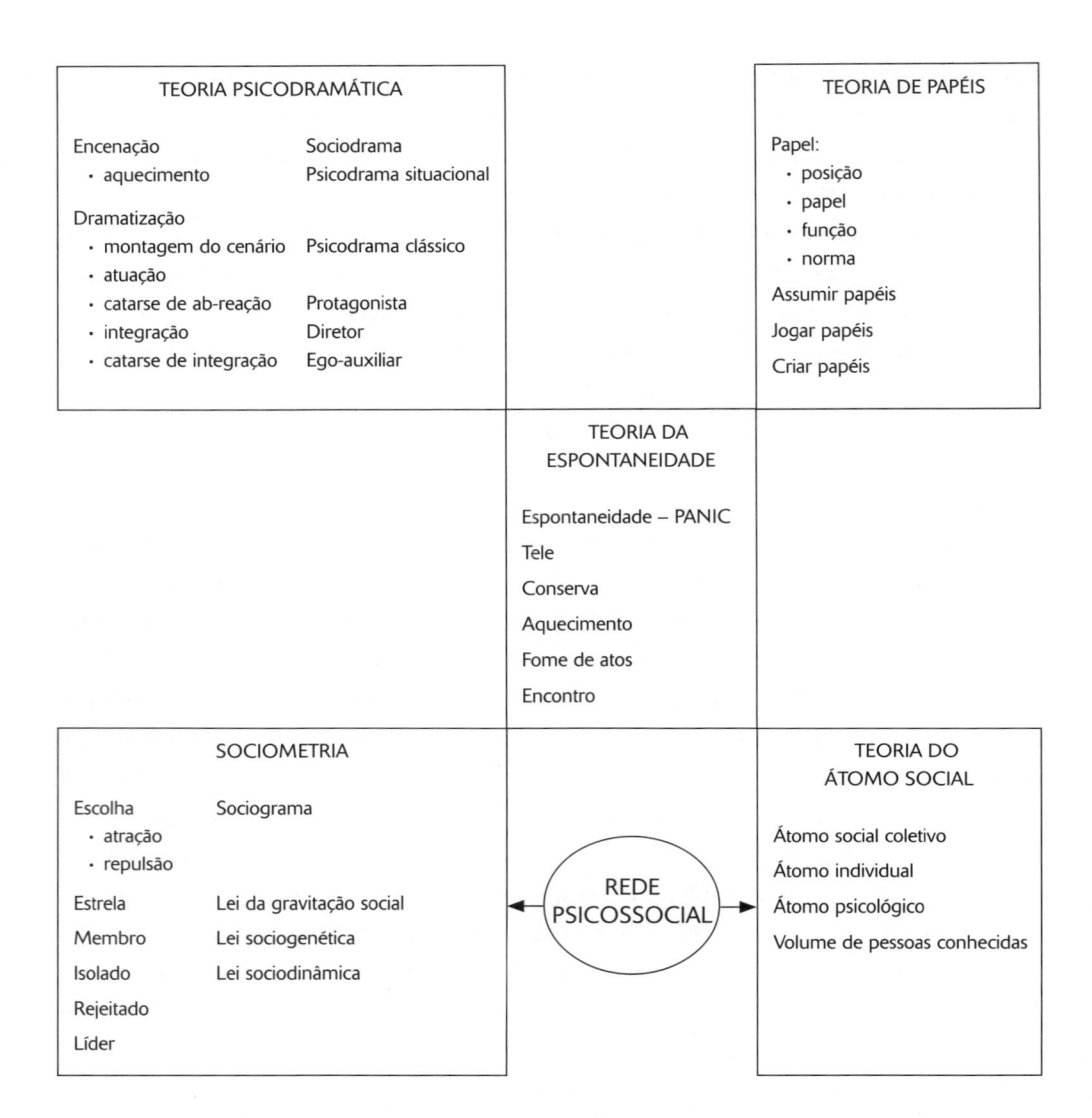

Figura 17.2 Sociatria – Os componentes da teoria sociométrica

As pessoas são os atores nessas dramatizações, encenando uma gama variada de papéis. Os resultados dessas encenações dependem do aquecimento dos atores, do interjogo dos papéis levados à cena e da completude do fechamento. Aquecimentos adequados conduzem a ações espontâneas e, consequentemente, a encenações funcionais e fechamentos completos. Interrupções em qualquer momento do processo podem levar a resultados disfuncionais (fome de atos, a necessidade de reengajar-se no processo para uma finalização satisfatória). Ao lado dos conceitos e construtos que ajudam na caracterização das interações (tais como protagonista, auxiliar, palco), ferramentas/intervenções (tais como inversão de papéis, espelho, concretização) são subprodutos diretos deste e de outros componentes (a sociatria como um todo) para trabalhar aspectos problemáticos (por exemplo, aquecimentos pobres, atos impulsivos, repertório inadequado de papéis). Isolar encenações (destacá-las do fluxo da vida, simbolicamente) para examinar, reencenar e reescrever, permite influenciar e modificar padrões existentes de pensamento, sentimento, comportamento e interação.

Sociometria

Utilizando conceitos como membro, líder, estrela, isolado e rejeitado, a sociometria focaliza os aspectos relativamente transitórios dos padrões de relacionamento interpessoal do grupo, as atrações e repulsões. O desenvolvimento e a mudança das conexões interpessoais (vínculos télicos) são o foco, à medida que fatores contextuais variam (critérios de escolha). Métodos para identificar, investigar e influenciar os vínculos (tais como os testes sociométricos), e os padrões que eles produzem, são extensões lógicas dos princípios da sociometria (que incluem a lei sociogenética, a lei da gravitação social e o princípio sociodinâmico).

Teoria do átomo social

A teoria do átomo social pode explicar e guiar as metamorfoses de relações de longo prazo e aumentar ou diminuir a importância dos outros em nossa vida – passando às vezes de meros conhecidos a figuras centrais. Pode-se utilizar o conhecimento a respeito dos átomos sociais coletivos, individuais e psicológicos – e as implicações teóricas de suas conexões, particularmente com outros construtos sociométricos e técnicas da sociatria – para influenciar os padrões de átomos sociais.

Teoria de papéis

O conceito de papel é central para a sociatria, um fio que conecta todos os componentes. Os papéis são padrões relativamente estáveis de pensamentos, sentimentos, comportamentos e interações que são desenvolvidos e modificados ao longo da vida por um processo que vai do mero assumir papéis ao jogo de papéis e, possivelmente, ao final, à criação de papéis. A teoria de papéis foi desenvolvida fora do contexto sociométrico, como foco da psicologia social, para descrever e explicar os padrões da vida humana. Embora a terminologia seja um pouco incoerente, a organização de papéis tem sido caracterizada por camadas de complexidade (Biddle, 1979). Conjuntos de papéis são posições, esferas maiores da luta pela vida (como genitor ou esposo). Papéis (por exemplo, os de apoiador e conselheiro), por sua vez, são constelações de funções (tais como ouvir, ajudar) implementadas de acordo com normas, expectativas e parâmetros. Os papéis são engajados e ativados pelo processo de aquecimento para permitir às pessoas aplicar padrões previamente eficazes em diferentes situações.

Teoria da espontaneidade

Como representado na Figura 17.2, a teoria da espontaneidade é central a todos os aspectos da sociatria. A capacidade de agir espontaneamente é o objetivo do desenvolvimento humano. Com base no cânone da criatividade (Moreno 1953/1993 e 1975), a relação entre espontaneidade e reservas (por exemplo, esquemas), encontrada em situações específicas (aquecimento), é utilizada para proporcionar intervenções destinadas a promover reações flexíveis e funcionais, evitando assim a fome de atos (a necessidade de retificar resultados pobres). Além disso, devido ao foco interpessoal da teoria das interações (encontros), para que o aquecimento seja considerado espontâneo (ou seja, preencha os critérios PANIC: parametrado, adequado, novo, imediato, criativo) requer uma diferenciação dos aspectos autênticos (vínculos télicos) dos inautênticos (por exemplo, transferenciais). A teoria da espontaneidade guia essas explorações, identificações e treinamentos por intermédio de ferramentas como os testes de espontaneidade, o treinamento da espontaneidade, o teste de papéis e o treinamento de papéis.

Trauma, teoria do caos e sociatria: teoria e aplicações

As teorias a respeito de trauma, sociatria e caos se voltam para as rupturas e flutuações nos padrões de mudança pessoal e interação interpessoal. Quando vistas em conjunto, elas podem melhorar a compreensão do trauma e orientar as intervenções necessárias para ajudar as vítimas a se tornar sobreviventes.

Em vários sentidos, o trauma impacta os padrões de vida de maneira semelhante a outras influências, embora de forma mais óbvia e drástica. O impacto do trauma sobre os padrões envolvidos ainda os torna autossimilares. Essa é uma das lições da teoria do caos. Algumas pessoas enfrentam melhor as flutuações da vida. Precisamente por essa razão, a sociatria e a teoria do caos podem ajudar a orientar o processo de cura de vítimas secundárias e primárias. Examinando o processo saneador e suas semelhanças com a adaptação a outras flutuações da vida, a informação e as intervenções oferecidas pela teoria do caos, em conjunto com a sociatria, não apenas ajudam a promover a cura, como permitem que as lições aprendidas sejam aplicadas a outras mudanças inevitavelmente enfrentadas. Em outras palavras, o desafio de curar e o foco central do processo são incrementar a espontaneidade. Os demais aspectos da sociatria servem para ajudar a alcançar esse objetivo.

Estudo de caso: a família Doe e a rede de apoio

A seguir, examinaremos a família Doe e as reações e acomodações de sua rede de apoio. Cada etapa do processo é examinada segundo conceitos da sociatria e da teoria do caos (embora não extensivamente em cada etapa). As aplicações da teoria estão destacadas em itálico.

Pré-trauma

Se o trauma e seus efeitos pudessem ser previstos, talvez as pessoas se motivassem a se preparar. Utilizando os mapas proporcionados pela sociatria e pela teoria do caos, elas poderiam examinar os padrões interpessoais de interação de papéis para otimizar a espontaneidade – capacitando-se, assim, a enfrentar as rupturas desses padrões induzidas pelo trauma. Infelizmente, a maioria das pessoas não olha para suas estruturas de átomo social, seus papéis, suas conexões sociométricas, aquecimentos e outros fatores que influenciam o dia a dia da existência. Elas em geral confiam (ou têm esperança) na consistência e previsibilidade que a teoria do caos diz que não poderiam obter nem manter.

Em geral, somente depois de ocorrido o trauma as vítimas tomam consciência das influências de suas reservas – papéis de gênero, cultura, regras familiais. A essa altura, embora essas influências possam ser reconhecidas, enfrentadas e talvez modificadas, outras demandas mais imediatas, tais como a segurança pessoal, acabam drenando os recursos disponíveis. Em muitos casos, embora esses padrões estabelecidos devessem ser facilitadores, eles se somam ao caos.

Um primeiro exemplo é o efeito incapacitante das mensagens do papel estereotipado de gênero. Os homens estão condicionados a operar instrumentalmente; as mulheres, expressivamente. Por isso, quando a vítima primária é mulher, não há ninguém para oferecer apoio emocional a ela ou às vítimas secundárias. Voltar à fonte habitual de apoio, a vítima primária, interferiria no processo de cura desta. Por outro lado, quando a vítima primária é homem, as vítimas secundárias femininas não têm os papéis nem funções necessárias para atender às demandas práticas de ação. Ele não seria capaz de aceitar o apoio emocional das fontes disponíveis (como outros homens), em virtude das normas de gênero vigentes.

No caso citado da família Doe, a maioria dessas dinâmicas pode ser observada. Yvette, em sua condição de mãe, abriu mão das funções de apoio emocional da família. Quando não recebeu de Sam a compreensão e a ajuda de que necessitava (em consequência de falta de papel, função ou normas adequadas à situação), sentiu-se traída. Ao se afastar, Yvette deixa Sam e o resto da família sem condições de enfrentar as demandas que estão à sua frente.

Seria preferível uma abordagem preventiva, proativa. A espontaneidade, a flexibilidade e a tolerância em relação a processos caóticos poderiam ser melhoradas dando atenção ao aumento dos repertórios de papel, por meio de dramatizações, aquecimentos e fechamentos, utilizando-se todas as ferramentas sociátricas disponíveis. Seria possível melhorar os padrões de comunicação compreendendo tanto a autossimilaridade quanto a natureza fractal, assim como ensinando à família habilidades para o encontro – inversão de papéis, dublagem, espelhamento – visando focar as dificuldades e aumentar os aspectos télicos positivos. Preventivamente, os métodos de ação – como a simulação psicodramática (Remer e Betts, 1998) – despertam nas pessoas a necessidade de desafiar suas reservas, incrementar sua espontaneidade e aumentar seu repertório de papéis.

Se Sam e Yvette não tivessem incorporado as mensagens de socialização estereotipadas de papéis sexuais, talvez tivessem conseguido compartilhar melhor as responsabilidades da família. Seu repertório de papéis seria mais amplo e eles teriam mais recursos para tratar dos problemas que surgiram. As encenações nas quais eles se envolveram poderiam ter sido mais produtivas – Sam poderia ter ouvido Yvette de forma mais acolhedora. Mesmo que ela ainda sentisse necessidade de sair de casa temporariamente para se recompor, a família teria conseguido oferecer a ela o espaço de que ela precisava, em vez de se ter descomposto. O trauma poderia ter sido prevenido com esses movimentos proativos? Não. Porém, seu impacto seria reconhecido e a família poderia tentar minorar seus efeitos. As estruturas sociátricas proporcionariam um caminho para desenvolver o conhecimento e as habilidades para agir mais espontaneamente, de modo geral, e mais especificamente, em reação ao trauma.

Deixando de lado o ideal, a realidade é que as pessoas somente desejam e aceitam ajuda depois do fato traumático. Assim, nós nos movimentamos para focalizar de forma adequada o processo de cura da vítima secundária, mantendo em mente as influências insidiosas da etapa pré-trauma.

Consciência do trauma

Para as vítimas secundárias, a consciência do trauma produz frustração porque o processo está completamente fora de seu controle. As tentativas bem-intencionadas de ajudar podem ter repercussões imprevisíveis no sistema psicossocial, talvez até retraumatizando a vítima. As vítimas secundárias precisam de ajuda para controlar o impacto do trauma na própria vida e na vida da vítima primária.

Um exemplo dessa ajuda é o uso da teoria da dramatização para simular aspectos do processo de consciência do trauma. A cura do sobrevivente secundário se fundamenta na compreensão da natureza caótica da recuperação da memória dos fatos traumáticos e do ajustamento a eles. A montagem do cenário pelas vítimas secundárias lhes permite vivenciar uma recordação fragmentária ou uma lembrança específica de determinada situação (desencadeadores olfativos, como um perfume, podem revelar aspectos ocultos de uma recordação), ajudando na compreensão do processo.

Sam poderia ser ajudado a compreender por que Yvette não se lembrara do abuso que sofrera antes que o novo trauma despertasse suas lembranças. Ele poderia ser levado, por meio de uma dramatização, a vivenciar fragmentos de memória, particularmente de situações desagradáveis.

O uso de ferramentas sociátricas para manter a reação espontânea também é fundamental para o enfrentamento do trauma. Por exemplo, os sobreviventes secundários podem aprender a reconhecer o aquecimento das vítimas primárias como gatilhos da memória e mudar o próprio aquecimento para não interferir no processo de consciência (por exemplo, não vestir determinada camisa que relembra uma experiência traumática). Também podem deixar espaço físico e psicológico para a vítima primária e atender a suas necessidades pessoais adaptando padrões e engajando diferentes aspectos de papéis que não são utilizados com frequência, alterando assim a encenação. Eles precisam compreender que não é possível fazer que a consciência seja a mesma em cada ciclo, apesar da autossimilaridade. A conservação de suas reações funcionará até o ponto em que as reservas são usadas para embasar reações mais flexíveis. A vítima secundária deve aprender a aplicar as habilidades e os conhecimentos adquiridos para enfrentar as próprias reações à descoberta do trauma e aos problemas da vítima primária.

A teoria da espontaneidade ajuda as vítimas a ter uma estrutura para enfrentar o impacto da consciência do trauma. Se a família e os amigos compreenderem o processo de aquecimento, podem detectar o aquecimento de Yvette (e uns dos outros) e abrigar as necessidades dela (e dos outros) e/ou alterar o próprio aquecimento a fim de ajudar Yvette e a si próprios. Por exemplo, as amigas que também conheciam a mulher assassinada poderiam vir em apoio de Yvette e dar espaço à família para que cuidassem uns dos outros (talvez com o desenvolvimento de novos papéis, tipo revezamento para preparar o jantar). A necessidade de ser flexível, configurada como desafio e oportunidade, diminuiria o ressentimento engendrado pela tendência de Yvette ao afastamento. Assim, ela poderia até se afastar menos e, quem sabe, compartilhar mais prontamente algumas de suas lembranças.

Crise e desorientação

A etapa mais caótica do trauma é a da crise e desorientação. A desorientação – cognitiva, comportamental, relacional e emocional – é um indício do caos e da necessidade de reorganização (Remer, 1998). Embora muitas tentativas de sufocar o caos, algumas até parcialmente bem-sucedidas, possam se manifestar na aplicação de velhos padrões e de papéis que até então funcionavam bem (reservas), costumam resultar em encenações incompletas e na consequente fome de atos. Tudo que pode ser feito, novamente agindo de forma espontânea, é colocar em movimento o processo, tanto psicodramático quanto caótico, de interação dinâmica e de espontaneidade cocriativa, acreditando na tendência auto-organizadora dos sistemas caóticos. A necessidade de prever e controlar os resultados, entretanto, às vezes interfere. A capacidade de meramente estar com alguém, expressando uma conexão télica (utilizando técnicas de dramatização tais como a dublagem), traz alívio e apoio enquanto o sistema se autodefine.

Para os sobreviventes secundários, o conhecimento e a compreensão da estrutura do átomo social e das escolhas sociométricas é essencial para o processo adaptativo. A família e os amigos, tradicionalmente apoiados em outros contextos, podem não reagir como esperado ou necessário. Na verdade, tende a ocorrer o contrário (McFarlane e van der Kolk, 1996). Outras pessoas – diferentes daquelas com aquecimentos mútuos e recíprocos – podem apoiar o processo de cura de forma surpreendente. Pessoas conhecidas e ajudantes profissionais, que normalmente não fazem parte da constelação do átomo social, em geral proporcionam recursos de papel (quando se lhes dá permissão para isso).

Focalizando a dramatização, pode-se ajudar Sam e os filhos a reconhecer o aquecimento de Yvette para suas reações traumáticas. E eles ajudariam então a mudar esse aquecimento ou, mais provavelmente, mudariam o próprio aquecimento. Assim, talvez Yvette possa encontrar, no lar, o espaço psicológico e físico de que precisa, minimizando sua necessidade de se afastar e de produzir uma situação mais caótica. As teorias da espontaneidade e de papéis podem constar do exame das interações e distorções do dia a dia, de forma que sejam incorporados novos papéis (Sam como o principal genitor), funções (Marla fazendo as compras do mês) e normas (aceitação de expressões mais emocionais por todos os membros da família). É também importante o uso da estrutura para promover a consciência de todos os envolvidos sobre a imprevisibilidade da situação (Yvette não pode prever quando a lembrança do trauma será desencadeada), de modo que todos estejam alerta e perdoem as possíveis incoerências à sua volta.

Pode-se ajudar a família e os amigos de Yvette a encarar as estruturas do seu átomo social para que descubram onde estão os recursos não utilizados habitualmente (tias, tios ou primos que podem ajudar com responsabilidades parentais). Uma boa estratégia seria procurar, em en-

tidades comunitárias (como um centro de apoio a vítimas de estupro), pessoas que ampliassem a rede de apoio. Da mesma forma, a sociometria da rede de apoio social deveria ser levada em conta. Se Yvette e os filhos estão mais próximos da família de Sam, estes familiares deveriam ser aventados em primeiro lugar, abordando-se as afinidades naturais já existentes, mais do que as conexões potenciais (a mãe de Yvette, por exemplo).

Ajustamento externo

A sociatria (em particular a teoria da espontaneidade) é a etapa mais importante na ajuda às vítimas, pois lhes permite compreender o aspecto paradoxal do ajustamento externo. Tudo parece ser a mesma coisa, mas na realidade nada é. Usar as conservas para tentar restabelecer e conservar os velhos padrões no seu devido lugar levará quase inevitavelmente à sua completa ruptura. Deve-se ajudar as vítimas secundárias a ver tanto a futilidade quanto a utilidade do comportamento conservado, de modo que possam reagir espontaneamente, tendo plena consciência da necessidade de modificar as reservas e adequar-se às demandas situacionais (empregando talvez os princípios expressos no cânone da criatividade). O período de ajustamento externo oferece uma pausa, um tempo de organização. Nessa etapa, poder-se-iam examinar, com base na teoria sociátrica, conhecimentos e habilidades que ajudariam nos próximos dois estágios do processo de cura. Talvez, por exemplo, devesse ser examinada e ampliada a estrutura do átomo social, acrescentando grupos de apoio para aumentar a disponibilidade de recursos interpessoais.

O construto-chave a ser levado a Sam e aos filhos é a fome de atos. Eles precisam compreender que a necessidade de Yvette de se dedicar às questões relacionadas com o abuso sofrido não foi ainda suprida, apesar do aparente retorno à normalidade. A família precisa perceber a própria fome de atos (querendo ajudar a mãe/esposa e todo mundo a superar a crise). De novo, as teorias da espontaneidade e da dramatização ajudam a aceitar a variabilidade das reações e que determinadas ações podem ser consideradas funcionais e espontâneas em vez de disfuncionais, dependendo da situação. Talvez, em certas ocasiões, os filhos precisem ser disciplinados com rigor, no caso de violarem os limites de Sam ou de Yvette; em outras, quando estejam colocando as próprias necessidades em segundo lugar, privilegiando as dos pais, tenham de receber atenção e autorização para ampliar seu espaço.

Os períodos de calmaria são uma boa oportunidade para preparar a família para o próximo ataque. Compreender o sentido da fome de atos vai motivá-los a fazer as mudanças necessárias enquanto é possível. Sam pode aprender a cozinhar (ampliando assim seu repertório de papéis) e as crianças podem integrar grupos de apoio (ampliando seus átomos sociais e as redes de apoio). Podem-se aprender e incrementar habilidades de empatia e resolução de conflitos (conhe-

cendo formas de encontro mais funcionais), assim como outras alterações e intervenções sugeridas pela sociatria.

Reorganização

A reorganização bem-sucedida reúne todos os segmentos da sociatria numa compreensão e num equilíbrio dinâmicos. Papéis, atuações, sociometria da rede de apoio e configuração do átomo social, tudo precisa ser modificados por meio do encontro e da ação espontânea baseada na qualidade télica dos relacionamentos das pessoas envolvidas.

Exemplificando, os repertórios de papéis precisam ser incrementados (o pai pode aprender a cozinhar) influenciando as encenações (interação no jantar, por exemplo) com reverberações na sociometria da família (os filhos podem pedir ao pai que os ensine a preparar determinados pratos) e a estrutura do átomo social (a mãe pode começar a trabalhar, ampliando seu círculo social).

A sociometria da família imediata, da família ampliada e da rede de amizades foi danificada pelas reações traumáticas de Yvette. Velhos amigos ficaram marginalizados devido às reações da família e à falta de confiança nas lembranças de Yvette a respeito do abuso. Outros membros da família e conhecidos vieram oferecer ajuda. As expectativas de papel foram desafiadas e modificadas: Sam, os filhos, parentes e amigos descobriram que poderiam operar bem em áreas nunca antes imaginadas (papéis e funções banais, tais como Frank retirar o lixo e Selma falar com os amigos de Frank acerca das novas obrigações dele). A nova organização, embora mantenha alguns aspectos da anterior, é muito diferente dos padrões prévios de pensamento, sentimento e interação. Ou seja, Yvette e Sam poderiam se divorciar por não conseguirem se recuperar do impacto do trauma permanecendo juntos. Caso em que a reorganização, ainda viável, ocorreria.

A reorganização não é estática, seja ela bem-sucedida ou não. Se as novas demandas da cura do trauma ou as vicissitudes da vida trazem novos desafios, os padrões vão requerer adaptações mais cedo ou mais tarde. O conhecimento – sociométrico e da teoria do caos – e as habilidades obtidos durante o processo de cura podem estabelecer padrões mais funcionais para uma adaptação futura.

Integração e resolução

Esta etapa é diferente das anteriores porque é permeada por consciência e aceitação. A natureza caótica da vida, e com certeza a dinâmica interpessoal, precisa ser reconhecida e os papéis da nova vida mais funcionalmente assimilados nas estruturas de papel de todos os envolvidos. A aceitação do caos e a utilização das estruturas e intervenções sociátricas ajudam no andamento desse processo.

Talvez os membros da família aprendam a dividir as responsabilidades que antes eram atribuídas a indivíduos específicos (dirigir o carro, por exemplo). Ou uma unidade familiar "estreita" venha a apreciar outros grupos (por exemplo, participar de uma associação de moradores).

Sam, Yvette e os filhos não apenas aprenderam a se encontrar de maneira mais eficaz, como têm agora o conhecimento e as ferramentas sociátricas para enfrentar o novo ciclo – que inevitavelmente virá. Eles, os amigos e familiares, estão mais conscientes das mudanças e dos desafios apresentados por todos os aspectos da vida, e mais bem preparados para agir e reagir com espontaneidade – não apenas para enfrentar problemas, mas também para conduzir mais plenamente suas vidas, inclusive em tempos de bonança.

Interdependência/interconexão

Fica evidente na discussão prévia, assim como na Figura 17.1, a interdependência dos processos de cura das vítimas primária e secundária. É preciso ter em mente dois outros aspectos da interdependência. O primeiro é a interconexão dos componentes da rede de apoio social – todas as vítimas secundárias – e os vários níveis dos padrões de organização social – individual, marital, familial, organizacional, social e cultural (deVries, 1996). O segundo é a interconexão das subteorias sociométricas, como ilustrado na Figura 17.2.

Reexaminando o caso da família Doe, esse interjogo é evidente. As mudanças nas estruturas de papel afetaram a estrutura do átomo social e o impacto da espontaneidade/tele, realinhando a sociometria, alterando as encenações, cocriando ou recriando as reservas. Não é de estranhar que os resultados sejam imprevisíveis.

Ao lidarmos com esse sistema dinâmico, devemos estar atentos à necessidade – e em geral à dificuldade – de mudar o pensamento a respeito dele (ou seja, mudar para uma visão não independente, não linear e não reducionista). Se não os conceitos em si, pelo menos aqueles representados pela teoria do caos são fundamentais para implementar intervenções que ajudem a enfrentar essas situações. Esse fato pode ser visto nos exemplos. A intervenção baseada em uma subteoria (por exemplo, aumentar os repertórios de papéis) não pode ser vista em separado ou discutida à parte, sem contemplar as demais. Qualquer tipo de intervenção influencia os padrões de interação representados pelos diferentes níveis mencionados e outros aspectos das caracterizações sociátricas.

Observações e conclusões

A natureza complexa do tratamento do sobrevivente secundário requer uma série de recursos para lidar com a situação. Outras abordagens são possíveis, mas a sociatria os tem todos e relacionados uns com os outros. Apoiando-se na teoria do caos para caracterizar a dimensão dinâmica encontrada, fortalecendo suas propriedades heurísticas, a sociatria proporciona ferramentas práticas e orientação teórica tanto aos profissionais quanto aos leigos. Combinadas, ambas as teorias atendem aos critérios necessários para produzir um mapa funcional que permita às vítimas não apenas lidar com o trauma como com as demandas da vida (Remer, 1996 e 1998).

A pergunta que surge a essa altura – "E daqui, para onde vamos?" – é respondida com: "É preciso pesquisar mais". Embora essa resposta não possa ser contestada, a pesquisa do trauma carrega uma tensão entre o científico objetivo e o subjetivo terapêutico (McFarlane e van der Kolk, 1996). Essa mesma tensão tem permeado a aceitação das intervenções sociátricas e da pesquisa sociométrica (inclusão participativa). Sabe-se que as intervenções sociátricas são eficazes. Entretanto, as provas de sua eficácia não coincidem com os critérios normalmente aceitos. O problema, como reconhecido por muitos (Remer, 1999b), é que esses critérios são incoerentes com a visão da realidade ditada pelo sistema humano dinâmico. Tal discrepância incorreria em abandonar o uso da intervenção sociátrica ou focar apenas nas provas anedóticas de sua utilidade? Não.

Embora os esforços contínuos de empregar os critérios atuais (positivistas) requeiram renúncia a certo grau de frustração, eles não devem ser abandonados. Entretanto, precisamos aceitar que os experimentos reducionistas/somatórios não podem produzir, na melhor das hipóteses, os resultados desejados, ou seja, princípios e intervenções universalmente generalizáveis. Por outro lado, a combinação da teoria sociométrica com a teoria do caos sugere o uso de outro paradigma (construtivista) – mais holístico, interativo e inclusivo, baseado na intersubjetividade e na inclusão participativa (como aquela da qual derivaram as descrições aqui apresentadas). Embora essa abordagem não proporcione, por definição, o universalismo desejado, ela aumenta a flexibilidade e permite uma adaptação mais coerente às necessidades da eficácia terapêutica – e da vida.

Assim, daqui para onde vamos? Avançar, explorando tanto velhos quanto novos territórios da experiência traumática, utilizando mapas estabelecidos para refazer os gráficos e desenvolver melhores métodos para mapear o caminho. O que se aprende e se desenvolve no trabalho com o trauma pode ser aplicado a outras áreas, e vice-versa. Assim, por meio da espontaneidade, transforma-se devastação em transformação – e as pessoas aprendem a lidar melhor com o caos.

Referências bibliográficas

BASS, E.; DAVIS, L. *The courage to heal: a guide for women survivors of child sexual abuse*. Nova York: Harper and Row, 1988.

BIDDLE, B. J. *Role theory, expectations, identities, and behaviors*. Nova York: Academic Press, 1979.

BRIGGS, J.; PEAT, F. D. *Turbulent mirror*. Nova York: Harper and Row, 1989.

BURGESS, A. W.; HOLMSTROM, L. L. "Adaptive strategies and recovery from rape". *American Journal of Psychiatry*, v. 136, 1979a, p. 1278-82.

_____. *Rape: crisis and recovery*. Bowie: Robert J. Brady, 1979b.

BUTZ, M. R. *Chaos and complexity: implications for psychological theory and practice*. Washington: Taylor and Francis, 1997.

BUTZ, M. R.; CHAMBERLAIN, L. L.; McCOWN, W. G. *Strange attractors: chaos, complexity, and the art of family therapy*. Nova York: John Wiley and Sons, 1997.

CHARD, K. M.; WEAVER, T. L.; RESICK, P. A. "Adapting cognitive processing therapy for child sexual abuse survivors". *Cognitive and Behavioral Practice*, v. 4, 1997, p. 31-52.

DEVRIES, M. W. "Trauma in cultural perspective". In: VAN DER KOLK, B. A.; McFARLANE, A. C.; WEISAETH, L. (orgs.). *Traumatic stress: the effects of overwhelming experience on mind, body, and society*. Nova York: The Guilford Press, 1996.

FALCONER, K. *Fractal geometry: mathematical foundations and applications*. Nova York: John Wiley and Sons, 1990.

FERGUSON, R. A. *Male partners of female survivors of childhood sexual abuse: an inquiry into the concept of secondary victimization*. Tese de doutorado não publicada, University of Kentucky, Lexington, 1993.

FIGLEY, C. R. *Helping traumatized families*. São Francisco: Jossey-Bass Publishers, 1989.

_____. "Compassion stress: toward its measurement and management". *Family Therapy News*, v. 24, 1993, p. 3-6.

FIGLEY, C. R. (org.). *Trauma and its wake: the study and treatment of post traumatic stress disorder*. Nova York: Brunner/Mazel, 1985a.

_____. *Trauma and its wake, volume 2: the study and treatment of post traumatic stress disorder*. Nova York: Brunner/Mazel, 1985b.

_____. *Burnout in families: the systemic cost of caring*. Delray Beach: St Lucie Press, 1997.

GLEICK, J. *Chaos: making a new science*. Nova York: Viking Penguin, 1987.

HALE, A. E. *Conducting clinical sociometric explorations: a manual for psychodramatists and sociometrists*. Roanoke: Royal Publishing Co, 1981.

HOLLANDER, C. E. *A process for psychodrama training: the Hollander psychodrama curve*. Denver: Snow Lion Press, 1969.

KUBLER-ROSS, E. *On death and dying*. Nova York: MacMillan, 1969. [Em português: *Sobre a morte e o morrer*. São Paulo: WMF Martins Fontes, 2008.]

McCANN, I. L.; SAKHEIM, D. K.; ABRAHAMSON, D. J. "Trauma and victimization: a model of psychological adaptation". *The Counseling Psychologist*, v. 16, 1988, p. 531-95.

McFARLANE, A. C.; VAN DER KOLK, B. A. "Trauma and its challenge to society". In: VAN DER KOLK, B. A.; McFARLANE, A. C.; WEISAETH, L. (orgs.). *Traumatic stress: the effects of overwhelming experience on mind, body, and society*. Nova York: The Guilford Press, 1996.

MORENO, J. L. *Sociometry, experimental method and the science of society: an approach to a new political orientation*. Ambler: Beacon House/Horsham Foundation, 1951.

_____. (1953) *Who shall survive? Foundations of sociometry, group psychotherapy and sociodrama*. Roanoke: Royal, 1993. [Em português: *Quem sobreviverá? Fundamentos da sociometria, psicoterapia de grupo e sociodrama*. Goiânia: Dimensão, 1978.]

_____. *Psychodrama, volume 2: foundations of psychotherapy*. Beacon: Beacon House, 1975. [Em português: *Fundamentos do psicodrama*. São Paulo: Summus, 1983.]

MOUNOUD, P. "The development of systems of representation and treatment in the child". In: INHELDER, B.; CHIPMAN, H. (orgs.). *Piaget and his school*. Nova York: Springer-Verlag, 1976.

PIAGET, J.; INHELDER, B. *The psychology of the child*. Nova York: Basic Books, 1969. [Em português: *A psicologia da criança*. São Paulo: Difel, 1993.]

REMER, R. *Stages in coping with rape*. Manuscrito não publicado. Lexington: University of Kentucky, 1984.

_____. *Secondary victim/secondary survivor*. Manuscrito não publicado. Lexington: University of Kentucky, 1990.

_____. "Chaos theory and the canon of creativity". *Journal Group Psychotherapy, Psychodrama and Sociometry*, v. 48, 1996, p. 145-55.

_____. "The secondary survivors of sexual assault: a support group for men". *The Division 51 – Newsletter of the American Psychological Association*, 1997.

_____. "Chaos theory and the Hollander psychodrama curve: trusting the process". *International Journal of Action Methods*, v. 50, 1998, p. 51-70.

_____. *Sociatric interventions with secondary victims of trauma: producing secondary survivors*. Manuscrito não publicado. Lexington: University of Kentucky, 1999a.

_____. *Blinded by the light*. Manuscrito não publicado. Lexington: University of Kentucky, 1999b.

REMER, R.; ELLIOTT, J. E. "Characteristics of secondary victims of sexual assault". *International Journal of Family Psychiatry*, v. 9, n. 4, 1988a, p. 373-87.

_____. "Management of secondary victims of sexual assault". *International Journal of Family Psychiatry*, v. 9, n. 4, 1988b, p. 389-401.

REMER, R.; FERGUSON, R. "Becoming a secondary survivor of sexual assault". *Journal of Counseling and Development*, v. 7, 1995, p. 407-14.

_____. "Treating traumatized partners: producing secondary survivors". In: FIGLEY, C. R. (org.). *Burnout in families: the systemic cost of caring*. Delray Beach: St Lucie Press, 1997.

REMER, R.; BETTS, G. R. "The difference between strict analogue and interpersonal psychodramatic simulation methodology (IPS) in research on human dynamical systems". *International Journal of Action Methods*, v. 51, 1998, p. 3-23.

SCURFIELD, R. "Post-trauma stress assessment and treatment: overview and formulations". In: FIGLEY, C. R. (org.). *Trauma and its wake: the study and treatment of post traumatic stress disorder*. Nova York: Brunner/Mazel, 1985.

SUTHERLAND, S.; SHERL, D. J. "Patterns of response among victims of rape". *American Journal of Orthopsychiatry*, v. 10, 1970, p. 503-11.

VAN DER KOLK, B. A.; McFARLANE, A. C.; WEISAETH, L. (orgs.). *Traumatic stress: the effects of overwhelming experience on mind, body, and society*. Nova York: The Guilford Press, 1996.

VON BERTALANFFY, L. *General system theory*. Nova York: George Braziller, 1968.

WHETSELL, M. S. *The relationship of abuse factors and revictimization to the long-term effects of childhood sexual abuse in women*. Tese de doutorado não publicada. Lexington: University of Kentucky, 1990.

WORELL, J.; REMER, P. *Feminist perspectives in therapy: an empowerment model for women*. Nova York: John Wiley and Sons, 1992.

OS AUTORES

Adam Blatner é psiquiatra, treinador credenciado de psicodrama e membro colaborador da American Psychiatric Association, com certificação em psiquiatria de adultos e de crianças. Tem mais de trinta anos de experiência clínica e é autor de alguns dos livros de psicodrama mais utilizados no mundo, assim como de muitos artigos em revistas.

Anne Ancelin Schützenberger, Ph.D., é professora emérita de psicologia na Universidade de Nice, cofundadora e ex-vice-presidente da International Association of Group Psychotherapy e membro fundador da Federation of European Psychodrama Training Organizations. Professora-supervisora de psicodrama, é analista e psicóloga clínica, tendo escrito vários livros sobre psicodrama, sociometria e psicoterapia. É internacionalmente reconhecida como treinadora em psicoterapia de grupo e psicodrama.

Anne Bannister é psicodramista, dramaterapeuta e ludoterapeuta. Trabalha há 25 anos com crianças sexualmente abusadas, a maioria delas na National Society for the Prevention of Cruelty to Children, em Manchester, Inglaterra. É pesquisadora do Center for Applied Childhood Studies, na Universidade de Huddersfield, onde sua pesquisa de doutorado se volta para o efeito das terapias criativas em crianças molestadas. Tem diversas publicações sobre psicodrama e proteção à infância.

Brigid Yukman, Ph.D., é terapeuta da Blue Sky Counselors, em Seattle, Washington. Codirige grupos de psicodrama e é pesquisadora assistente na Children's Friendship and Families Study, na Universidade de Washington. Foi professora de literatura durante quinze anos antes de se tornar terapeuta e poeta.

Clark Baim é psicodramista, treinador e consultor independente, especializado no trabalho com molestadores sexuais e violentos. Coordena grupos semanais de psicodrama com esse público em uma comunidade terapêutica prisional em Buckinghamshire, Inglaterra, e codirige grupos na West Midlands Probation Service Sex Offender Unit. Nascido em Chicago, Illinois, foi o fundador e primeiro diretor do Geese Theatre UK, sediado em Birmingham, companhia que faz trabalhos de reabilitação de molestadores, utilizando o teatro, na Inglaterra e na Irlanda.

Eva Røine, Ph.D., é professora-supervisora de psicodrama, diretora do Norwegian Psychodrama Institute, vice-presidente do Psychodrama Institute for Europe e psicóloga clínica. É membro também da Nordic Board of Examiners e autora de *Psychodrama: group psychotherapy as experimental theatre* (Jessica Kingsley, 1997).

Grete Anna Leutz é médica. Fundadora e diretora do Moreno Institute for Psychodrama, Sociometry and Group Psychotherapy de Überlingen on Lake Constance, é membro-fundador da Seção de Psicodrama da German Association of Group Psychotherapy and Group Dynamics, tendo sido presidente dessa instituição entre 1973 e 1979. É colaboradora da American Society of Group Psychotherapy and Psychodrama. Em 1992, recebeu o Prêmio J. L.Moreno pelas importantes contribuições ao longo da vida para o campo do psicodrama. Atualmente, é professora e supervisora de psicodrama no Moreno Institute e na University of Innsbruck, na Áustria.

John Raven Mosher é conselheiro de saúde mental e professor-supervisor de psicodrama. Foi professor assistente de inglês e dedica-se à terapia na clínica Blue Sky Counselors, em Seattle, Washington, desde 1974. Tem difundido internacionalmente seu modelo do círculo de cura e é especialista em espiritualidade na psicoterapia.

Jörg Burmeister é vice-diretor de uma clínica suíça de psiquiatria e psicoterapia. Fez treinamento em psicodrama com a dra. Grete Leutz. Desde 1993 dirige grupos de longa duração na Bulgária, Rússia, Finlândia, Itália, Turquia, Espanha, Áustria, Alemanha e em Portugal. Presidiu a German Psychodrama Association. É presidente da German Association of Group Psychotherapy (DAGG), membro fundador da Federation of Meditteranean and European Psychodrama Training Organizations e membro eleito do colegiado da International Association of Group Psychotherapy (IAGP). Tem diversas publicações a respeito de construtivismo, aplicações terapêuticas e psicodrama.

José Antonio Espina Barrio é psiquiatra, psicodramista e terapeuta de família. Foi presidente da Associação Espanhola de Psicodrama. Sua tese de doutorado teve como tema "Evolução sociométrica de grupos de psicodrama: terapêuticos e de formação". Foi o segundo presidente da Federação Espanhola de Associações de Psicoterapeutas.

Kerry Paul Altman, Ph.D., é psicólogo clínico. Trabalha em consultório particular na cidade de Fairfax, Virgínia, Estados Unidos. É professor-supervisor de psicodrama e foi membro da equipe de treinamento do St. Elizabeths Hospital. Publicou inúmeros artigos abordando os vários usos do psicodrama em contextos clínicos.

M. K. Hudgins, Ph.D., é professora-supervisora de psicodrama e psicóloga clínica. Participou, por nove anos, do American Board of Examiners e foi editora, por seis anos, do Psychodrama Network News. Formou-se em 1986 na Virginia Commonwealth University e fez pós-graduação em psicodrama no St. Elizabeths Hospital, em Washington, DC. É presidente do conselho de diretores da Therapeutic Spiral International Charity, criada com o objetivo de difundir mundialmente o psicodrama com sobreviventes de trauma. Coordena grupos permanentes de treinamento na Austrália, na Inglaterra e nos Estados Unidos, e cria equipes de trauma nas comunidades que utilizam esse modelo.

Marcia Karp é codiretora do Hoewell International Psychodrama Centre, em Nort Devon, Inglaterra. É presidente honorário da British Psychodrama Association, membro do conselho da International Association of Group Psychodrama, membro colaborador da American Association of Group Psychotherapy and Psychodrama e membro fundador da Federation of Mediterranean and European Psychodrama Training Organization.

Marisol Filgueira Bouza, Ph.D., é psicóloga, psicodramista e terapeuta de família. Foi presidente da Associação Espanhola de Psicodrama. Sua tese de doutorado versou sobre "A fadiga dos cuidadores de saúde mental". Publicou artigos a respeito de luto e de psicodrama clínico, antropológico e sociológico.

Marlyn Robson nasceu na Escócia e formou-se cirurgiã-dentista. Mudou-se para Auckland, na Nova Zelândia, há 25 anos, e diplomou-se em psicoterapia e está completando sua especialização em psicodrama. Trabalha numa clínica particular e na Safe, organização que atende pessoas que praticam abuso sexual.

Matt W. Johnston nasceu em 1952 em All Saints Day, Richmond, numa família sulista americana tipicamente disfuncional. Interessando-se casualmente por arte, no último ano do colegial, fez a Boston University por dois anos, abandonou os estudos, mergulhou na pintura e na vida noturna de Boston, voltou para Richmond e completou um programa de recuperação de doze passos. Formou-se na Virginia Commonwealth University em 1986 e posteriormente na Northern Neck, onde vive calmamente ao lado do rio Rappahanock, dedicando-se à pesca e à arte.

Michael Burge é diretor do Australian College of Trauma Treatment e membro do College of Counseling Psychologists, da Australasian Society for Traumatic Stress Studies e da Australian and New Zealand Psychodrama Association. Foi presidente da sucursal de Vitória da EMDR Association e atualmente preside a Australian Psychological Society de Vitória.

Peter Felix Kellermann, Ph.D., é psicólogo clínico e treinador internacional de psicodrama. Nascido em 1953 na Suécia, é membro colaborador da American Society of Group Psychotherapy and Psychodrama, membro fundador da Federation of Mediterranean and European Psychodrama Training Organization e presidente eleito da Seção de Psicodrama da International Association of Group Psychotherapy. Ganhador do Prêmio Zerka T. Moreno em 1993, é psicólogo chefe da AMCHA/Jerusalém, centro de tratamento psicossocial para sobreviventes do Holocausto e de seus descendentes.

Rory Remer, Ph.D., é professor do departamento de psicologia educacional da Universidade de Kentucky, nos Estados Unidos. Formado em psicologia, é professor-supervisor de psicodrama. Em três décadas de magistério e de atuação clínica, vem enfatizando o trabalho com casais e famílias, mais recentemente sob uma perspectiva de sistemas dinâmicos (teoria do caos). Nos últimos dez anos tem coordenado e supervisionado grupos de estudantes que dirigem grupos de sobreviventes secundários de trauma por abuso sexual.

Tian Dayton, Ph.D., é mestre em psicologia da educação e doutora em psicologia clínica. Diretora do Program Development and Staff Training na Caron Foundation em Wernersville, Pensilvânia, e na cidade de Nova York, é membro colaborador e professora-supervisora da American Society for Psychodrama, Sociometry and Group Psychotherapy. Entre 1992 e 1999 lecionou na Universidade de Nova York. É autora de dez livros que, entre outros assuntos, relacionam psicodrama e trauma.

IMPRESSO NA GRÁFICA sumago

sumago gráfica editorial ltda
rua itauna, 789   vila maria
02111-031   são paulo   sp
telefax 11 **2955 5636**
sumago@sumago.com.br